张志远临证七十年日知录

张志远　著

刘桂荣　协助整理

人民卫生出版社

图书在版编目（CIP）数据

张志远临证七十年日知录/张志远著.—北京:人民卫生出版社,2016

ISBN 978-7-117-23144-2

Ⅰ.①张… Ⅱ.①张… Ⅲ.①中医学-临床医学-经验-中国-现代 Ⅳ.①R249.7

中国版本图书馆 CIP 数据核字（2016）第 212952 号

| 人卫智网 | www.ipmph.com | 医学教育、学术、考试、健康，购书智慧智能综合服务平台 |
| 人卫官网 | www.pmph.com | 人卫官方资讯发布平台 |

张志远临证七十年日知录

著　　者：张志远

出版发行：人民卫生出版社（中继线 010- 59780011）

地　　址：北京市朝阳区潘家园南里 19 号

邮　　编：100021

E - mail：pmph @ pmph. com

购书热线：010- 59787592　010- 59787584　010- 65264830

印　　刷：北京铭成印刷有限公司

经　　销：新华书店

开　　本：710×1000　1/16　　印张：18　　插页：2

字　　数：343 千字

版　　次：2016 年 10 月第 1 版　2024 年 2 月第 1 版第 8 次印刷

标准书号：ISBN 978-7-117-23144-2/R · 23145

定　　价：48. 00 元

张志远简介

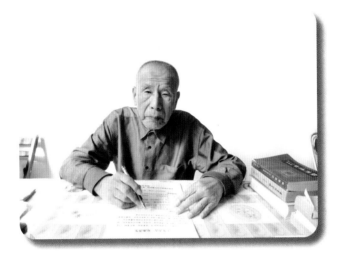

蒲甘老人张志远于抱拙山房，时年 96 岁

张志远，生于 1920 年，山东德州人。幼承庭训，读经书，习医术，于经、史、子、集多有涉猎。青年时代悬壶鲁北。1957 年始先后执教于山东中医进修学校、山东中医学院（现山东中医药大学），讲授中医妇科、中国医学史、中医各家学说等，为山东中医药大学著名教授、全国中医各家学说研究会顾问，享受国务院政府特殊津贴。行医七十余年，知识渊博，经验丰富，白首之年，未尝释卷，善于积累，勤于著述。著有《中医源流与著名人物考》《空谷足音录》《诊余偶及》《蒲甘札记》《张志远临证七十年医话录》，主编有《中国医学史》《中医各家学说》《中医妇科学》等教材及《医林人物评传》《医林人物故事》等著作，发表论文 400 余篇。门人辑录整理出版有《张志远医论探骊》《张志远学术经验辑要》《张志远临证七十年碎金录》。

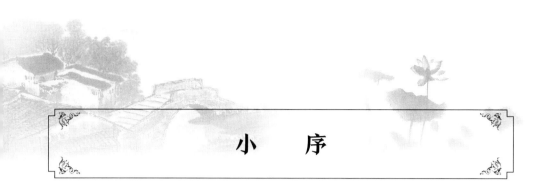

小　序

　　老朽束发受书，在家父寒江遗翁、业师耕读山人苦心栽培下，步足杏林，于今七十余年，回忆往昔，低首目前，学无长进，马齿徒增，三省吾身，甚感愧疚，恐难再有所建树也，现将古圣、先贤、家传、师授、同道、医友、个人和门生临床经验汇聚成册，下里巴人又灾梨祸枣，望阅者指正！

山东齐州济水南岸

蒲甘老人张志远

于抱拙山房

辛卯清和朔日

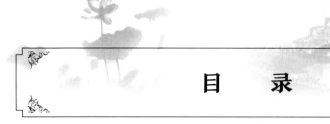

目　录

引 言

　　既往老朽于上海、南京、石家庄、张家口等地讲学，以及与研究生、执业医师座谈会介绍医药学术时，常举一些先人遗训、同道经验、个人阅历、壶天插曲。今汇集其中片段，供大雅参考。

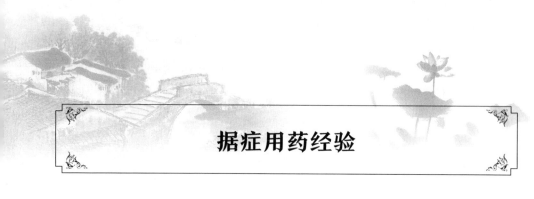

据症用药经验

咳嗽哮喘用药经验

同道潘寿永以文转医,喜考证古方,学《伤寒论》情有独钟。对老朽讲,大论组方不仅少而精,且疗效超群,流传至今屹立不衰,说明其济世活人难以匹比。他临床处理咳嗽有痰,只开干姜15克,细辛6克,五味子30克,茯苓20克。水煎,分3次服,利用辛温宣散、肃宁、涤饮,进行表里双治,凡外感风寒、内停痰邪,急、慢性支气管炎、哮喘,都能应用。老朽于此基础上,加入白芥子9克,提升药力,收益良好,名五魁汤。或问本方以谁为主,实则各司其事,分工合作,皆可称君,以投量看,五味子属首席领军者。

声带麻痹用药经验

老朽调治声带麻痹,发音嘶哑,要排除恶性肿瘤,常用蝉蜕15克,胖大海15克,诃子9克,木蝴蝶9克,金果榄9克,金灯笼9克,石菖蒲9克,密陀僧6克。水煎,分3次服,每日1剂,连用9~20天,可见良效。用时,先含漱后咽下。

恶心呕吐用半夏、代赭石、大黄

老朽临证,凡恶心、嗳气不止,或饮药呕吐者,用半夏、代赭石便可收效。如不能立竿见影,加大黄沉降利气开结,通下阻遏,其效果极为理想,最多不超过6克。虚弱人禁服。

慢性炎症治疗不可墨守清热解毒

现代医学认为红、肿、痛、热,功能障碍,属炎症病变,以中药清热解毒为调治手段，在急性发作期，固然有一定作用，但对慢性炎变过程则不适宜。老朽经过数十年观察，只有掌握辨证施治，配合行气散结、活血化瘀、消积破瘕，才可取得满意的疗效，像日常所医治之慢性肝炎、胆囊炎、盆腔炎、前列腺炎、末梢神经炎等，就是明显的例子。如墨守清热解毒一成不变，反而增加患者痛苦，病情更加缠绵难愈。

化疗反应可投温补

恶性肿瘤是人类的大敌，老朽经验，凡经过化疗出现胃呆、消化不良、白细胞减少、精神颓落、感觉精疲力竭，可转中医调理，投温补法，用人参、黄芪、红景天、白术、山楂、神曲、谷芽、砂仁、白豆蔻区别施治，健脾开胃，促进运化，提高抵抗力、免疫力、修复力，易见功效。

风寒频咳用苓甘姜味辛夏仁汤加麻黄

老朽临证，遇感冒风寒呼吸不利，频频咳嗽，喜投《金匮要略》苓甘姜味辛夏仁汤：茯苓15克，甘草3克，干姜6克，五味子9克，细辛3克，半夏9克，杏仁9克，加麻黄9克，通利肺气，并运用于诸支气管炎、支气管哮喘、老年慢性支气管炎秋冬季节发作期，皆能奏效。根据病况近年又常增入矮地茶（平地木），功力更好。缘于鱼腥草气味恶浊，故舍弃不用。

治咳嗽经验用药

老朽调治支气管炎之咳嗽，以百部6～12克，白芥子6～10克，露蜂房6～9克，白屈菜6～9克为主，随证添药。外感风寒加麻黄、前胡，肺热加黄芩、虎杖，胸闷加枳壳、瓜蒌，呕恶加半夏、干姜，痰多加紫菀、桔梗、茯苓，口干无痰加麦冬、知母，气逆加代赭石、枇杷叶，喘息加杏仁、细辛、厚朴、葶苈子，咽痒加山豆根、金荞麦，头疼加藿香、白芷，流涕加苍耳子、桑白皮，久嗽不已加白果、诃子肉、五味子、罂粟壳。兼有恶变加菝葜、蜀羊泉、蛇六谷、山慈菇、黄药子、土贝母、喜树果、苏铁、半枝莲、阿魏（外贴敷，不入汤剂）、白蚤休、血竭、白花蛇舌草、石打穿。

肝硬化腹水大剂黄芪

业师临证强调凡肝硬化腹水晚期，下肢亦浮肿如柱，除补充蛋白外，应学习陆以湉《冷庐医话》投大量黄芪之经验，益气利尿，兼降低血压，见功虽慢，却保护机体，延长生存时间，多用自会生效。由于黄芪兴奋影响睡眠，配合镇静药即可解决。如食欲不振，每日吃山楂5～10枚。

通因通用通中补法治崩漏

老朽经验，妇女月经来潮淋漓不止，能影响工作，造成贫血，大多为子宫内膜增生，与黏膜下肌瘤不同。止血治疗，无有效果，乃中医"血失故道"之类。应活血化瘀，使血归冲脉返回原道。可投当归、川芎、三棱、山楂、莪术、桃仁、红花、桂枝、益母草，气虚加人参、黄芪。这一疗法，并不违反常规，乃通因通用，以活血化瘀促使子宫内膜加速脱落，即可达到止血目的，实际运用了通中补法。

胃病辛开苦降随证增药

太师杜公薪传，治胃病遵照《伤寒论》半夏泻心汤意，以干姜、黄连为主，辛开苦降，再随证增药。呕吐加半夏，嗳气加代赭石，胸闷加枳壳，腹胀加槟榔，食欲不振加神曲，疼痛加白芷，灼心加山栀子，泛酸加吴茱萸，大便不畅加大黄，出血加三七参。因考虑酸味刺激，一般不开山楂，即炒焦者也很少使用。

鼻衄救急用大黄

根据家父经验，凡高血压、紫癜、温毒、肝火过旺、热邪上冲，都会引起鼻衄不已，于辨证论治之前，先要用大黄3～9克。水煎，2分钟饮下，出血即能停止。虽属治标方法，却可救急，曾历试有捷效。

腓肠肌痉挛芍药甘草汤加木瓜牛膝

现代医学所言腓肠肌痉挛，民间谓之小腿肚转筋，发作时疼痛难忍、屈伸不利，除增加营养补充钙类外，可服用《伤寒论》芍药甘草汤：白芍20～40克，炙甘草15～30克，加木瓜15～30克，牛膝20～30克。能缓解病情，收效甚好。近代广东名家陈伯坛曾数次推荐仲景所遗这一良方。

神经衰弱用小草

老朽治疗神经衰弱，精神不振，记忆力下降，常用远志幼苗，药名小草，蜜炙更佳。功力比远志根较缓，久服无不良反应，远期疗效显著。

白带常用四药

成年妇女阴道分泌物"津津而下"，起润滑作用，乃正常生理现象，若流量过多、黏稠、刺痒，伴有秽味，即属病态。部分患者与滴虫、真菌感染有关，令病程延长。老朽调理白带，在分析证情辨因施治的基础上，加入白果9～20克，黄柏6～12克，鸡冠花8～15克，芡实子20～40克，疗效较好。同时也可配合百部、板蓝根、苦参、穿心莲、川椒、龙胆草煮水外洗阴道或坐浴。

苔白厚或淡黄黏腻用药

家父经验，若舌苔白厚或淡黄黏腻似膏，乃胃中湿热浊邪上蒸所致，常伴有食欲不佳、胸内痞闷现象，可用苍术、厚朴、淡干姜、黄连、石菖蒲、豆蔻、藿香、佩兰、甘松组方。水煎服，喝茉莉花茶，效果良好。

疮疡初起大剂公英、土茯苓、紫地丁再合大黄

业师联考同年谢丈小凡，通医术，精外科，调理疮疡，疗疖初起，主张清热解毒，予以内消，常投蒲公英、土茯苓、紫花地丁30～90克，大黄3～9克，利用宣散、驱邪，防止化脓、破溃。并说加少量大黄，通便泻毒引热下行，可釜底抽薪，双石打一鸟，乃家传心法，收效甚佳。

肾虚腰酸痛六味地黄丸加味

老朽实践经验证明，肾虚腰、背酸痛，俯仰困难，下肢无力，排除肾盂肾炎、腰椎间盘突出症者，将六味地黄丸改为汤剂，加续断、狗脊、杜仲、桑寄生、牛膝，疗效显著。若伴有足跟疼痛，加重熟地黄、山茱萸的用量，便可缓解。

经迟经闭用大黄

老朽经验：妇女月经延期，或闭经不潮，于对证方剂中加入大黄 2～4 克，破血通经，效果很好。常用药物为肉桂（或桂枝）、三棱、莪术、桃仁、红花、益母草，其次即水蛭、刘寄奴、山楂、蟅虫、马鞭草、大黄蟅虫丸。身体虚弱、贫血、营养不良、久病健康未复者，不在此列。

芳香清化治口臭

口臭由多种原因引起，属综合征，与口腔自洁作用失调、胃内湿热浊气上冲有关。除餐后漱口、刷牙、刮舌苔外，要服芳香清化药，常投藿香、苍术、香薷、佩兰、厚朴、砂仁、石菖蒲、白蔻仁、半夏曲、木香、山栀花、盔沉香，喝茉莉茶。同时，保持大便通畅，日下 1～2 次，亦可于方中加大黄以利之，半成形为度。

清肺解毒宣泄皮毛治痤疮

外科颜面痤疮又名青春痘，即大粉刺，还能见诸前胸后背，易发于青壮年，皮脂腺分泌亢盛之油脸人较多。常用清肺、凉血、解毒、宣泄皮毛法，用黄芩、桑白皮、银花、枇杷叶、赤芍、牡丹皮、穿心莲、板蓝根、连翘、浮萍组方，加大黄降火，通利肠道，上病下取，亦使邪毒从肛门排出。尽管复发率高，若疗程持续，也可获得稳定的效果。

鼻渊良药桑白皮

慢性鼻炎常随着感冒风寒、烟雾、异味刺激而发作，以头痛、鼻塞、喷嚏、流涕为主。浊涕不止者，中医谓之鼻渊。时间日久，头昏脑涨、嗅觉丧失、记忆力下降。老朽临床常用藿香、苍耳子、辛夷、白芷、露蜂房、细辛调治。如鼻渊现象严重者，加桑白皮 15～50 克，功效良好。此外，鹅不食草的作用并不理想。

妇人肝火旺用龙胆草、柴胡、白芍

妇女气有余形成肝火过旺，头痛、易怒、话多、乳房发胀、胁下痞满、善于激动，常投龙胆草清化降火，柴胡疏利肝胆、解郁散滞，白芍滋水养阴敛"气"泻热，火下水升，邪减病退，症状即可消失。

咽喉肿痛用大剂金荞麦

老朽治疗急性咽喉肿痛，常指咽炎、喉炎、扁桃体炎、口腔炎、舌炎，所用药物有山豆根、麦冬、桔梗、金莲花、蝉蜕、木蝴蝶、射干，均易收效。其中金荞麦，即金锁银开，必须大量投予，一般开到 20~40 克，方见其功。

降压降脂常用中药

中医临床所用降血压药物，目前证实约有150种，老朽常用者为黄芩、野菊花、天麻、桑寄生、钩藤、杜仲、罗布麻、豨莶草、益母草、六月雪、山楂、夏枯草、槐米、葛根、黄芪、仙灵脾（淫羊藿）、蔓荆子、莲子心，降胆固醇、甘油三酯的为草决明、茺蔚子、泽泻、生首乌、虎杖、绞股蓝、黄精、茵陈、汉防己、大黄、龙胆草、月见草、生茶叶、葵花子、玉米油。不吃动物油脂，少进甜、咸食品。

治咳嗽用药经验

老朽临床医治咳嗽，处方中常开贝母、枇杷叶、平地木、鱼腥草、前胡、白前、旋覆花、百部、紫菀、款冬花、罂粟壳、白屈菜、沙参、五味子、露蜂房，痰多加半夏、橘红、桔梗、远志、白芥子，干咳无痰加麦冬、玉竹、天冬、瓜蒌、知母，日久不愈加全蝎、蜈蚣、诃子、白果。如伴有哮喘，加麻黄、细辛、射干、杏仁、地龙、石韦、葶苈子。

泌尿系统感染用药经验

老朽调理泌尿系感染，如尿道炎、膀胱炎，以尿急、频、热、痛为主证，以及兼有腰痛的肾盂肾炎，常用半边莲、黄芩、柴胡、鸭跖草、萹蓄、瞿麦、蒲公英、紫花地丁、败酱草、石韦、白茅根、车前草、小量大黄，反复发作加蒲黄、穿心莲、鱼腥草、生地黄、白花蛇舌草。

通因通用治痢疾、泌尿系感染

老朽临床，痢疾初起，大便次数增多，里急后重，下泻脓血；泌尿系感染、尿道炎、膀胱炎、肾盂肾炎，尿急、频、热、痛、出血。二证均不宜给予收敛、固涩药，要按着《内经》"通因通用"法，内服开滞、通利之品，既抑菌消炎，也迅速解除症状，治疗重点放在清热、化湿、利尿、解毒上，前者用木香、黄连、槟榔、秦皮、马齿苋、白头翁，后者用瞿麦、萹蓄、海金沙、蒲公英、大黄、穿心莲、黄芩、鸭跖草。否则，可转成慢性、屡发不已、延误病情。

塞因塞用治水肿

水肿由多种原因引起，可见于营养不良、肝硬化晚期，且均有脾虚现象，不宜投攻下剂，只有在补的基础上，添加利尿药，此为"塞因塞用"。老朽临床常开白术 30～100 克，黄芪 50～150 克，人参 10～15 克，茯苓 30～120 克，每日 1 剂。水煎，分 3 次服，持续 15～25 天，均有效果，尽管见功缓慢，但对人身无害，同时精神转佳，白蛋白上升，体力逐渐恢复，水肿开始消退。治疗此证不应图一时之快，摧残熺火微光，致病情恶化难以挽救。

产后缺乳用药经验

老朽经验，妇女产后乳汁减少或中断，除体虚气血不足须投人参、黄芪、白术、胎盘、红景天、当归、川芎、熟地黄、白芍、续断外，凡郁滞性泌乳障碍，常用王不留行、无花果、木馒头、橘络、穿山甲、鲫鱼、漏芦、通草、白木通、冬葵子、白芷、茯苓、路路通、莴苣子、桔梗、三棱、猪皮、土瓜根、鹿角、麦冬、花粉、僵蚕、皂刺、贝母、海蜇、瓜蒌、薄荷梗、丝瓜络、玉米须、芝麻、木瓜、钟乳石、章鱼、鲜虾、白蒺藜、南瓜子、地龙、绿豆、鲤鱼、猪蹄、牛鼻、小茴香、菱角、赤小豆、蛎黄、蒲公英、芫荽、茭白、瞿麦、棉籽。根据需要，酌定剂量。

崩漏经验用药

妇女月经量多或来潮溢下不停，谓之崩漏，崩后淋漓为漏，漏亦可变成大量出血转化成崩。除子宫内膜增生外，大都属排卵与功能性子宫出血，以气虚不摄、血热妄行较常见，严重影响身体健康。老朽临床一不开炭类，防止留瘀、复发，二重点用未经炮制的原质生药，如蒲黄、小蓟、三七参、紫草、阿胶、生地黄、旱莲草、黄芩、侧柏叶、丹皮、鸡冠花、茜草、黄芪、人参、白术、西洋参。另外还以地榆、贯众、白头翁三味为核心，清火、固脱、祛瘀生新，习用 15～30 克，最大量可至 50 克，情况稳定则可减半，易见捷效。

腹泻经验用药

老朽经验，遇肠炎腹泻，初起宜健脾利尿，分化水谷道路，投苍术、扁豆、白术、苡仁、茯苓、泽泻、猪苓、车前子；日久则应考虑涩肠固脱，保护元气，要用人参、黄芪、红景天、赤石脂、禹余粮、诃子、罂粟壳、木槿花，也要加利水药。业师指示，泻下证都可给予黄连，其能厚肠，具有双向调节作用。

腹内胀满宜投厚朴大腹皮

老朽临床经验，实证腹内胀满者，宜投两药，一是行气开结、芳香化浊，通利胃肠，用厚朴 9～30 克；二为消食、破积、降下、利尿，用大腹皮 9～12 克。根据病情需要，也可配合组方，其力更雄。若身体较弱"实中夹虚"，加人参、白术、黄芪、茯苓扶正，并不影响疗效，绝不会恋邪。

胁腹疼痛用桂枝、柴胡、白芍

业师传授经验，肝气亢盛，胁下、腹内疼痛，主张宣发气机、疏通经络、养阴化坚，拟疏柔兼施法，用桂枝 6～9 克，柴胡 9～12 克，白芍 9～15 克，组成处方。水煎，分两次服，效果明显。老朽上承此义，加入香附 6～9 克，川楝子 9～12 克，增强理气、开郁、镇痛之力，见效益佳，称苏门汤。

幽门螺杆菌用大量公英、地丁

老朽经验，蒲公英、紫花地丁常联合应用，其清热解毒功效除用于治疗疮疡外，在内科亦能独当一面，凡胃炎、胃窦炎检出幽门螺杆菌者，在对证方剂中要大量投予，一般在 30～90 克，疗效较好。另外，适于泌尿系统感染，如尿道炎、膀胱炎、肾盂肾炎，可配伍土茯苓 30～60 克，大黄 3～6 克，均易见效。

精神分裂症用药

精神分裂症有抑郁与躁狂不同类型，多伴有幻听、幻视、幻想、幻觉各种奇异病状。躁狂型应大刀阔斧予以泻火清里、催吐痰涎、攻下积邪，其他都以开郁、镇静为法。老朽临床除投成药竹沥达痰丸、礞石滚痰丸、当归龙荟丸，个别给予控涎丹外，大都开汤剂施治，用黄芩、青黛、龙胆草、朱砂、琥珀、黄连、郁金、莪术、丹参、龙骨、牡蛎、全蝎、珍珠母、僵蚕、石决明、紫石英、白芍、柴胡、钩藤、天麻、胆南星、石菖蒲、炙小草、半夏、天竺黄、竹沥水、大黄、酸枣仁、百合、合欢皮、夜交藤、莲子心、茯神组方，据需要定量，皆收疗效。

妇科病重视温通冲任药

处理妇科病，要重视冲、任二脉，以温通为主，孕后停用。老朽经验，一能改变月经不规则、延后、闭经；二能缓解更年期内分泌紊乱引发之综合征；三能促进排卵生男育女；四能治疗盆腔炎、盆腔积液、输卵管阻塞。常用药物有桂枝、当归、川芎、香附、益母草、细辛、吴茱萸、罗勒、小茴香、没药、柴胡、生姜、丹参、沉香、三棱、桃仁、鸡血藤、木香、葱白、马鞭草、乌药，随证所需，选择应用。

戴思恭治郁证三大良药

明人戴思恭对郁证深有研究，补充了其师丹溪学说，指出"气郁者胸胁痛；湿郁者周身或关节痛，遇阴寒则发；痰郁者动辄喘；热郁者瞀闷、小便赤；血郁者四肢无力，能食、便黑；食郁者嗳酸，腹饱不能食"。治疗要掌握中外四气，"在表者汗之，在里者下之，兼风者散之，微热者寒以和之，热甚者泻阳救水，养液润燥，补其已衰之阴"；湿而夹寒，以苦燥之，以辛温之；兼热从辛化之，以寒调之。推荐苍术气味浓烈，开发水谷之气；香附下气最速，善行郁结；川芎通利三焦，上至头目，下抵血海，为气血之使，称"理郁三大良药"。

栀子豉汤加半夏防呕

《伤寒论》栀子豉汤，有引发呕吐之说，言人人殊，据老朽临证观察，二味药物单用或配伍，山栀子、淡豆豉，均无此弊。如恐产生这一现象，于方内加半夏9克即可避免。

慢性前列腺炎用药经验

中医调理炎症，不应完全套用清热解毒，要辨证论治，区别对待，尤其慢性炎症更须如此。老朽诊疗慢性前列腺炎，常以行气、活血、散滞、化瘀为主，用桃仁、乌药、香附、柴胡、丹参、三棱、莪术、刘寄奴、木香、厚朴、肉桂、川芎、当归、赤芍，对尿频、淋漓、排出困难，都有疗效。阴囊潮湿加泽泻、茯苓，下腹部疼痛加乳香、没药、三七参，即能缓解。若一味泥守凉虽可消"炎"，反会病情转重。

口渴经验用药

口渴证有许多因素，如糖尿病、尿崩症、汗出过多、干燥症、高烧不退、夏季热。老朽临床投药，气液不足用人参、西洋参、太子参、台党参，津液亏乏用石斛、天花粉、玄参、麦冬、玉竹、生地黄、山茱萸、五味子。白虎汤石膏无生津之力，其中知母养阴，配伍后方显滋润止渴功效。或云石膏大量治渴，此说无据。

舌苔厚腻用药经验

舌苔厚腻与湿邪稽留有关，寒湿为白，湿热色黄，调治时除分别散寒清热，要瞩目理胃、祛湿化浊。老朽所投药物乃藿香、苍术、厚朴、甘松、神曲、砂仁、石菖蒲、佩兰、草果、白豆蔻、檀香、高良姜、白芷、淡干姜、佛手、香橼、腊梅花，吃油炸川椒叶，喝茉莉花茶。随证选择应用，均有效果。

蒲公英外洗，桑龙汤内服疗结膜炎

红眼为结膜炎，民间称暴发火眼，传染性很强，感觉灼热、羞明、白睛充血、分泌物多、热泪如汤，常见于双目，或一眼渐好另眼又起。先用蒲公英300克煮水外洗，再吃桑龙汤：桑叶30克，野菊花15克，龙胆草15克，黄芩15克，连翘15克，大青叶30克，赤芍9克，大黄2克。水煎，分3次服。老朽经验加牡丹皮9克，板蓝根30克，效果更佳。

急性咽喉炎专用药

急性咽炎、喉炎，与细菌、病毒感染有关，因充血红肿灼痛，饮食难下，应以大剂蒲公英、败酱草、紫花地丁、银花、连翘、板蓝根加专科药，如山豆根、金灯笼、射干、金果榄、牛蒡子、金莲花、桔梗、金荞麦，清热、散火、解毒，达到施治目的。单纯凉以除热，投芩、连、栀、柏，贻误病情，收效甚微，属颠扑不破的经验；或云给予大寒石膏、寒水石，配入麦冬、玄参、生地黄滋阴生津可能解决，也非根本之疗，不过，若加大黄 2~5 克驱邪下行、釜底抽薪，从肠道排泄，倒是高明之法。

面神经麻痹用药经验

老朽治疗外受风寒所致面神经麻痹、痉挛，口眼㖞斜、肌肉抽动，常开牵正散：白附子 100 克，僵蚕 100 克，全蝎 100 克，加蜈蚣 30 克，碾成细粉，每次 3~7 克，日 3 服，黄酒 20 毫升加白水趁热送下。并取湿毛巾热敷患处，令局部出汗，坚持应用，新感者十日均能见效，治愈多人，确属一首验方。

老尼治带下常用药

民国初年，武强菩萨庵老尼若灯精研医学，到附近各县求布施，化缘四方，据针灸家吴菊圃讲，常馈送药物为人解除疾苦，对妇女白、黄、赤色带下，习开马齿苋 50 克，土茯苓 30 克，萆薢 20 克，白果 15 克，败酱草 25 克。水煎，分 2 次服，7 剂即愈，宜于阴道炎、子宫颈糜烂。老朽临床不断用之，确实有效。

辨证应用中药抗肿瘤经验

老朽临床所用抗肿瘤药物，常根据望、闻、问、切，检查资料，症状表现、局部反应，辨证选择白蚤休、黄药子、石打穿、白花蛇舌草、阿魏、野百合、胡桃枝、野葡萄、山豆根、水蛭、三七参、山慈菇、䗪虫、水仙根、长春花、木鳖子、龙葵、半枝莲、白毛藤根、白屈菜、农吉利、全蝎、苏铁叶、乳香、没药、皂角刺、急性子、菝葜、猫爪草、土茯苓、喜树皮、露蜂房、蜈蚣、蜣螂、薜荔、壁虎、蟾蜍、紫灵芝、僵蚕、槐耳，含剧毒成分者均不投用。硇砂为一味好药，腐蚀性强，只可外涂，治疗皮肤癌。麝香抗肿瘤并不理想，且其雄性激素对妇女不利，影响妊娠，导致无子！曾见数名乳腺癌手术后加服西黄丸，喉结增大、发音变粗、汗毛丛生，出现男性化者。

治疗传染性肝炎用药经验

老朽临床治疗传染性肝炎用药经验：消退黄疸作用较强者，以茵陈、田基黄、山栀子、大黄、金钱草、溪黄草、板蓝根、野葡萄根、黄芩、黄柏为佳；降谷丙转氨酶、谷草转氨酶以升麻、龙胆草、蒲公英、大青叶、五味子、水飞蓟、垂盆草、食醋为最优。可大量应用，否则见效较慢。

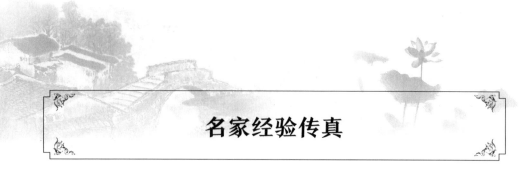

名家经验传真

刘民叔谈热性药应用经验

巴蜀刘民叔先生，为《伤寒论》学派世传弟子，对经方的运用，既有师承，又富创见，常以附子、肉桂、干姜为辛热补虚、温中止痛、益火祛寒、回阳救逆三大要药。专理命门火衰、脾失健运、下元不固、阳气大亏。对虚寒哮喘、咳嗽、下利完谷、腹内冷痛、呼吸薄弱、四肢厥逆、脉微欲绝诸证，都有急救作用。老朽在其启发下，于山东泰安调治一 70 岁久病体衰患者，卧床不起，身出冷汗，二目闭合，精神萎靡，手足冰凉，大便溏泻日三四行，脉沉似无，即投本方与之，开附子（先煎 90 分钟）30 克，肉桂 10 克，干姜 20 克，加黄芪 30 克，人参 9 克。水煎，分 6 次服，3 小时一次，日夜不停，连饮 7 剂，未作更改，已转危为安。虽然增入人参、黄芪，但主要功力仍归附、桂、姜三仙。

久咳治疗经验

清代苏派先贤薛雪，喜提携后起俊秀，于洞庭东山和徐灵胎会晤，称道"相值东峰下，眼看鬓欲霜，年华共流转，意气独飞扬。"其医文并茂，深受袁枚赞许，谓"先生七十颜沃若，日剪青松调白鹤，开口便成天上书，下手不用人间药。"苏禄国（菲律宾）特使契苾丹、副使阿石丹日久咳嗽不止，卧床更甚，他取润降法，投枇杷叶、麦冬、川贝母、甜杏仁、罂粟壳仁、霜桑叶治之而愈，声闻中外。因无剂量，老朽补充为枇杷叶（刷去毛）20 克，麦冬 15 克，川贝母 15 克，甜杏仁 9 克，罂粟壳仁 9 克，霜桑叶 20 克。提高疗效，宜加入佛耳草 20 克，起名气管炎汤。每日 1 剂。水煎，分 3 次服，连用 10 ~ 20 天，效果良好。由于久嗽，也可加诃子 9 克。

六味地黄丸加减应用经验

医药大家张景岳认为"真阴所居惟肾为主"，宜投甘凉，忌用辛燥，以六味地黄丸为囊中要药，称薛己"独得其妙"，恐方内茯苓、泽泻渗利太过劫夺津液，丹皮"减去补力奏功为难"，将三泻删掉，另立左归丸（熟地黄、山药、山茱萸、枸杞、鹿角胶、牛膝、龟板胶）代替，对"形不足者温之以气，精不足者补之以味"，具有双重作用，清贤王泰林说，"育阴涵阳，不是壮水制火"，配伍巧而熨帖，现代研究确认能增强人体免疫力。尽管遭到一些非议，但临床价值却有目共睹，应和六味地黄丸的运用范围分开，不等于就是新方六味地黄丸。

有情之品治虚劳

喻昌门人王晋三同弟子叶桂、薛雪与后起俊秀徐大椿，称苏州四大医学家，《竹香斋诗钞》说："吴下渊源祖一王，翩翩叶薛衍波长，节庵琐屑嘉言僻，妙得心精仲景方。"其另一学生缪宜亭，乾隆二年进士，因受先生影响，处方轻灵，长于小补，善投异类有情之品，"治疗虚劳头头是道"。习惯用药，凡失音加败叫子、蝉蜕、海参、梨汁、鸡子清、猪肺、濂珠、柏子霜、人中白、藕须，痰内有血加料豆衣、柿饼炭、丝瓜络、白及、瓜蒌藤，鼓舞胃气加人参、炒黄鳝、鱼翅、燕窝、山药、大麦仁、玉竹、猪肚子、黄精、人乳、莲子、大枣、霞天曲、白荷花露，清热排脓加野菊根，虚喘加蛤蚧、青盐陈皮、川贝母、沉香、蛤壳、杏仁霜、冬虫夏草，养肺加獭肝、鳗鲤，阴亏盗汗加鳖甲、沙参、淡菜，下肢软弱无力加牛筋、续断、杜仲、狗脊，肠燥便秘加鸭血，噎食难下加鸭谷袋、牛酥、戌腹粮、红曲、苏梗汁、枇杷叶、锅巴，腿足肿痛加海桐皮、白麻骨、萆薢、大豆黄卷、山药藤、晚蚕沙，明目祛翳加凤凰衣、谷精草，疏肝健胃加金柑皮、香附、长鬚谷芽、半夏曲、玫瑰花，肠风下血加黑木耳、防风炭，滑精加白莲蕊。可资参考。

费伯雄经验可师可法

武进费伯雄，居留云仙馆，有医国手、江南徐洄溪后一人称号，因给清帝疗疾，嘉奖"著手成春，万家生佛，婆心济世，一路福星"。所撰《医醇》毁于兵燹，在客居异地，"风雨之夕，林木叫号，半壁孤灯，青影如豆"情况下，重拾落花残雪，补写了《医醇賸义》。提出肾为气之根，水系天一之元，脾为血之统，土乃万物之母，通过调理脾胃，可以达到补养气血的目的。伤寒属外来之邪，有发热现象，是传经之病；中寒为真阳亏损，火被水淹，或沉寒痼冷又遭阴邪，有冷、厥、痛的症状，无发热表现。生平投药，内扶灵气，注重补养，突出醇正。调理肝阳以清凉、滋柔、潜降为主，吐血用羚龙汤（羚羊角、牡蛎、夏枯草、牡丹皮、石斛、南沙参、麦冬、牛膝、茅根、茜草、荆芥炭、薄荷、川贝母、藕片），惊悸失眠用驯龙汤（珍珠母、龙齿、羚羊角、生地黄、菊花、当归、白芍、薄荷、沉香、续断、独活、钩藤、大枣），浮火上扬导龙入海用潜龙汤（龙齿、龟板、生地黄、龙骨、知母、黄柏、人参、肉桂、蛤粉）。对升麻、柴胡、石膏、附子，敬而远之。老朽师法其方，辨证准确，均能收效。

汪绮石保肺健脾滋阴治虚劳

晚明时期，汪绮石老人擅长调理虚劳，主张"清金保肺以宣肃降之令，培土调中以奠生金之母，滋阴补肾以制阳光之焰"，推荐平补疗法。喜开白术、黄芪、枸杞子、人参、茯苓甘温之品。养阴、清金、濡润用桑白皮、生地黄、桔梗、百合、牡丹皮、麦冬、地骨皮、白前、五味子，止血、引火下行用炒蒲黄、炒侧柏叶、棕榈炭，热水浸泡双足。老朽补充三味药，咳嗽加百部、紫菀、款冬花。

马文植治疗小儿消化不良气液两虚证

孟河马文植，与薛福辰、李德元、薛宝田在京师给慈禧诊病，称四大医家。好扶危济困，团结同道。精外科，以治内为主。喜投麦冬、沙参、山药、马料豆、人参、黄芪益气养阴。先生调理气液两虚之证，常用此药，命名双补汤，宜于夏季伤暑汗多津耗，效果良好。他创制之肥儿糕，由苏叶30克，苏梗30克，桑叶40克，大黄6克，红茶30克，焦白术40克，焦麦芽50克，焦山楂80克，碾细末，用白糖200克，加水调匀，轧成小方块，每次2~6克，嚼化服。治疗小儿消化不良，厌食、呕恶、胸闷、腹胀、大便不爽，有调气、健脾、开胃、运食的作用。

柳谷孙治疗热性病用药经验

江阴柳谷孙，为常熟翁同龢、吴门曹沧洲之友，门诊称柳致和堂。对寒、热、补、泻要顺其自然。强调研究学问"食古期乎能化，裁制贵乎因时"。擅长治疗热性病，肝火用山栀子、青黛；心火用连翘、生地黄；胃火用石膏，养阴加石斛、地栗、藕片、鲜稻芽，肺火用甘蔗、梨汁、枇杷叶、芦根，胸闷加菖蒲汁，咳嗽加杏仁、川贝母，痰多加瓜蒌、海浮石，气虚加西洋参。都是经验遣药。民国时期全国四大名家之一陆晋笙受其影响，曾补充说："夏令炎燠，挥扇饮凉，即热者寒之；冬日严寒，重裘围炉，即寒者热之；腹饥纳食，食后觉适，即虚者补之；内急欲便，便后觉爽，即实者泻之。"与药物治疗同一意义。

盛寅重辨证，勇于摆脱前人桎梏

明初苏州王宾，乃有独特人生观的医界奇人，其弟子盛寅因给燕王朱棣治愈下肢风湿"痹弱"闻名，受他的启迪亦有创见，认为"古之豪杰，自振者不胜枚举，若李东垣、朱丹溪、滑伯仁、戴元礼辈，皆非世传，而造诣超人，屡起危殆，为后世楷模"。不应受历史框架所囿，以家传代替真才实学。提出"表之阳附于津液，大汗亡津液故曰亡阳；里之阳附于肾水，房劳损阴精故曰脱阳。不然津液与精皆阴类，何以阳名。"永乐戊子夏，郁文质遗精，形体孱弱，痰火上冲喘息不宁，发生阳脱现象，遂开天雄佐以参、苓、白术。水煎，日夜连服，很快治好。先生诊病观察细微，体会深刻，与众不同，属一代高手。

刘惠民失眠投酸枣仁非多用不效

山东沂水刘惠民，为张锡纯先生遥从弟子，性格率真，寡于言笑，在山东省中医研究所工作。对神经衰弱之失眠投酸枣仁60余克，从未发现不良反应。鉴于炒熟后所含挥发油、维生素易被破坏，临证常生、熟各半而用。他对老朽说，此药性味平和、稳定，非多用不可，比较理想的剂量，给予五六十克，方能显示效果，否则，疗程延长。

曹颖甫治疗神经性耳鸣眩晕用药

江苏先辈曹颖甫，世居江阴，乡试中举后以医为生，武进丁甘仁邀其至上海中医学校，讲授仲景学说，抗战爆发，被日寇杀害，临床治绩，由亲传弟子姜佐景辑成《经方实验录》。他对非血压波动、非颈椎病、非梅尼埃病之神经性耳鸣、眩晕，常开大剂量半夏、橘红、当归、白芍、白术、泽泻、龙骨、牡蛎，收效甚佳，老朽师此意，加天麻、茯苓、珍珠母、石决明、龙胆草、青黛（冲），获益更为理想。

业师耕读山人用药经验

业师耕读山人经验丰富，学越五车，推崇《内经》《难经》《伤寒论》《金匮要略》《千金》二方、《外台秘要》，并效法其遣药规律，如口甜用佩兰，咳嗽用五味子，止血用茜草，疟疾用蜀漆（常山苗），呕吐用半夏，腹满用厚朴，项强用葛根，小便不利用猪苓，心动悸用炙甘草，燥屎用芒硝，口渴用党参，阳虚恶寒用附子，痢疾用白头翁，懊恼用山栀子，黄疸用茵陈，噫气用代赭石，寒湿身痛用白术，失眠用酸枣仁，关节痛用乌头，阴痒用蛇床子（外洗），痰饮用茯苓，乳汁不下用漏芦，鼻痛用细辛，耳聋用菖蒲，夜盲用羊肝，面色晦暗用冬瓜仁（外擦），都非常有效。

东吴老人治疗腹胀经验

业师东吴老人指出，凡腹中胀满，大便溏者，不可投消导、泻下药，要以大量白术为君，配合人参、木香、厚朴、茯苓，便可解决。若大便正常、小水较少，加大腹皮 7～15 克，收效良好。该经验乃太师杜公所传，希望及门弟子牢记。

吴伯陶妇科重温补

清代蜀医齐有堂先贤，号戎州逸士，人称"沿街唤作老神仙"。其薪传私淑者河北吴伯陶，善理妇科，擅长温补，临床经验甚多。他对老朽说，治妇女病重在调经、养血，血遇热行、寒则凝，过服凉药造成内分泌紊乱，月经周期延后、量少，甚至经闭不来。温补可提高人体防御抗病能力，调理冲、任二脉，令经血旺盛、促进孕育、保养妊娠。这一宝贵经验，应予认真研究。

徐荣斋所存徐大椿尤怡会诊处方

清代先贤徐大椿，同尤怡为挚友，学术观点类似，然处世风格迥异。恃才傲物常露锋芒，笔端横扫千人军，乃徐氏特色。抱朴守真，甘老林下，平淡无奇，以著述自娱，为尤氏独慧。老友浙江绍兴徐荣斋，勤奋好学，善于写作，因赠与其重订《通俗伤寒论》而相识，商讨校勘《膏丸档子》。他认为康、乾、嘉时代苏州名医如林，二家学说允执厥中，公推师表，毫无逊色。存有一首处方，即先圣仲景加减黄芩汤，计黄芩9克，黄连9克，白芍9克，白头翁9克，治急性肠炎、痢疾、肠功能紊乱或易激惹综合征，乃徐、尤会诊所拟，效果较好，存疑待考。

孙诒让俞曲园章太炎所遗治咳喘方

清末朴学大家孙诒让，春在堂主一甲状元俞曲园，为浙江二宿，据其弟子章太炎先生说，孙氏命运多舛，功底深厚、扎实，无有浮夸，埋头治学，不染官风，当首屈一指，非一般可比。他们师生三人均知医，友人杜绍棠藏有《伤寒论》麻黄汤（麻黄、桂枝、杏仁、甘草）加茯苓、干姜、细辛、五味子一道处方，治感冒咳嗽、哮喘、停痰，对肺气肿、支气管炎、支气管哮喘、过敏性吐痰证，均有效果。传说为孙、俞氏遗留，太炎翁所定，真实情况是否如此，存疑待考，但作用是可靠的。

柳宝诒用药经验

江苏医家江阴柳宝诒，为清末光绪帝师翁同龢之友，对热证有研究，处方遣药富南派风格，不要如同嚼蜡而轻视之。平淡似水，多服亦可见功。凡肝火用山栀、青黛；心火用连翘、生地；胃火用石膏，养阴加石斛、地栗、藕片、鲜稻苗；肺火用甘蔗、梨汁、枇杷汁、芦根，胸闷加菖蒲汁，咳嗽加杏仁、川贝母，痰多加瓜蒌、海浮石，气虚加西洋参。临证用量宜放大。

王肯堂用黄芪托里汤经验

明代王肯堂，江苏金坛人，科甲出身，以进士而业医，曾介绍治其妹乳痈破溃日久不愈应用黄芪托里汤的经验：黄芪、牛蒡子、皂刺、白芷、川芎、当归、甘草、升麻、葛根、漏芦、连翘、防风、肉桂、瓜蒌仁、炒黄柏，加柴胡、青皮、黄酒一杯。疮口外涂青霞散：青黛、乳香、没药、乌贼骨、枯矾、白薇、寒水石、冰片、红粉霜、杏仁，死肉加白丁香，腐肉过多加铜绿。老朽常据此予以加减，对外科痈证内服、外敷，普遍有效。用量根据病情而定。

通阳不在温，而在利小便

吴门先贤叶桂之"通阳不在温，而在利小便"，是以疏通阳气为解郁法，实由《伤寒论》苓桂术甘汤、茯苓甘草汤之法变化而来，切合病机，又别开生面。能透外、宽中，还可使浊阴不聚化水下行，常用桑叶、杏仁、桔梗、佩兰、白蔻仁、茯苓、通草、滑石、淡竹叶，颇有巧思。

一瓢先生补益保健三方

诗坛前辈薛雪留有三方，均以补益为主，属于保健之类。滋营养液膏：女贞子、广橘皮、桑叶、熟地黄、旱莲草、白芍、脂麻、枸杞、菊花、当归、穞豆、玉竹、南烛叶、茯神、沙苑蒺藜、阿胶、白蜜、甘草；心脾双补丸：西洋参、白术、茯神、生地黄、丹参、酸枣仁、远志、五味子、麦冬、玄参、柏子仁、黄连、香附、贝母、桔梗、龙眼肉、甘草；参香八珍调经汤：丹参、香附、黄芪、熟地黄、白术、白芍、当归、茯苓。适宜于久病、身体虚弱者。

孟河世医马培之治病主张

孟河世医马培之，因给慈禧太后诊病而闻名，主张外科内治，以调理脏腑为基础；治胸腹证不投辛香消导药，避免损伤气机；对湿热疾患，虽用苦泄，也配入扶正之品。生平喜用麦冬、沙参、山药、人参、马料豆、黄芪益气养阴，人讥其延误时间功不补过，但处理一般小恙，仍可师法。

陆渊雷论桔梗

上海陆渊雷在大学执教，拜恽铁樵前辈为师，聪明好学，知识面广，其《伤寒论今释》《金匮要略今释》，风行海内，被称巨著。他重视日本汉医学说，抱有卓见。他曾介绍经验说，桔梗有两大作用，一是祛痰，二是排脓，主要功效应放在排脓上。所谓载药上行，排脓时以之为舟楫，肺痈病经常用之，如鼓应桴。

王孟英处方通字当头

清代先贤王孟英，执业严谨，功底深厚，有典型时方派风格，其《医案》《医话》《归砚录》脍炙人口，风行学界。处方通字当头，喜开宣泄、利滞、开结、清凉、降下药物，轻巧灵活，反对乱补，张山雷谓之"亘古几无敌手"。他治面无华色用葡萄养血，遍身瘙痒用功劳叶化湿去热，小便赤涩用海金沙利水通淋，声音嘶哑用老蝉振发喉咙，抑郁症用九节菖蒲宽中导滞、开泄积邪，阴虚血不上荣用二至丸（女贞子、旱莲草）治目干头发早白，皆属好的经验，值得认真研究。

发扬徐灵胎治自汗经验

江苏吴江先贤徐灵胎，聪明绝人，富有创见，为医界大学问家。他对自汗过多证，习用黄芪、白芍、五味子、龙骨、牡蛎，易见功力。老朽在其基础上，加入麻黄根、浮小麦、山茱萸、碧桃干，进一步提高了疗效，又发扬先生经验，乃后学之责。

王孟英用药经验

浙北王孟英先贤，虽受时方派影响，但能独树一帜，从其医案中可以看出，喜用宣、通、疏、散、活、化流动性药物，对增热、助腻、蛮补、填塞、固止之品，敬而远之，很少应用。其继承顾松园《医镜》之经验，欣赏使用石膏，指出热邪稽留投予标准，把握四主证，即津液亏耗口渴、壮热有汗、脉象洪实、无恶寒现象。

张景岳之"四维"

先贤张景岳通过临床经验总结提出四大要药，人参、熟地黄如良相，大黄、附子为大将，可以健身养生、戡乱救急，号称"四维"。认为人参益气、固脱，宜于自汗、乏力、虚热久泻、下血不止者；熟地黄滋肾、育阴、养血，"得土气最厚"，属王道药，汗化于血，助散剂解表，发挥广谱作用；附子行十二经，斩关夺隘，治亡阳，暖下焦，疗冷痛，驱除沉寒，有起死回生之功；大黄开闭破结，推陈致新，通大腑，涤痰饮，退黄疸，消痈肿，利水道，气虚与人参配伍，名黄龙汤，血虚和当归同方，为玉烛散。临床应用，的确如此。

孙一奎之状元丸不可减巴戟天

安徽医家孙一奎之《赤水玄珠》载有状元丸，由人参、远志、石菖蒲、茯神、巴戟天组成，根据需要而定剂量。能补气、健脑、益智，提高记忆力，凡知识阶层用脑过度或神经衰弱者，都可应用。有人将巴戟天减去，则壮肾阳之功能降低，将肾主髓、脑为髓海之论抛掉，其疗效便会丧失一半，因此不宜更易。

李士材开创以阳、气为主的见解与治疗观

明末儒医李士材，出身书香门第，以医鸣世。他通过观察大自然对生物的影响，谓向阳草木易荣，潜阴花卉善萎。联系到人体，气血俱要，益气在补血之先；阴阳并需，养阳在滋阴之上，开创了以阳、气为主的见解与治疗观。举例说，春夏温暖可助发育，秋冬寒冷不利生长，所以葛可久《十药神书》专治虚劳，"所垂十方用参者七"。反对乱开知母，摧残阳气，导致枯木寒岩之变。

张璐以理中汤治产后腹泻

吴门医家张璐，认为妇女产后腹泻，其因有五，"一者因胎前泄利未止，产后尤甚；一者因临产过伤饮食，产后滑脱……不能克运；一者因新产烦渴姿饮，水谷混乱；一者因新产失护，脐腹脏腑受冷"。致泻之由虽异，皆为中气不足，内存虚寒，传化失常的病证，都用理中汤调治。老朽经验，此说可据，宜加入茯苓通利水道，分化二阴，效果还好。

叶桂常用之养胃汤

温病学派大家叶桂常用之养胃汤，目前流传共有三首，一为《临证指南医案》脾胃门养胃方：沙参、麦冬、玉竹、扁豆、桑叶；二为《徐批叶天士晚年方案真本》养胃阴方：扁豆、知母、麦冬、沙参、生甘草；三为老友沈仲圭手藏者：麦冬、扁豆、玉竹、甘草、桑叶、沙参、谷芽、白术、陈皮、石斛、乌梅、芝麻。令"甘守津还"，达到"生津液即是补虚"目的，补充了李东垣详于升脾、短于润胃的空白点。

薛己治疗疮疡经验

明代先贤薛己，治疗外科疮疡经验丰富，认为红肿焮痛、脉浮，邪在表，可托；肿硬痛深、脉沉，系里证，宜攻下。若化脓或已破溃，阴阳亏损，气血外泄，要吃补益药物，用人参、黄芪、白术、甘草、当归、熟地黄、茯苓、砂仁、木香之类，这是急治标、缓医本的方法，"绝不可忽"。

陈自明妇科经验

南宋妇产科大家陈自明，学验双丰，认为调理月经重点放在肝、脾、肾三脏，以滋化源。常投四物汤加白术，痛经用香附、木香、延胡索，闭经用红花、泽兰、牛膝，崩漏用槐花、阿胶，乳痈内消用瓜蒌，足跟灼痛用六味地黄丸。并说孕妇吃药，宜用清凉，大热、破血、泻下之品，均应忌服，写有《妊娠禁忌歌》。

钱乙用药经验

小儿科名医钱乙为北宋巨擘，处方少而精，重视抑木培土生金，令子全母实隔一疗法。遇肾阴不足失音用熟地黄、山茱萸，肺热气喘用桑白皮、马兜铃，手掐眉、目、鼻、面用桔梗，咬牙尿赤用木通、竹叶，上吐下泻、口渴饮水用藿香、白术、人参、葛根，镇静安神用朱砂、茯苓、甘草，降肝火用青黛、龙胆草，惊风用钩藤、天南星，芳香开窍用牛黄、麝香、龙脑，都属经验总结，值得参考。

举元煎短小精悍单刀直入

《景岳全书》举元煎，为补中益气汤简化方，短小精悍，单刀直入，由人参、黄芪、白术、升麻、甘草组成，适于气虚过劳、早婚多胎、年老体弱、久病未复、长期推挑抬蹲所致中气下陷、产后气随血脱之证，普遍有效。如妇女功能性子宫出血、子宫下垂、分娩后子宫复旧不全、恶露不绝，亦可投用，加入阿胶、仙鹤草、龙眼肉，功力更好。

萧老附子经验巧妙

近代名家湖南长沙萧琢如，属伤寒派，临证组方药少量大，善投黑附子、乌头、天雄，动辄30~90克，所用辅药桂枝、干姜，亦在20~30克，何廉臣《全国名医验案类编》载有其病例，人称萧老附子。他的服药方法，一是先煎黑附子、乌头、天雄，后入配合之品；二为一剂分3~6次服。这样就降低了毒性，每次用量减少，蓄积时间拉长，也避免了不良反应，十分巧妙。

喻昌麻黄汤加猪苓泽泻之外解安里法

清初喻昌先贤，为尊经派大家，医痢疾、腹泻，遵照《内经》"发表不远热"，代替"攻里不远寒"，学习张从正把泻下断为"风根"，投活人败毒散（羌活、独活、前胡、川芎、柴胡、枳壳、人参、桔梗、茯苓、甘草、生姜），宣发气液引邪外出，通过透汗令下行之水由肌表排除，减轻肠道炎症，称作"逆流挽舟"，极尽巧思。老朽师法其意，用麻黄汤加猪苓、泽泻，开上启下，疏利尿路，分化二阴，治疗暴泻、鹜溏、肠炎，亦有效果，谓之外解安里法。

刘河间投大承气汤经验

刘河问认为"阳气怫郁，不得宣散"，导致六气皆从火化，治疗时应按《内经》"火郁发之"之法，并着重"降心火，益肾水"。常用山栀子、黄连、石膏、生地黄、知母、大黄，指出只要有可下之证，或汗出而热不退，即投大承气汤；"热淫于内，治以咸寒"，是泻南补北法。老朽实践证明，对热性病邪气入里、阳明高热、大便干结，能收捷效。

李杲常用"风药"

先贤李杲师承洁古衣钵，"高巅之上惟风可到"，爱投升发药，对"内伤脾胃百病由生"，不单纯大补中州，以振发脾阳为重点，阳气升、阴火降，头痛、口渴、身热逐渐消退。除人参、黄芪、白术、炙甘草外，常用柴胡、羌活、升麻、葛根、川芎、防风、白芷、细辛、苍术、藁本等刚燥上扬之品，于所定方剂内升麻、柴胡占据第一位。老朽经验，对脾虚胃弱食欲不佳、四肢无力、头目眩晕、持续低热，通过宣发清阳、益气，浊邪便会收敛，易取得较好效果，有人畏"风药"如虎，一谈色变，毫无必要。

徐灵胎临证强调四个方面

清贤徐灵胎临证强调四个方面，一是辨证施治"圆通活泼"，不主观死守经验；二是分析虚实要重视脉象，以有力或无力为据；三是妇女经、带、胎、产、乳病，应调理冲任，"全在养血"；四是保护元气，乃"医家第一活人大义"。所论非常实际，三折肱方有此阅历之言。

王清任善用活血利气药

玉田翁王清任，据气血运行"喜温而恶寒"善用活血利气药，以温、平性为重点，如川芎、桃仁、红花、赤芍、当归，其次即没药。根据躯体部位而用药，头面加黄酒，开窍加麝香，肌表加生姜、老葱，胸胁加桔梗、枳壳、柴胡，腹部加乌药、五灵脂、延胡索，四肢加秦艽、羌活、地龙，盆腔内病变加肉桂、小茴香，皆有明显效果。

陈实功外科疮疡不畏食肉则复之说

外科疮疡，受"食肉则复，多食则遗"影响，有的患者严守此忌，导致营养不足，气血亏虚，从而抵抗力低下，疮口难以愈合。南通医家陈实功提出，老人尤其不宜套用这一僵死模式，只要"不是烹、炸、炙、爆、油渍、蜜饯、生冷伤脾，硬物难化，肥腻滑肠"，或水虾、螃蟹过敏之物，"皆可随其喜爱不必禁止"，鲜瓜、时果、瘦肉、鸡卵、猪肝、蔬菜，都为日常食谱。

叶子雨七叶芦根汤

清末扬州先贤叶子雨，月旦叶桂，批评吴瑭，师法王孟英，读书很多，称住所为吟秋仙馆。指出运气学说白首难穷，不可不知，亦不可深泥。所制七叶芦根汤，由藿香叶、佩兰叶、薄荷叶、冬桑叶、大青叶、鲜竹叶、青箬叶、活水芦笋组成，治疗秋后伏暑，低热、头痛、恶心、口干、小便不利、身上无汗，效果颇佳。

孙思邈酿有屠苏酒

孙思邈居屠苏庵中，酿有屠苏酒，其方为大黄、桔梗、白术、肉桂各60克，乌头20克，菝葜40克，碾末，放布袋内，十二月晦日悬沉水井中，正月朔旦提出置入酒罐，煎数沸，十五饮之，能避温邪、疠气，属保健品，现已失传。

沈又彭用药极具巧思

嘉善先贤沈又彭，少习举子业，精占山聚水之术，以国子生"数踬浙闸"，改攻岐黄。认为天癸即女精，月经病与冲脉有关，带下证"咎在任脉"。治音哑声不出，投养阴药加细辛通络，极具巧思。

清末绍兴赵晴初

清末绍兴赵晴初，出身大商家庭，称六三老人，以孝廉受业于尤怡之后世梓、世楠兄弟门下，操刀圭为业。谓："阅历多死书能活用，读书多临证自有权衡。"认为"医非多不通，非通不精，非精不能专"。称道王孟英用雪羹汤（荸荠、海蜇）治肝气横逆攻冲作痛、软坚利肠、通导大便、宽胸开痞、清热化痰；并说鸡子黄、阿胶二味，镇痛止抽有捷效。

虞抟应用补中益气汤经验

明代虞天民，号恒德老人，认为丹溪所言阳常有余，指气之阳有余，阴常不足，指血之阴不足，反对王纶血脱只能投四物汤，不可用人参、黄芪之说，认为背离了血脱益气的方法。他临床开补中益气汤，喜加槟榔升清降浊以消腹胀，加五味子敛肺以治虚喘，加麻黄根、浮小麦以固摄多汗，洵属宝贵经验。

王节斋用药经验

慈溪王节斋，明代进士，尊朱氏学说，倡议"外感法仲景，内伤法东垣，热病用河间，杂病用丹溪"。提出痰病在脾，其根为肾，少年纵欲，老来孤阳，滋阴泻火，都不可缺，使阴与阳齐，水能制火，水升火降，可使病情消失；厌恶甘温之剂，易生湿热，反动病邪；治疗内伤注意阳气下陷补气升提，阴火上升育阴降下，一升一降，迥然不同；遣药重视气味厚薄，五味子味厚，投量应小；石膏气轻味薄，量要大，乃经验家言。

庞安常用药经验

苏轼之友庞安常，认为伤寒发汗后，除半身无汗，不应再行发汗，伤阴耗血。夏季遣用麻黄、桂枝、大青龙汤，要加黄芩、知母、石膏，顺应时令；汗下后气塞痞满，用槟榔散（槟榔、米酒）；呕吐、发热、脉搏滑数，用茅根汤（白茅根、麦冬、半夏、人参、茯苓、生姜）；腹痛、泻痢，用黄连当归丸（黄连、当归、干姜、赤石脂、蜜丸）。这些经验，可以探讨，不能看作成规。

滑伯仁温补方内加活血药调畅血脉以助疗效

十四经发挥大家滑伯仁，号撄宁生，"不拘于方书"，精诊断而巧立处方，主张浚源通流，常在温补方内加活血药，如桃仁、红花、茜草、当归、茺蔚子、泽兰、川芎、三棱、莪术，调畅血脉以助疗效，使补力增强。

张璐调理血证侧重温养

苏州张璐先贤对血证调理，侧重温养，曾说鼻衄、吐血、便血、崩漏，均属阴阳失调，因阳盛阴衰、阴衰火旺、火旺血随上溢；阴盛阳微、阳微火衰，火衰血失统摄即下脱，着重心生、肝藏、脾统三脏治疗，以归脾汤为主（龙眼肉、酸枣仁、人参、木香、当归、远志、炙甘草、生姜、大枣、白术、茯神、黄芪），火旺加丹皮、山栀子，阳虚加肉桂，慎用苦寒药物。

程国彭治火理法

清贤程国彭指出人身火邪，不离虚实二字，六淫之邪、饮食之伤，为外来实火，七情色欲，劳役耗神乃内生虚火。前者宜清凉、消散、攻伐；后者要补气、滋水、理脾，分别施治。并说阳不足火上炎，引火归原、导龙入海，按内伤虚火处理；阳邪入阴尚未成实，仿古人投三黄解毒法，加石膏、柴胡、牡丹皮，即可奏效。

马元仪制过桥麻黄

马元仪曾拜师李士材、喻昌、张路玉，并从师兄沈朗中问业，好善乐施，弟子甚多。遇伤寒无汗证，防患者泥于"南方少伤寒，不能用麻黄"之说，取避重就轻法，将麻黄煮汤泡黄豆发芽，书写"豆卷"，或于处方上开淡豆豉加麻黄三分同捣，称"过桥麻黄"。晚年收尤怡为门生，继承其学，得意地说："得一人胜千百人"，证明在泾翁非同一般。

赵献可强调命门主火宜温补

明末赵献可强调命门主火，好似《周易》坎卦，一阳居二阴之中，乃道家"黄庭"，为气血之根、性命之本、十二经之纲维。此火不能水灭、寒攻，只宜温补，有余乃二阴水不足，应滋阴济水配涵该阳，投六味地黄丸，虚衰时养阳益火，在不损伤二阴基础上，柔里遣刚，水内温化助火，加入辛热药物，用桂附八味丸。

绍兴吴竹亭善用熟地

绍兴吴竹亭以善开熟地黄而闻名，张介宾曾受其影响，有张熟地之称。据《琅环文集》载，1620 年 11 月张岱之父患伤寒，误用消导药，气喘舌短，勺水不入口者八日，聘吴氏诊治，竹亭以熟地一两煮而灌之，"眼稍合"，乃"大锅煮熟地黄五六斤，一昼夜尽啜之，躺躺睡去"，又调理数次，均以大剂此药回苏，遂成典型医案。

吴有性论承气

疫病研究家吴有性言，凡流行病高热患者，因邪而发，以攻邪为主，邪热形影相依，形去影即消失，舌苔黄燥、心腹痞满，应投含有大黄的承气汤，窍开关通，疾可清除。所下之物，如败酱、藕泥，不一定秘结，秽恶去邪毒净，"脉证从此而退"，病即霍然得愈。

周扬俊辨风寒与瘟疫

清初医家周扬俊对流行性风寒、瘟疫，素有研究，从症状表现把风寒、瘟疫不同点进行了阐发，凡风寒，呼吸、身上无臭气，转入阳明始有秽味；瘟疫，臭气触人，轻者盈于床帐，重者熏蒸一室。头面颜色：风寒收敛，绷急光洁；瘟疫腾散，松缓垢晦，或如油腻、烟熏、望之憎人。风寒，舌多无苔，有亦由白转黄、黑；瘟疫，一见发热，舌上便生厚苔，白、黄或粗若积粉。风寒，初起神识无变化，到阳明方有谵语；瘟疫，开始即现异常，烦躁、梦寐不安。风寒脉紧，数日后转化；瘟疫则数，能变模糊。总结了"五辨"。老朽经验，风寒投麻黄、桂枝汤，瘟疫用白虎、大承气汤，达原饮非对证之药。

吴瑭受张子和影响倾向攻邪

问心堂主人吴瑭，受张子和影响，倾向攻邪，先除其实，防止发展，后治体虚，缓以图本。谓阳虚人易伤湿、燥、寒，阴虚者多染风、火、暑。"泻阳之有余，即补阴之不足"，要避刚遣柔、沃焦救焚，打破常格，才会收效。相火旺盛，若须滋养，可加用紫菜、海参、鲍鱼、龟肉、乌鸡等多咸少甘、血肉有情之品。

王士雄经验

半痴山人王士雄，亦为杂病大家，指出"七情内动即是火邪，六气外侵皆从热化"，气火结合灼伤津液，便可生痰。诊断温病要察胸脘，若拒按宜先开泄；苔白不渴夹有痰湿，"轻者橘、蔻、菖、蕤，重者枳实、连、夏皆可用之；虽舌绛神昏，但胸下拒按，即不可率投凉润，必参以辛开之品方能见效"。常喜投石膏，并欣赏应用小陷胸汤。

何梦瑶经验

岭南何研农，雍正进士，贫而无蓄，乃执医业，住所为乐只堂，主张"正虚无论阴阳均当扶，邪胜无论寒热均当抑"，补泻从无定名，根据患者寒热需要研究去留，"苟明亢害承制以克为主，则大黄、芒硝即回阳之上品"。王孟英推称其《医碥》乃一代名著。

喻嘉言清燥救肺汤启发叶桂、吴瑭

尊经派大家喻嘉言主张理论联系实际，按照"逆秋气则太阴不收，肺气焦满""燥胜则干"，弘扬其义，并参考刘河间"补肾水阴亏之虚，泻心火阳热之实，除肠中燥结之甚，济胃中津液之衰"之说，为"秋伤于燥"制定辛凉甘润之清燥救肺汤（霜桑叶、石膏、人参、芝麻、阿胶、麦冬、杏仁、炙枇杷叶、甘草），对头痛、身热、鼻干、喉涩、心烦、口渴、皮肤皱揭、气逆而喘、干咳无痰诸症，效果良好。还有开上启下、"滑以养窍"、通利大腑，令气液得降的作用，给叶桂"燥自上伤"开辟先河，为吴瑭"治上焦如羽非轻不举"宣化疗法提供了药鉴。

徐洄溪强调治病有主方、方有主药

江南医杰徐洄溪强调每病应有主方，方内要有主药，"倘或不验，必求所以不验之故，而更思必效之法，或所期之效不应，反有他效，必求其所以致他效之故，又或反增他症，或病反重，则必求所以致害之故……博考医书，期于必愈而止"。主张抓住药物专长，有的放矢，如柴胡散少阳，麦冬滋肺阴，雄黄解蛇虫毒，使君子杀蛔虫、鳖甲消痞块、白鹤花腐骨，投予得当，均易收效。

陈修园重视阴阳和调

科普作家陈修园，重视阴阳和调，灵活遣药，培土生金，不拘泥二冬养肺，水升火降，墨守两皮清心，把关键放在配伍上。谓仲景用附子，"杂于苓、芍、甘草中，杂于地黄、泽泻中，如冬日可爱，补虚法也。"认为回阳方加人参，阴柔反缓姜、附之力，"掣肘而不行"，无益且可致害，"或助外邪，或增内热，痰滞难消"，其患更大。

王旭高治温病经验

无锡王旭高不仅善于理肝，也精治温病，重点体现在处方遣药卜，一般是初起投山栀子、淡豆豉、牛蒡子、薄荷、桔梗、杏仁；进展过程中，口渴加芦根，便秘加瓜蒌仁，停食加枳实、山楂，神识昏迷加犀角[1]、羚羊角、象牙[2]屑、石菖蒲、天竺黄，养阴润燥加生地黄、菱白、蔷薇露、甘蔗浆，胸闷泛恶欲吐，另给七叶饮：竹叶、稻叶、荷叶、薄荷叶、枇杷叶、藿香叶、佩兰叶。还可加冬瓜叶、丝瓜叶、扁豆叶，均用鲜者。

诗人王渔洋养目丹增视力

山东桓台王渔洋，祖上三世皆知医，济南大明湖旁有其故居，据老友高耀宗讲，相传他晚年在秋柳园时，遗留一首验方，含生地黄100克，山茱萸100克，草决明100克，枸杞100克，菊花100克，葳蕤仁100克，石决明50克，密蒙花40克，牡丹皮30克，藏红花20克，碾末，水泛成丸，每次5~10克，日3服。治头痛脑涨、眼睛干涩、视物昏花，宜于血压偏高、玻璃体混浊、早期白内障，长期应用，颇见功效，先生曾命名养目丹。治疗许多因光线较暗阅读小字而视力下降者，都获得不同程度的改善，堪称良方。

王洪绪西黄丸之应用

外科内治专家王洪绪常开之西黄丸（牛黄、麝香、乳香、没药、黄米

---

[1] 现禁用

[2] 现禁用

粉），加明雄黄，去牛黄，麝香减半，为另方醒消丸，重点治乳岩、肿瘤，表现阴疽、硬块、痰核、流注者，如骨结核、淋巴结核、乳腺癌、皮肤癌、甲状腺癌等。从投量看，乳香、没药为主药，占百分之九十以上，其中牛黄、麝香、明雄黄取用极少，研究时应考虑乳香、没药的效能，不要反宾为主。

蠲痹汤疗鹤膝风之经验

巴蜀刘民叔先生治疗鹤膝风，即类风湿关节炎，曾投蠲痹汤：羌活15克，姜黄12克，当归15克，黄芪30克，赤芍9克，防风9克，甘草3克，生姜5片，加乌头45克（先煎2小时），制乳香9克，炒没药9克，独活15克。水煎分2次服，连用1个月，极见功效。老朽经验，若再增入雷公藤15～25克（先煎2小时），治疗效果还可提高，宜更名蠲痹祛痛汤。

梁墨林家传肿核汤

梁墨林前辈，为外科大家，曾对老朽说，其家传肿核汤，有玄参9克，夏枯草9克，牡蛎9克，浙贝母9克，连翘9克，天花粉9克，大黄2克，枳壳9克，白薇9克，柴胡9克，莪术9克，海粉9克（冲），蜀羊泉15克，乳香5克，没药5克。水煎，分3次服，治淋巴结炎、淋巴结核，或淋巴癌肿，均有较好作用。老朽临床验证，投予颈部、腹股沟、肠道淋巴结炎和结核，收效较好。

升阳散火治阴火效佳

先贤李东垣升阳散火论乃经验之谈，是受张洁古老人影响，并非无根之木、无源之水。所用升麻、柴胡、防风、白芷、苍术、细辛、藁本、荷叶，均能宣散，邪解则发热可退，头目清晰，发热消失，认为阴火即降。这些药物因有宣发散热作用，故疗效显著。同时他还添黄芩，更助一臂之力，加速阴火潜藏，患者得到治愈。

刘完素遣方用药兼顾内、外、上、下

先贤刘完素提出风、寒、暑、湿、燥、火六气皆从火化，主张遵照《内经》"火郁发之"，投清热散火药物，临床所用并非单纯芩、连、栀、柏、膏、知、麦、地、桑、菊、银、翘，而是内、外、上、下同方的综合治疗，虽名双解，实为"全身沐浴"法。着重"泻南补北"，降心火、益肾水，在解表的前提下，不论有汗无汗，只要有可下之证，就投三一承气汤（小承气、大承气、调胃承气汤合方）。喜用《局方》凉膈散（连翘、山栀子、大黄、薄荷、黄芩、芒硝、甘草、蜂蜜），创制防风通圣散（防风、麻黄、川芎、大黄、连翘、滑石、桔梗、黄芩、石膏、甘草、当归、薄荷、芒硝、白芍、白术、山栀子、荆芥）。从处方探讨其学术观点、临床遣药，可知他是一位化古为新的人物。

谢文奎治疗儿科病验方

医家谢文奎，专业儿科，诊病以问为主，很少观看手指虎口三关，重点听取主诉，临床数十年，有丰富的治疗经验。认为小儿疾患除惊、痘、痧、疳外与大人无异，至于胖瘦差别，切莫按年龄论，应从身体轻重来开写药量，十分科学。对老朽说，社会上配制之好儿饮、育婴丹、保赤饼、肥儿丸，名目繁多，但健脾养胃促进发育成长的作用，都存在局限，忽视了益气、催化、矫正偏食，因此特拟出一方，称小朋友，由人参 10 克，炒白术 15 克，苍术 10 克，鸡内金 10 克，炒山楂 15 克，半夏曲 10 克，炒谷芽 15 克，干胎盘 20 克，炒槟榔 10 克，坎炁（脐带）20 克，陈皮 10 克，厚朴 10 克，干姜 5 克，炒范志曲 10 克，山药 10 克组成，碾末，加红糖 80 克，水泛成丸，每次 2~5 克，日 2~3 服。对消化不良、食欲低下、消瘦、大便稀薄、挑食较重、营养状况欠佳，皆宜应用，20~60 天即可纠正过来。哺乳期婴儿暂忌服之。

冯谔用橘皮竹茹汤治顽固性呕吐哕

伤寒派大家冯谔前辈，治学严谨，突出重点，对《伤寒论》《金匮要略》能背诵如流水。告诉老朽，凡呕、吐、哕久医不愈，要注意投用橘皮竹茹汤：陈皮 30 克，竹茹 30 克，人参 9 克，甘草 3 克，生姜 10 片，大枣 15 枚（劈开），加半夏 15 克，干姜 15 克，大黄 6 克，辛开、苦降、下逆气，功力很佳。若大便溏，将大黄改为 3 克，加泽泻 9 克，即可解决。

贵福谈经方用药经验

古方研究家贵福先生，对古典医籍从《内经》开始，断于金元，均深入探讨，重点为《伤寒论》与《千金方》。对老朽讲，古今衡量不同，考证说法不一，标准的版本《伤寒论》所开一两，应放在现代三钱（约 9 克）之下，比较恰当。方内常加甘草，取其益气、解毒、甘甜矫味易服；生姜、大枣合用，调和营卫、降逆止呕、保护胃气免受损伤。石膏、滑石打碎碾粉，块状入煎无效；麻黄煮后去上沫（油），否则烦闷血压升高；钩藤之力在钩，缺钩者非药，与大黄相同，久煮将作用破坏。

恽铁樵谈犀角附子使用经验

前辈武进恽铁樵，早年倾向经方，曾注释《伤寒论》，开办函授学校。尔后受舆论影响，改弦易辙，方小量少，亦用时方，一波三折，同远避风险、爱惜羽毛有关。认为犀角之性升举，令邪入脑，称倒大黄；附子温阳，燥力很小，不太伤阴，处方量大，亦无口干现象，反而滑润；重病食欲低下，突然大吃，恐变除中证，如其脉大起大落失去规律，乃回光返照，说明情况危笃，要进行抢救。这些经验，十足宝贵，都是临床总结而来。

苗春雨应用四逆汤加减治疗胆怯证

胆怯证，指胆小如鼠，遇事趑趄。无恒心毅力，退缩不前，乃懦弱人格，属于病态。岐黄名家苗春雨先生对老朽讲，与阳虚、气亏有密切关系，应以大补为主，配合吃羊肉食疗，投四逆汤加兴奋壮胆药，用人参、黄芪、白术、益智仁、鹿茸、胎盘、干姜、炮附子、仙茅、肉桂、雪莲花、冬虫夏草，提升阳、气，增强健身功能，就可改善这一虚弱状态。1992年一男子来诊，胆小怕事，见争吵即躲，不会自立门户，常被人欺，要求给予调治，转化形象，当时考虑十分困难，嘱其试服人参、炮附子、肉桂三味，数年后相遇，言连用三个月，效果明显，胆怯现象已减，接近正常状态了。通过实际例子，说明此病并非无治，长期吃热补阳、气之品，也有治疗作用。

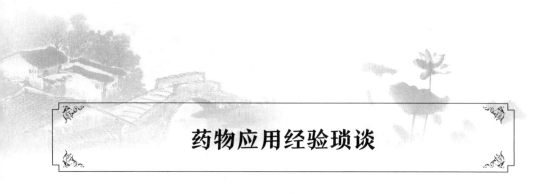

药物应用经验琐谈

生姜、大枣应用经验

老朽遵照《伤寒论》《金匮要略》投药规律，常在解表、温补、保健处方内，加生姜、大枣，目的有四，一是调和营卫，解肌温里，补充营养，助推药力；二是健脾开胃，降逆止呕，不致嗅到药味恶心影响食欲，起护理功能；三是甘甜矫味，改善汤液咸、酸、苦、涩难以入口之味，易于服用；四是补中散寒，益阴生血，从民间所开生姜6片，大枣30枚（劈开）。水煎，分两次服，治疗心悸、头眩、紫癜、贫血、视力下降、产后体虚、久病未复、营养不良性气血减退，就可说明二者的临床作用，乃药、食皆宜品。

仁丹加味效更佳

夏季外出，常随身携带的仁丹，大都对其成分不详，实际药味不多，由紫蔻仁60克，甘草500克，藿香叶60克，孩儿茶70克，陈皮30克，白檀香60克，砂仁60克，木香20克，丁香30克，肉桂20克，薄荷冰40克，冰片15克组成，碾粉，取桃胶120克加水化开，泛为小丸，朱砂滚衣，如薏苡仁大，每次10~15粒，口内嚼化，或白水送下，日2~3服。治天热中暑、水土不服、异味刺激、坐舟车发晕、胃病急性发作，头痛、目眩、胸闷、恶心、呕吐、腹中疼痛。老朽应用又加入神曲30克，石菖蒲30克，大黄5克，开郁、化浊、降逆、消食，以提高功力，疗效更好。

鱼腥草用药经验

鱼腥草又名蕺菜，清热解毒，医疮疡炎肿，重点疗肺痈、支气管炎咳嗽、吐血，必须大量投用始现显效，有抗生素绰号。唯气味腥恶，入口困难，乃一大缺点。与蒲公英、紫花地丁、板蓝根称内服、外敷四大广谱消肿散结药。老朽对其临床，常施诸炎性咳嗽、痰多，开量在 30 克之上，无不良反应。恐发生呕恶，加半夏 9 克或大黄 2 克，降逆下气，便可解决。老朽幼时曾见一农村岐黄名家冬季调理支气管炎，无论急、慢性，哮喘、咳嗽，不能平卧，日吐黏痰半碗，患者困顿欲绝，他都以《伤寒论》小青龙汤（麻黄、白芍、细辛、桂枝、干姜、半夏、五味子、甘草）为主，加本品 60 克。水煎，分两次服，获效甚好，人呼戢菜先生。但对肺结核、肺功能衰竭，则很少遣用。

大黄石膏合用治阳明火邪犯三焦

大黄与石膏合用，古方中并不多见，就连近贤"石膏王"张锡纯、孔伯华亦很少二者相互配伍。民间医家贺邦俊，绰号龙王灭火，遇阳明大热火邪弥漫上、中、下三焦，只要口渴、舌苔干燥、体温升高、大便不行，表现实证，即投清热泻火药，不开黄连解毒、三承气汤，专用石膏、大黄，其量为大黄 9～15 克，石膏 30～90 克。无汗加青蒿 20～40 克，汗少加浮萍 10～20 克。老朽目睹所治，均有效果。他对老朽说，临床似此处方，限于五味，量重第一。水煎，分 3 次服。要破釜沉舟，急战速决，减少消耗，保护正气。石膏清热养阴、大黄泻火排毒，龙虎纵横，结合攻敌，病去则人转安，乃《伤寒论》心法，和时方派"清灵"、韩信将兵以多为善，本质不同。

石 膏 之 性

石膏清热泻火、涤烦止渴，在水中溶解度低，大量投予不会引起中毒或副作用，自《伤寒论》开始到历代诸家如刘完素、缪仲淳、顾松园、林珮琴、王孟英、刘蔚楚、张锡纯、孔伯华等都有论述，并且呼吁"放胆用之万无一失"。从汪廷珍《温病条辨》序言，看先贤淮安吴鞠通 1825 年治绍兴赵大兄"伏暑痰饮大喘案"，每剂予本品 250～500 克，连服十余剂，数日又发，脉搏洪大，"期年之间用至一百七八十斤之多"，即说明石膏的临床效能，属驯良药。

"柴胡劫肝阴"宜考究

先贤叶天士受"柴胡劫肝阴"之说影响，生平远避柴胡，极少投用，疏泄少阳寒热往来，开桑叶、牡丹皮、山栀子、青蒿、荷叶边、鳖甲、秋露水，偶尔写鳖血炒柴胡或小柴胡梢。老朽发现他当时药肆供应之柴胡，很可能为南柴胡、细韭叶柴胡，吃后助火上升耳鸣、头眩、恶心，甚至目赤，并非其思想偏颇或同经方家对立的反应。

何书田用附子、肉桂、姜

青浦何书田，世医传家，自南宋以来为二十三世，给林则徐之妻开理中汤加附子、肉桂治好木侮土泻证，得楹联"读史有怀经世略，检方常著活人书"。林氏患脚气病，又为其用叶法解除，适值六十寿辰，则徐增之以句"橘井活人真寿客，簳山编集老诗豪"。临床运用经方、时方不抱成见，虽然思想偏于叶桂学派，亦不断开《伤寒论》《金匮要略》之方，但其私淑者常写漂淡附子、泡淡干姜，对辛热药物仍持慎重态度，如果站队亮相，他应属时方人物。

妇女二仙草治疗妇科病

血性遇热则行、逢寒则凝，妇产科有两种药物辛苦微寒，能活血化瘀，主治对象相同。除调理经闭、量少、排除困难、腹中坠胀，还可行水消炎，疗阴道红肿热痛、内生疮疡，对盆腔积液、宫颈糜烂、阴道炎、子宫收缩不良都有作用。两者投量，一般在 10～20 克。其名即益母草、马鞭草，人称妇女二仙草。

山药降糖治泻下

山药气味甘平，原名薯蓣，乃药食两用品，能健脾、润肺、养肾，补中益气。治倦怠乏力、肺虚咳嗽、消渴、遗精、大便溏泻，为降血糖疗糖尿病的要药。近贤张锡纯欣赏其临床，在投石膏过程中预防寒凉刺激肠道，均加本药以免泻下。虽于六味地黄丸内属臣药，但不属阴性，仍是益气之物。老朽调理慢性肠炎、间质性肺炎，嘱咐每日吃山药 200～300 克，或水煎 100 克，分两次服，效果很佳。凡阳明、高热、便秘、实证，不宜应用。

服 药 方 法

家父传授服药经验，每剂汤药水煎两遍，分三次用，目的有三：一是不影响饮食、睡眠、工作，不致产生不适感；二是减少服药所致过敏与副作用，若出现不适可随时停服；三是避免量大刺激胃腑，发生恶心、呕吐，腹中胀满不舒，引起厌恶吃药的后遗症。

白蚤休退热力小难当大任

老朽早年在药店坐堂时，发现药肆从业人员，常把红、白蚤休混而为一。殊不知二者并非一种，红蚤休乃拳参，民间称草河车，治小儿腹泻，效果可观；白蚤休即重楼，又名七叶一枝花，功能清热解毒，疗虫蛇咬伤，退高热抽搐，现代报导、文献记载其消癥，实际有一定治疗恶性肿瘤与抗扩散作用，前贤张寿甫调理外感发热，也视为重点药物，几乎不离此品。老朽的经验是，以白蚤休降体温，还要配合银花、连翘、大青叶、青蒿、板蓝根、柴胡、黄芩、羚羊角，如只开白蚤休单方一味，势小力薄，独木支大厦，则难以担当大任。

茯苓利水宁心

老朽临床遵循业师遣药规律，若无茯神则以茯苓代之，疗效不减。其功能利水宁心，对痰饮所致的头眩、心下悸、胃肠内振水音，有良好的作用。经验证明，凡癎病、颈椎病、梅尼埃病、神经性眩晕，都可应用，既稳妥又有效，是最理想的选择。如再加入半夏、天麻、白术、泽泻，则药力更强。

奇　南　香

奇南香又名伽南香，产于热带雨林，香气浓郁、新鲜，佳者，味散三米。佛教界制成念珠挂到颈部，谓十八子。也可穿一串套在手腕上，利用芳香逐秽防治邪恶与不正之气，称护身宝珠。由于狂砍滥伐，杀鸡取蛋，造成树木已近灭绝。目前所见，属小盔沉香，功能开窍、通络、醒神、镇痛，且有解毒、抑菌作用。老朽经验，本品疗效可靠，以温中止痛，提神回苏为主，虽非传统所用之奇南香，却能取而代之。

赵文凯大剂量黄芪、白术治肝硬化腹水

家父之门生河北赵文凯，为人清廉，有较深造诣，勇于进取，以布医终身。他治肝硬化腹水，只要脾大，均投入大剂黄芪 50～200 克，白术 50～150克，无论酒精性、病毒性，皆有疗效，在老朽学兄中，其经验当推巨擘。根据实际情况，也给予茯苓、猪苓、大腹皮、车前子，绝对不投破利、峻泻药。否则，即加速死亡。

败叫子与通天茎

江南医家对发音困难或声音嘶哑者，常开败叫子，乃师法先贤叶桂、薛雪、缪宜亭。败叫子入药有三说，一指芦苇粗茎制作的吹哨；二指自亡鸣蝉，如死后之败龟板；三指吹唢呐已经用过而被废弃的扁嘴口哨。目前此名已淘汰。丁甘仁前辈处方所写之通天茎，人们以为特殊药物，实则就是凫茈，即荸荠头上长于水中的茎子。

王大刀用大黄有卓识

河北东光医家浑名王大刀，临床虽走险路却有卓识，六十年前一女子患精神分裂，狂呼乱叫，彻夜不眠，大小便正常，月经延期，他诊为狂证，除师法仲景《伤寒论》热入血室投桃仁、水蛭、虻虫、芒硝、山栀子外，加黄芩、黄连、金礞石，另开大黄半斤（250克）。水煎，分4次服，药后症状大减，泻下八次，无不良反应，人们叹称奇治。善后仍用大黄，量已大减，改成100～30克了。老朽特予表出，供大雅欣赏研究。

徐仞千喜用浮萍

同学徐仞千兄，供职青岛山东大学医院，以文儒而业医；持论公允，喜探讨昌邑先贤黄元御学说。或认为他鹤立鸡群、自命清高，实际不然。他曾对老朽讲，在知识、学问面前，"虚心竹有低头叶"，应躬身下拜，最怕眼高手生、贵耳贱目、人云亦云，不学无术而冒充明者，和横眉冷向权、钱之"傲霜梅无仰面花"不同。"谦受益，满招损"六个字，永远是人生格言。其临证经验，常突出浮萍作用，清凉解表、退热止痒，乃验、便、廉之上品良药。

岭南"广品"民间药

岭南医家随着地域特点常开的民间药物，习称"广品"，富同样疗效，如清热解毒用九节茶、救必应，泻火燥湿用葫芦茶，祛风利湿用两面针、半枫荷、布渣叶、金刚藤、鹰不泊，理气止痛用岗稔根、素馨花、娑罗子，豁痰平喘镇咳用咸竹蜂、矮地茶、罗汉果、腊梅花。现在江北、黄淮地区扩大药源，也逐渐应用，对过去久服已产生抗药性之老品种，起了替代作用。

狼牙草与关木通

通过文献考证，《金匮要略》所载治阴痒外洗、坐浴之狼牙草，又名龙芽，即仙鹤草。木通分两种，久服影响肾功能者为关木通，前贤王孟英已言及，白木通则否，未见此弊。

用药遵仲景

老朽在临证时，常遵张仲景先师投药规律，用麻黄定喘，止咳配杏仁，发汗配桂枝，阳虚解表配附子；用桂枝降冲，敛汗配白芍，镇悸配炙甘草，宁心化气利水配茯苓，健脾补虚配饴糖，行血散寒配当归，逐瘀通络配桃仁，平静安神配龙骨、牡蛎；用石膏清热，阴液不足配知母；用半夏止呕，温化寒饮配干姜；用枳壳开胸闷，理脾消积配白术；用厚朴去腹满，利肠导便配枳壳；用桃仁活血，热郁内结配大黄；用大黄治便秘，温下寒实配附子，破气下行配枳壳、厚朴；用附子回阳，漏汗配桂枝、白芍；用党参补气液亏耗口渴，助阳挽脱配附子，泻火驱热配石膏；用茯苓疗心悸，乏力配白术，空虚不安配炙甘草；用山栀除懊恼，心烦配黄连，失眠多梦配酸枣仁；用干姜温中止泻，阴寒阳脱配附子，降逆止呕吐配半夏；用生姜、大枣调和营卫，改变药味辛涩配白蜜、甘草；用柴胡清寒热往来，宣散少阳之邪配黄芩；用甘遂峻泻，下胸、腹积水配大戟、芫花，非体质强壮病情严重者不可轻用。

药物异名举例

既往有若干常用药物改写别称，一是新奇，二防处方被窃取，如仙人杖即死亡枯竹，紫参即草河车，凫茈即荸荠，海蛇即水母（海蜇），地环即泽兰根，海粉即海兔卵，中吉即大黄，白果即银杏，蕺蕼即败酱草，银球即半夏，葶苈即麦蒿子，大白即槟榔，米壳即去毒汁的罂粟果。似此不胜枚举，应以正名为本。

金银花非大量不易见功

银花分白黄两色，又名金银花、二宝花，清热解毒，为广谱抗菌药。因作用较缓，非大量不易见功，一般开到 30 克，方显其效。家父医疮疡疔疖，喜和白蚤休、蒲公英、紫背天葵配伍，常予 60 克左右，十分稳妥。

桂枝加桂大枣入药要切开

《伤寒论》以桂枝活血、温通经脉，也取其降冲作用，如奔豚证气从少腹上冲心，投桂枝加桂汤就是例子。大枣入药要切开，整个入药则无效。

《伤寒论》炙甘草麻黄之功用

《伤寒论》应用甘草皆为炙者，取义是：甘甜矫味，清化解毒，补中益气，调理心律失常、脉搏间歇。凡胸闷、食欲欠佳不可多用。投麻黄目的有三：解表发汗，利肺定喘，行水消肿。患高血压、心脑血管病者慎用，否则加重病情。

温阳壮阳内涵各异用药不同

温阳和补肾阳不同，内涵各异，前者祛寒暖里，用肉桂、干姜、附子、乌头、天雄、吴茱萸；后者又称壮阳，用仙茅、巴戟、仙灵脾、韭子、鹿茸、肉苁蓉、人参、黄芪、刺五加、红景天，虽也有温阳与补火衰的作用，但在药效分类上，则不属于温阳、补元阳之品。

新药品种枚举

随着社会变革与发展，新药品种日渐增多，如治腹泻用穿心莲，益气通便用绞股蓝，咳嗽用平地木、罗汉果、白屈菜，提高免疫力用红景天，咽喉肿痛用金莲花、野荞麦，白带用墓头回，清热解毒用猫人参，降血脂用白果叶、月见草，尿路感染用半边莲、鸭跖草；而有毒药物芫花、甘遂、巴豆、大戟、马钱子等几乎已被淘汰。

杨鹤亭喜用岭南药物

杨鹤亭先生，生长于内地，移居香洲后，喜开岭南药物，如治胃呆助消化用独脚金，平喘用矮地茶、腊梅花，补气用五指毛桃，祛风湿用两面针、布渣叶，清热化浊用葫芦茶，行气止痛用素馨花、岗稔根、绿萼梅，临床疗效比较可观。先生亦习投粤地民间药物，量要放大，否则功力难显。

临证用药经验集锦

老朽临证七十年，总结了一些习惯性用药：

风寒发汗用麻黄、桂枝、苏叶、荆芥、防风、香薷、葱根、生姜、红糖；

风热宣表用浮萍、薄荷、桑叶、柴胡、菊花、蝉蜕、青蒿；

降热泻火用石膏、知母、山栀子、寒水石、苦瓜、芦根；

燥湿清热用黄芩、黄连、苦参、龙胆草、黄柏、葫芦茶；

平热凉血用牡丹皮、赤芍、地骨皮、玄参、生地黄、紫草；

清热解毒用银花、大青叶、连翘、板蓝根、蒲公英、绞股蓝、紫花地丁、野菊花、九节茶、白蚤休、金荞麦、白花蛇舌草、绿豆；

通利大便用大黄、芦荟、元明粉、火麻仁、瓜蒌、郁李仁、番泻叶；

祛除风湿用独活、汉防己、羌活、寻骨风、秦艽、徐长卿、桑寄生、千年健、青风藤、两面针、老鹳草、雷公藤；

芳香化浊用苍术、石菖蒲、厚朴、砂仁、佩兰、白豆蔻、藿香、草果、檀香；

利水渗湿用茯苓、泽泻、猪苓、滑石、薏苡仁、玉米须、冬瓜皮、萹蓄、瞿麦、大腹皮、鸭跖草、海金沙、金钱草、石韦、赤小豆、车前子、溪黄草；

止血用小蓟、三七参、茜草、蒲黄、鸡冠花、地榆、仙鹤草、苎麻根、白及、侧柏叶、白茅根；

理气行滞用沉香、枳壳、青皮、香附、川楝子、玫瑰花、佛手、香橼、木香、橘叶、薤白、乌药、甘松、荔枝核、绿萼梅；

健胃消食用山楂、槟榔、神曲、麦芽、鸡内金、莱菔子、茶叶；

活血化瘀用川芎、鸡血藤、䗪虫、水蛭、丹参、桃仁、红花、三棱、莪术、乳香、没药、走马胎、延胡索、五灵脂、凌霄花、牛膝、鬼箭羽、郁金、血竭、三七参、益母草、穿山甲、水红花子、王不留行；

定喘止咳用半夏、橘红、旋覆花、白前、前胡、杏仁、紫菀、款冬花、露蜂房、百部、白芥子、苏子、贝母、桔梗、沙参、桑白皮、腊梅花、葶苈子、平地木、枇杷叶、罂粟壳；

安神催眠用酸枣仁、夜交藤、灵芝菌、龙骨、牡蛎、茯神、合欢花、百合、琥珀、浮小麦、珍珠母、莲子心、紫石英、小草；

镇肝熄风用钩藤、全蝎、羚羊角、石决明、僵蚕、地龙、天麻、蜈蚣、罗布麻叶、龟板；

温里祛寒用附子、干姜、制草乌、肉桂、天雄、丁香、吴茱萸、小茴香、高良姜；

益肾壮阳用鹿茸、仙灵脾、胎盘、阳起石、杜仲、肉苁蓉、益智仁、韭子、蛤蚧、巴戟、狗脊、菟丝子、胡芦巴、仙茅、沙苑子、补骨脂、核桃仁；

补气用人参、黄芪、刺五加、山药、红景天、党参、甘草、西洋参、白术、太子参；

滋阴用麦冬、沙参、女贞子、石斛、枸杞、桑椹、天冬、旱莲草、芝麻、玉竹、黄精、天花粉；

养血用当归、熟地、白芍、何首乌、阿胶、龙眼肉、蜂蜜、葡萄干、大枣肉、粗制红砂糖。

干姜、细辛、五味子治咳嗽有适应证

《伤寒论》调理咳嗽，常开干姜、细辛、五味子，辛散酸收，对初起炎症可用，治疗外感肺气不利或兼停痰饮者，若属内伤久咳或干咳无痰，则不宜投予，如肺气肿、结核病、慢性支气管炎、间质性肺炎，虽有咳嗽，皆非其适应范围，必要时，须配合他种药物。

麻黄平喘利水有适应证

张仲景先师所开麻黄，功能有三：一平喘，二发汗，三利水。凡外感无汗、肺气上逆、痰饮而致之哮喘，水液代谢障碍之颜面、下肢水肿，均可应用。但气虚、结核、久病喘息、肝硬化、心力衰竭、营养不良引起的水肿则为禁忌，在临床时切莫混淆，否则令患者雪上加霜。老朽经验，哮喘兼有下肢水肿，与葶苈子相配，麻黄9克，葶苈子30克。水煎，分3次服，疗效很佳。

白蚤休清热解毒消肿散结

金线重楼，简称重楼，即白蚤休、七叶一枝花。能清热解毒、理毒蛇咬伤，张锡纯先生对高热不退，配合石膏，曾屡用之。近年来取其消肿散结、缓和疼痛，临床调治癌症。老朽经验：单方一味，见功甚微，若同石打穿、山慈菇、喜树果、三七参、白毛藤、鬼箭羽、白花蛇舌草组成处方，外贴阿魏膏，确有疗效，特别在手术之后，更觉适宜。

枸杞补肾与仙灵脾并用效显

枸杞滋阴益阳，属保健品，对身体消瘦、乏力、精神不振、营养状况欠佳者，长期食用，有较好的效果，名长寿子。先贤张景岳很赏识他，推为良药。老朽经验：其补肾功能不可忽视，凡性功能低下、阳痿、早泄，都宜投予，同仙灵脾配伍，剂量各占一半，连服 30～60 天，疗效显著。故民间谚语有"离家不吃枸杞"之说。

收敛固涩药物须按病证而投

老朽所开收敛固涩药物，一律按病证而投，汗多用麻黄根、山萸肉、浮小麦、龙骨、牡蛎、糯稻根，久嗽用乌梅、白果、五味子、诃子，长期腹泻用椿树皮、赤石脂、干姜、莲子、芡实、石榴皮，遗精不止用覆盆子、莲须、金樱子、桑螵蛸、刺猬皮。

冬虫夏草炖肥鸭不可取

清代官僚、富豪，喜用冬虫夏草炖肥鸭，谓补肾壮阳、延年益寿，实际冬虫夏草物稀而贵，把保健作用夸大成增加人的寿龄，则无科学依据。肥鸭虽有营养，过食能使血脂升高，促进动脉硬化，加剧心、脑血管病，反受其害。所以不可盲目效颦。

天麻炖母鸡，补益之说殊不足信

山东民间流传一方：以天麻炖老母鸡，能大补身体，对虚弱人、产后妇女最为适宜。事实证明，天麻非调理气血药，也不是营养品，补益之说难以成立，殊不足信。如取其镇肝熄风，才符合临床作用。

蒙冤的甘草、甘遂、细辛

老朽经验，甘草与甘遂相反，缺乏可信度，从《金匮要略》赤丸、甘遂半夏汤二者同用，证明西晋之前无此说，后世由于个别案例发现两药配伍有不正常反应，作出盲目结论，今天要通过动物试验予以纠正。细辛不过钱（3克），流传已久，实际突破了界线，也应依据临床实际予以修改，否则影响疗效，令良药沉睡蒙冤。

炼 丹 原 料

炼丹起源于采矿业，属制药化学范围，所用原料很多，除水晶、磁石、赤石脂、赭石、白石英、朱砂、钟乳石、戎盐、牡蛎、雄黄、石绿、砒石、雌黄、明矾、寒水石、空青、炉甘石、石膏、云母、滑石、硝石、阳起石、白玉、禹余粮、硫黄土石无机物质外，也用金、银、铜、铁、铅、锡等。放陶罐内，以六一泥封固，炭火烧之，提取升华粉末，以之治疗疾病或健身延年。《外科十三方》中九丸、三打灵药银翠、金丹、石青的金石化合物即其遗留产品。

茯苓与茯神作用有异

茯苓与茯神同种，作用有异，调治痰饮、利水用茯苓，镇静安神则用茯神。茯神抱木生，得松之灵气，可医焦虑、失眠、心绪不宁、精神恍惚诸证，如癔病发作，要配服甘草小麦大枣加百合、紫石英汤。

绞股蓝实属清热解毒药

既往常有报道，谓绞股蓝益气，含人参补的作用，实际属清热解毒药，能降低血脂、通利大便、令人消瘦，虚弱人、大病未恢复健康者，均不可久服。

玉米须、车前草、矮地茶用药经验

老朽临床验证，玉米须降血压比较持久，利尿消肿作用显著，宜于肾小球肾炎。车前草除下通小便外，尚有治气管炎止咳嗽的功能，可重点使用。另外，矮地茶又名平地木，既疗肝炎也是理肺祛痰、镇咳平喘的良药。

中州药吴茱萸、三元汤、五彩丸

《伤寒论》研究家临床所用吴茱萸，主要温里祛寒，与生姜配伍，治头痛、吐涎沫。老朽经验认为，本药也属中州药，对胃炎、溃疡之上腹内灼心、疼痛、酸水上泛，与黄连、小茴香同用，十分有效，称三元汤。加制乳香、制没药，提高镇痛作用，即五彩丸的组成。

叶天士疏远柴胡有偏颇

叶翁天士受李北海重刊《治暑全书》序"柴胡劫肝阴"影响，李冠仙《知医必辨》"因毁薛氏有疟疾不可用柴胡"语，疏远柴胡，《临证指南医案》

疟门一百一十三案均无此药。他疏泄少阳寒热往来投桑叶、丹皮、山栀子、青蒿、荷叶边、鳖甲、秋露水，或偶尔用鳖血炒柴胡、小柴胡梢，也是其偏颇之处。

叶桂、薛雪处方遣药相似处

叶桂、薛雪二贤，曾经同窗，均出于王晋三之门，处方遣药常有相似处，如精血亏损用牛、羊、猪骨髓、海参胶、淡菜、龟板、燕窝、鱼鳔胶、鲜河车、人乳粉、鲍鱼、坎炁、阿胶、麋鹿胶、羊腰子血肉有情之品，补心安神用丹参、朱砂、柏子仁、酸枣仁，辛凉解表用薄荷，健脾养胃用莲子、大枣、白术、扁豆、玉竹、山药、生谷芽，清热利水用西瓜、滑石，育阴用饴糖、熟地黄、山茱萸、麦冬、石斛、蔗浆、鸡子黄、制首乌，消癥瘕用红曲、云母、干漆、香附、薤白根，生鳖甲、青皮、郁金、五灵脂、丹参。芳香化湿用苍术皮，醒神用菖蒲，豁痰用竹茹、姜汁、橘红，汗出口渴用乌梅、冰糖，降气镇冲用纹银一件。

药名诗举例

历代文豪、医家，喜写药物名诗。读来朗朗上口，饶有趣味。如：四海无远志，一溪甘遂心，牵牛避洗耳，卧著桂枝阴。重楼肆登赏，岂羡石为郎，风月前胡近，轩窗半夏凉，曾青识渔浦，芝紫认仙乡，却恐当归阙，襟灵为别伤。草迷苍耳子，鸟弄白头翁。玫瑰花开香闻七八九里，梧桐子大日服五六十丸。

禅 院 香 料

中国佛教受东南亚影响，禅院焚烧香料已成传统惯例，除了逐秽、辟邪、迎神、开光、受戒、祭祀、法会、大典取用，通过烟雾气味散发，尚有驱除蛇蝎、蚊蝇、昆虫、细菌，防疫消毒、除病的作用。常点燃者为沉香、檀香、松香、荜茇、龙脑、安息香、胡椒、肉桂、木香、薰陆香、零陵香、苍术、香附、砂仁、豆蔻、藿香、紫苏、薄荷、川芎、乌药、苏合香、荆芥、青蒿、厚朴、吴茱萸、小茴香、丁香、白芷、山柰。项元汴《蕉窗九录》说：香可"清心悦神，畅怀舒啸，助情醒客"。不宜单以迷信视之。

野山参与西洋参

老朽实践，野生人参产于长白山者为正品，又名东北参，补气、养心、健脑、强壮性功能、提高记忆力，属兴奋药。西洋参偏重润肺、生津，益气、振心之功，与人参相比，"补"的作用低下，不可同日而语。海外流传的黄氏强心有效汤，内容包括西洋参、麦冬、炙甘草、大枣肉，对夏季汗多、乏力、心悸、疲劳者适宜，谓其强心则药力甚微，不如将西洋参换成人参易收效果。

蒲公英与紫花地丁处方要大量

蒲公英与地丁，同类异名，前者称黄花地丁，后者为紫花地丁，都属清热解毒抗菌药，外科疮疡疔疖应用最广。对内科炎症、痈病亦有较佳效果，如食管炎、胃炎、十二指肠炎、阑尾炎、肠系膜淋巴结炎急性发作，或肺脓疡证，均可投予，就连溃疡性结肠炎，也有口服机会。处方要用大量，给予 30～90克，连用 1～2 周，功力极好。

黄芩配伍经验

黄芩入药，分子、条、枯三品，功力大同小异，清热泻火、燥湿解毒，对发热、吐衄、赤痢、火淋、崩漏、疮疡、白睛溢血、先兆流产，皆起作用，被视为抗菌、消炎、止血、解热、清除自由基的良药。老朽经验，若高热不退可与柴胡、青蒿、大青叶配伍，肺火咳嗽与象贝母、桑白皮、鱼腥草配伍，吐血与小蓟、白及、大黄配伍，目红肿痛与丹皮、赤芍、野菊花配伍，黄疸与茵陈、田基黄配伍，肝阳上亢头痛与夏枯草、天麻、龙胆草、决明子配伍，尿路感染与蒲公英、瞿麦、海金沙、萹蓄、鸭跖草配伍，下痢与秦皮、白头翁配伍；子宫出血与贯众、槐花、三七参配伍，先兆流产与白术、杜仲、续断、阿胶、桑寄生、菟丝子配伍，都有理想效果。

开乌头给川乌以伪乱真

同学兄山东高唐孙厚符，其父为清代光绪进士，均习医术，他在山东中医进修学校执教时，与老朽同室办公。明哲寡言，处世忠厚，为人和蔼。常对老朽说，仲景先师所用附子，乃黑附子，乌头是母根，属一种药。现在附子色泽淡黄，开乌头给川乌，系两类不同之品，希望有关部门实地查验，纠正这一讹误，延续下去，将会以伪乱真。

附子可使火复水升疗口干

业师原籍江南，受地理环境影响，推崇叶、薛、吴、王，然对经方应用，亦屡见不鲜，且恰到好处。老朽侍诊时，一患者求医，经常手足发凉、舌色淡红、口干、怕冷、无汗、脉沉有力，先生断为阳虚、血运不良，投附子30克（先煎1小时），桂枝15克，甘草9克，连用10剂，症状大减，口干亦消失。指出附子属阳性药物，并不伤损津液，相反血通阴上、火复水升，口干反而解除，无必要套取白虎汤证口渴加人参，或师法时方家加天花粉、石斛、玉竹、麦冬、五味子，内在转化可以自愈。同时甘草也令"甘守津还"。

附子、乌头、天雄

老朽临床应用黑附子，上承家父、业师经验，除温里、回阳外，亦取其通经活络作用，和乌头相比，挽脱性强，镇痛之力稍逊，毒性较小，阳虚均予附子，寒湿则用乌头。天雄一味可功兼二者，毒性更大，药源甚少。因此，遣用附子多，处方开天雄几近乎无。

巴豆、马钱子慎用

老朽临床，有两种药物列入慎用之列，一是巴豆，泻下力强，毒性大，必须去油；二为马钱子，通利经络，祛风、寒、湿、镇痛，有大毒，要土炒、油炸去毛入药。炮制不够标准，易发生副作用、中毒现象，若不能掌握火候，炮制过度，治病疗效丧失，就变成废物，所以忍痛割爱。

杏仁、芦荟、大黄、芒硝、延胡索用法

老朽处方用药方法，杏仁有毒，炮制去皮尖；芦荟极苦，配伍其他合丸散，不入煎剂；大黄久煮无力，作用降低；芒硝苦咸，咽下困难，改服元明粉避开此弊；延胡索加醋拌炒，可提高一倍的疗效。

名家喜用药

历代医家在临床上均有独到之处，主要为经验用药方面，应重点研究师承其法，如庞安时喜用大青叶，张子和喜用大黄，王好古喜用附子，汪省之喜用人参，张景岳喜用熟地黄，黄元御喜用浮萍，顾松园喜用石膏，王清任喜用黄芪，王孟英喜用川楝子，张锡纯喜用白芍，杨鹤亭喜用竹蜂等，如能全面总结，找出规律，将会大大丰富现代药学内容。

药物归经

药物归经学说起源于《灵枢》"五味各走其所喜"，金元张洁古老人与弟子李东垣临证奉行这一理论，发现由于药入人体反应不同，亲和力有异，表现出不同的归经特点，按归经引经用药可提高疗效，如升阳举陷投补中益气汤；头痛用川芎，太阳加蔓荆子，阳明加白芷，少阳加柴胡，太阴加苍术，少阴加细辛，厥阴加吴茱萸，形成常规药谱。就目前而言，疗效确切，仍富参考价值。

大剂苦寒清热解毒治疗带状疱疹

带状疱疹，俗名缠腰龙，由病毒引起，发病急骤，疼痛难忍，常出现腰部，其他胸、颈、肩、臂、腿、颜面也屡见不鲜，形状似泡状。老朽以大剂苦寒清热解毒药物治之，用蒲公英、紫花地丁、银花、败酱草 30～50 克，白蔹休、龙胆草、山栀子、大青叶、板蓝根、连翘、柴胡、黄芩、白花蛇舌草15～30 克，大黄 5～9 克，疗效甚佳。坚持应用 20～40 天，其痛方可解除。

枇杷叶生用与蜜炙

老朽经验，枇杷叶能速降肺气，利痰止咳；同时还可开通胸闷、抑制胃中逆气上冲，深受清贤叶桂赏识，宜与代赭石、旋覆花合用。生用煎服，只喝其水无必要刮毛，丸剂不行。蜜炙后仅起润泽之功，治疗干咳无痰，并非增强降下这一作用。

半夏曲治疗精神异常

半夏应用广泛，同曲加药物合制，即半夏曲，除健脾开胃、祛痰降逆、消食止呕外，尚有治疗精神异常作用，沈尧封蠲饮六神汤就含本药。老朽经验，对忧郁证多疑、恐惧、悲伤、喜哭、不愿见人、饮食减少，于所投方剂中加入半夏曲，能提高疗效，且无不良反应。

石膏清热，单味不显

关于石膏的作用，医家们存有争议，且由来已久，近代祝味菊、陆渊雷、卢觉愚、张公让诸人提出质疑。老朽经验，投本品清热退烧，要和浮萍、青蒿、知母、大青叶、连翘、板蓝根、白蚤休、柴胡、黄芩、银花配伍，方见功效，单方一味效果不显，大概与溶解度有关。应从药方的整体化学反应以及作用于机体的反应进行研究，以便从处方中得出令人满意的答案。

丝瓜榨汁天浆水为消暑佳品

老朽验证，丝瓜清热、凉血、解毒，为夏季消暑最佳的蔬菜，比黄瓜、冬瓜入药价值高，同苦瓜媲美。榨出之汁，名天浆水，与山楂、沙棘果、绿茶水，加冰糖制成饮料，用于气候炎热季节，防暑降温、开胃提神，有良好作用。文友田宜人称之健身凉茶。清贤陈莲舫治疗疰夏、湿热、低热，常让患者喝天浆水，日服约100毫升，均获得良好辅助效果。

贯众止崩漏

贯众能清热解毒，民间常放于水井中取其防疫，本药既广谱抗菌，亦抑制病毒，近代通过实验，列为治疗流行性感冒的理想之品。老朽经验，其在妇产科方面也大有卓为，主要是收缩子宫平滑肌，对崩漏证呈现较强的止血作用，属固涩药。

土茯苓少投无力

土茯苓又称奇良、冷饭团，功能清热、利水、解毒，同菝葜相似，为兄弟药。老朽验证，除调理梅毒，可治顽疮、抗恶性肿瘤，常与露蜂房、半枝莲、石见穿、蛇六谷、黄药子、野菊花配伍；通利尿道治疗肾盂肾炎，与萹蓄、瞿麦、穿心莲、蒲公英、黄芩、鸭跖草合用；荨麻疹、过敏性皮肤瘙痒，与浮萍、地肤子、徐长卿、白鲜皮、功劳叶处方，均有疗效。每剂起步量20克，多则90克，少投无力，如同未治。

马齿苋阴干治肠炎痢疾

河北省景县探花魏廷珍后裔青田翁说，其祖知医，嘱咐夏天采马齿苋阴干，治痢疾、腹泻、大便夹有脓血等，施药济人。老朽常用于肠炎、赤痢、结肠炎、肠道功能紊乱等，普遍有效，值得大量储存、推广。

山药的作用

薯蓣属根菜类，因避帝讳改为山药，健脾益气，固肠止泻。张寿甫前辈在治病处方时，为预防药凉、滑肠引发便溏，均加本味。施今墨医糖尿病推崇其降血糖、尿糖作用，堪称良品。民间验方治小儿肠炎泻下不停，将山药蒸熟加糖，以之当饭，能立见效果。入煎剂投量要大，一般需 30～120 克，否则疗效难显。

半夏、陈皮、延胡索炮制

药类添味加工，品种很多，曲内以半夏曲、范志曲、六神曲为常用，半夏以清半夏、法半夏、矾半夏、仙半夏、姜半夏、露半夏为常用，陈皮以净陈皮、青盐陈皮、蛇胆陈皮为常用，延胡索以酒炒、盐炒、醋炒、姜汁炒为常用。凡炒者均不能炭化，否则便改变治疗作用。

藏红花之功

藏红花原产西班牙，属鸢尾科，与十字花科之草红花不同，因由印度、尼泊尔经西藏输入，故名藏红花。作用广泛，一化妆品原料；二食物色素；三治疗疾病，少服养血，多用活血，量大破血。凡面色晦黯、色素沉积，妇女月经量少、延后，均可应用，每次 0.5～1 克，日 3 服，即能生效。由于价格昂贵，现已几乎无人应用。

葎草治多种皮肤瘙痒症

葎草土名拉拉秧，有软刺，易伤人，老朽在张家口医学院讲学时，有一教授对老朽说，此药煮水外洗，能治过敏性荨麻疹、湿疹、神经性皮炎、原因不明的多种皮肤瘙痒症，每日两次，连用十天，疗效显著。

人参应用不当有严重副作用

《蓬窗日录》认为东南气候炎热，阳多发泄，人体元气不固，不能妄行解表，麻黄、金沸、青龙要慎用，只宜温中益气。老朽经验，人参投予不当，有严重副作用，可发生心烦、胸闷、呕吐、厌食、失眠、血压上升、躁扰不宁等证，常以萝卜汁、绿豆汤解之。

贝母多样各有所专

临证所开贝母，分象贝、泸贝、松贝多个品种，老朽经验，此物虽以化痰止咳为主，然有区别，外感肺气不利用象贝，内热停痰用泸贝，肺虚慢性支气管炎用松贝，获效较好。

太子参有小补之力

童参又名太子参，入药由来已久，有小补之力，性味平淡，益气同台党参相似，增强人体免疫功能。一般气虚倦怠、精神不振者，均可应用。但如中气损伤、元气下陷，本味难以挂帅，还要依靠东北所产人参，尤其危重患者切莫盲投太子参，贻误治疗时间导致情况恶化。

黄芪、大黄、当归等使用经验

老朽验证，青黛、滑石不溶于水，天竺黄含酶忌高温，只能口服。当归少量养血，多用活血逐瘀。黄芪小量升血压，超过30克扩张血管使血压下降。大黄水煎3~5分钟通肠泻下，久煮无力，转为镇呕止吐。附子、乌头、雷公藤先水煎1~2小时，破坏生物碱，降低毒性，再入他药，以免发生中毒。

白屈菜与鼠曲草

白屈菜，属罂粟科，有毒性，能镇痛利尿，除治疗胃炎、水肿外，对久咳多痰者，亦收良效，可同罂粟壳媲美。老朽经验，凡慢性气管炎、肺气肿、间质性肺炎、支气管哮喘，都宜应用。鼠曲草，因如耳状，又名佛耳草，治咳功力亦佳，须配伍他药，投量要大，每剂15~30克，否则疗效不显。

干姜、细辛、五味子止咳配伍

《伤寒论》治疗咳嗽常用干姜、细辛、五味子，不仅外感，内伤亦可应用，老朽经验，以此为主则可，只投三味势单力薄，不易显效，夹表证加麻黄、杏仁、桑叶、前胡、旋覆花，有痰加茯苓、桔梗、紫菀、半夏、橘红、款冬花、白芥子，久咳不止加百部、露蜂房、诃子、白屈菜、罂粟壳，咽喉痒加山豆根、木蝴蝶、金莲花、地肤子、浮萍、金荞麦、蒲公英，方可奏效。

谢雨亭鉴药经验

谢翁雨亭，高校毕业后，转为药商，精鉴别真伪、炮制加工，年近八旬仍献余热。曾对老朽讲，业医应当识药，投用假货影响疗效，且能误人。研究牛黄，染指、穿线、看色均不可靠，含入口中苦又化甘，剖开滚裹起层方属真品；麝香气味近处小远闻大，有特殊异香，人造者则无；陈皮不宜存放过久，变质、气味消失，已无作用；槟榔水泡十日软化切片，功力大减，最好碾碎入药，保持功效。

霍丙乙谈大黄妙用

霍丙乙兄，家传刀圭已历三代，积累许多经验。曾对老朽讲，大黄物美价廉，乃一味良药，胃气上逆止吐，火邪上冲止血，降阳亢头痛，消腹中胀满，鼻衄吃了便停，大便困难可通肠泻下，加入补剂内，流动气机，令药效遍布人体发挥作用。理应如是观。

砂仁、麻仁、元明粉、白蔻仁辅药建功

熟地黄腻膈，影响食欲，前贤常加砂仁拌捣，老朽处方常超过 30 克，加砂仁 9 克入煎。投龙骨、牡蛎、石决明、珍珠母、紫贝齿育阴潜阳，防止固涩大便不爽，加麻仁 9 克。肠道干燥秘结用大黄无效，加元明粉 6 克。脾虚腹胀服白术 30 克不见其力，加白蔻仁 15 克，即可解决问题。

仙鹤草应用经验

仙鹤草，《金匮要略》名狼牙，又称脱力草，能增加血小板，加速凝血。老朽临床除取其扶正凉血外，重点用于治疗身体疲乏、无力、便溏、失血等症，常与人参、黄芪、红景天配伍；其次调理结肠炎里急后重、下痢脓血，和黄连、秦皮、白头翁组方，每次 20～40 克。水煎，分 3 次服，均见功效。外用洗涤，还可治疗湿疹、荨麻疹、过敏性皮炎、原因不明的皮肤瘙痒。

石膏用量大才能显其效

石膏与麻黄相配，解表退热；与芩、连、栀、柏为伍，清除里证内热。老

朽经验，要大量投予，一般在 30～100 克，否则疗效难见。寒水石入药，也是如此。有人怀疑其清热功力，就是因为用量太少，或组方不当，没有充分发挥这一特点，将作用淹没。水中溶解度低，乃石膏最大缺点。

桂枝应用经验

老友景柏岩，乡村医家，精通《伤寒论》《金匮要略》，背诵不漏一字，旁读百贤学说，近七十岁仍手未释卷。曾对老朽言，仲景先师桂枝处方较多，为习惯投药，第一畅通血脉，助麻黄发汗解表，与白芍调和营卫；其二活血化瘀，加桃仁利月经，同大黄、䗪虫破癥瘕、积聚；三即镇邪上冲，协半夏、代赭石抑制气逆，配附子温暖下元，使热不上升。

生姜、干姜、炮姜应用经验

生姜发散、干姜祛寒回阳、炮姜温里守中，三者辛辣，均能镇呕止吐。老朽对脾虚胃寒者，常开炮姜（因其刺激性小），一般 6～15 克。同苍术 9～12 克，红豆蔻 9～15 克处方，名内和汤，胃、十二指肠炎症、溃疡者，都可应用。

人参应用经验

人参入药历史悠久，土名棒棰，王干哥吃其幼苗、茎叶，亦称棒棰鸟，产于寒冷地区森林中者为上品。能益气生津、扶危救脱。民间习俗，当患者临近死亡时，投 10～20 克。水煎，一勺勺喂下，可使生命延长 6～12 小时，尚会出现回光返照。老朽常以 9 克人参配伍远志 15 克。水煎，分两次服，医治非老年性神经衰弱、健忘、嗜睡、头脑昏沉、记忆力大减，颇有疗效。宜制成蜜丸，每次 8～10 克，日 3 服，名提神丹。

食葫芦疗水肿

葫芦，古代剖开用于取水，又名葫芦瓢，味甘性平，消炎利水，排尿路结石，当菜用采鲜嫩者，阴干入药。老朽临床治心性、肝性、蛋白缺乏性水肿，嘱患者以鲜品切片炒瘦肉吃，或炖鲫鱼汤口服，均有疗效，比冬瓜的作用要强数倍。

旋覆花降气经验

旋覆花降气利饮、祛痰止咳。茎叶名金沸草，功力较差。与代赭石配伍，治逆气上冲，打嗝、嗳气。老朽临床常以之与半夏组方，调理胸腔痞满，咳嗽，吐大量痰涎，称降逆汤，计半夏 12 克，旋覆花（纱布包）20 克，茯苓 30 克。水煎，分 3 次服，连用 6~12 剂，疗效甚佳，方中无代赭石，同样获得见影之效。

薏苡仁应用经验

薏苡仁，又名白玉米，传说东汉马援征交阯时，从越南带来。其能清热、渗湿、利水，健脾止泻，持续应用治扁平疣、寻常疣，控制肾炎尿中蛋白，和芡实子、桑螵蛸、金樱子配伍，易见功效。每日投量，一般在 60 克之内，否则引起大便干燥排出不爽。其根收缩子宫平滑肌，可导致流产，故孕妇忌服。

蜜丸含药少，朱砂衣含汞，水丸最为上

中药丸剂分两种，一取蜂蜜与药粉调合为丸，改善口感，易于咽下，且能润肠通便；二是水泛成丸，颗粒小，可长期存放，干燥崩裂乃其弊端。老朽临床大都以水丸为主，不黏稠，携带方便，所含药量比蜂蜜制作者，多出一倍。因朱砂有汞，故不用其外挂红衣，本色原味，保持朴素风貌。

地榆生用凉血，炭化固涩

老朽弱冠时在仁和堂药店见一林姓医家，人称大先生，运用望、闻、问、切非常娴熟。一妇女求诊，月经提前，潮后不止，已成崩证，他认为血热妄行，投芩连四物汤加阿胶，连吃 5 剂，未见起色，又加入生地榆 30 克，从此再无来诊，追问其胞兄，言已痊愈。大先生说，地榆生者凉血，对热邪迫血外溢有特殊疗效，一般开至 20~50 克，少则难见功效。炭化固涩可当时获利，然易复发。老朽得到这一经验，遂命名八味汤。若服之过多，大便干燥难解，于方内添加 15 克麻仁，即会避免。

紫色茄子可作药补气血调羸弱

紫色茄子，性味甘凉，清热、凉血、解毒、利水消肿，能降血压，抗动脉硬化，保护毛细血管，防止破裂出血，促进伤口愈合，是食药两用品。因其含铁和多种维生素，营养价值较高。老朽经验，对气血不足、偏食身体虚弱者、长期贫血之人，有一定医疗作用。

丝瓜、菰、香菇均能降脂降血压

丝瓜含钙、蛋白质较多，清热利肠、凉血解毒、清暑生津、通畅经络，治咽喉肿痛、咳嗽、哮喘，经常食用可阻止复发性口腔溃疡，温病大家王孟英对其评价甚高。菰又名茭白，开胃、催乳、止渴、下利二便，含有丰富的维生素。清初三大思想家之一顾炎武推为水菜第一。香菇属菌类，芳香浓郁，健脾、补中益气，抗恶性肿瘤，提高人体免疫功能，增强修复力，所含各种氨基酸，与灵芝同等，居蔬中首位。以上三味，都能降血脂、降低血压，改善睡眠，调治神经衰弱，可长期应用。

青蒿应用经验以及退实热基础三药

门生韦陶然，喜研探时方，认为属社会进化产物，既含前人经验又有创新发展，学习其著作可一举两得，少走弯路，发表论文数十篇，质量较好。在整理先生往事钩沉时，谈及青蒿主治，赞赏先生经验，不墨守青蒿鳖甲汤只疗虚热局限认识，尤其青蒿对疟疾、流行性感冒、温病高热都可应用的经验，如果把它局限于治疗肺结核、夏季中暑或低热证，则是比较片面的。并总结张氏三英汤：大青叶 20～35 克，板蓝根 20～35 克，青蒿 20～35 克，即退实热基底处方。

血肉有情之品应用经验

温热学家叶天士、薛生白、缪宜亭、吴瑭先贤，常投动物有情之品，如海参、淡菜、燕窝、鲍鱼、坎炁、鹿尾、蚌水、羊肾、牛鞭、猪脊髓，填补人体血肉之躯，实际所起作用有限，而且腥味入口易呕，老朽认为不如单独烹调当汤菜吃，全部利用，能增加营养。现已很少将上述物品入煎，然个别仍有沿习者，最好切勿照搬。

秦洁涤应用寒水石经验

秦洁涤同道，精研医理，口碑超群，受刘蔚楚先生影响，喜开大剂量处方，曾对老朽说寒水石辛凉，投予热性病高热口渴、神昏谵语，其临床作用超过石膏，白虎汤中加入此汤，能提高疗效，每次应给 30～60 克，少则功力难显。这是他毕生经验，无私贡献社会，值得学习。

苍耳子、马钱子有毒，要掌握解救之法

苍耳子含有毒性蛋白，口服过量损害肝肾，出现头昏、恶心、呕吐、烦躁、尿闭、抽搐，可取甘草30克，绿豆30克。水煎，喝下。马钱子之生物碱中毒，能兴奋脊髓神经，使身体发生强直性痉挛，要急饮浓茶半杯以解之。老朽临床已目睹数例。

行事谨慎，对症用药须放胆

老朽遵循"谦受益，满招损"之训，抱着"诸葛一生惟谨慎"之行事方式，年逾花甲思想日趋保守，组方投平妥之品，小毒药物谢绝应用，因此会出现贻误病机延长治疗时间的情况。曾遇一感冒患者汗出不止，精神萎靡，四肢发凉，有亡阳现象，处方《伤寒论》桂枝加附子汤，由于用量较少，药后几乎无效，乃另聘大学毕业才二年之新手接治，该君将老朽所拟小方未予更改，仅把其量添加一倍，据说连吃5剂，竟然痊愈。通过这个事例，证明后来者居上，要三省吾身。书此以作忏悔。

崔占雄枇杷叶配伍经验

药师崔占雄，精炮制加工，有丰富调剂经验。曾对老朽说，其祖父在江南业医，得叶香岩学派嫡传，言枇杷叶肃肺降气，开胸利痰，适于胸闷气逆咳嗽；加桑白皮治气管炎痰多、喘促不宁；加旋覆花涤饮、化痰浊，疗喉内气冲、痰鸣如水鸡声；加麻黄止喘、不能平卧，无明显发汗现象。

大黄附子配伍经验

大黄与附子互配，《伤寒论》已开先河，如大黄附子细辛汤。北京罗芷园前辈调理疝气、附睾炎下坠疼痛，亦常用二者组方。老朽师门经验，若腹有冷积，按之硬痛，大便秘结或排出不爽，习于对证方中加以上两药，附子占三分之二，收效颇好；也常在小承气汤内加入附子9～15克，寒热、攻补兼施，取得最佳的成果。

夏鼎文炮制药物经验

植物学家夏鼎文喜爱探讨中药，对老朽说，生附子水泡一周变软加工为饮

片，其毒已减去大半，不宜再浪费火力、时间烹煮 2～3 小时，乌头、天雄亦是如此。四逆汤配入甘草有解毒作用，乃最大特色，说明古圣先贤已注意到这一问题，应该继承发扬。巴豆、马钱子含剧毒，炮制火候不够，则副作用很大，当予另论。

中药药性非其提取物可代替

中药多来自天然，含有多种医疗成分，非人工能以合成，不宜采用简单提取活性成分的方法，来改变他的作用，如白芍提取物为安息香酸，可以镇痛，与中医取其滋阴、补血、柔肝、收敛、潜阳大不相同。提取过程中还会把别的有效物质抛弃或破坏，浪费资源。黄连乃广谱抗菌药，所提之黄连素，仅限于治疗肠炎等病，去掉了其广泛用途，也是莫大损失。因此要认真研究，分析利与弊，否则走上舍医夺药、药亦消亡的道路。

大热药物调治阴寒证用药经验

卢沟桥事变后华北沦陷，夏凯周先生以 85 岁高龄在民间为患者服务。他家学渊源，四世业医，经验非常丰富，属刀圭界巨星。曾说，调治阴寒证投大热药物，从作用上讲，天雄一、乌头二、附子三，都要配入干姜、肉桂、吴茱萸，取其温里散寒增强功效。单独投予天雄、乌头、附子效力不显，经过历次试验，结果皆然。老朽遵循这一研究结果，在应用三药时，即"照本宣科"，屡用屡验。

应用大辛大热之药当中病即止

青岛钟岳祺，早年入无锡针灸学社，为承淡安弟子。与老朽同事，执教山东省中医进修学校，以针灸鸣世。认为附子、乌头、干姜、肉桂大辛大热，可以温里、祛寒、镇痛、有回阳功效，但不能久服，其伤阴、耗液对人体产生严重损害，祸如蛇蝎。人参误用不会立见，而乌、附、桂、姜则口干、目赤、吐衄、烦躁、失眠，甚至昏迷不省人事，都可出现。因而中病即止，切莫再投。

板蓝根、羌活两药治流行性感冒

上海友人邮寄老朽一方，有板蓝根 30～40 克，羌活 12～15 克。水煎，分两次服，治流行性感冒发热、头痛，不论有汗、无汗均可投用，三剂即愈。老朽曾治百多名患者，的确有效，值得推广。

桂树全身都是药，木心单用效不佳

医家柳木林，善理内科杂症，运用四诊合参，娴熟程度非一般可及。对老朽讲，桂树入药，除桂花外，有桂枝、桂皮、桂枝木（木心）。桂枝为桂的嫩枝，桂皮为无木心的肉桂，桂枝木为去皮的木心，第一个活血解表、温经散寒，第二个大热回阳、补益命门、蒸动气化、引火下行，第三个温里养心、治心悸不安。桂树的主要作用，其力在皮。老朽的经验，桂枝木很少入方，只有同酸枣仁、茯苓、龙眼肉、柏子仁、炙甘草配伍，才可发挥临床效果，单独应用，则药效不佳。

扈荣梓区别槟榔和大腹皮

同道扈荣梓，对中药产地、性能、科属、饮片加工，很有研究，堪称专家。曾向老朽讲，槟榔产于热带，如南洋（东南亚地区），海南岛、福建、广东均不结果，叫桄榔木，并非药物。槟榔入药能健胃助消化、通利肠道，缓解大便里急后重，但行气、消胀、利水的作用，不如其皮，即大腹皮。老朽临床多年深知此事，大腹皮行水、祛胀的功效，已超过槟榔，唯口干舌燥、体重不足者不宜久服，可导致脾虚损害肾脏。

山栀子应用经验

山栀子苦寒，清热解毒，其花芳香醒脾化浊，窨制花茶。药物学所言山栀子泻曲曲之火，实指泻上中下三焦郁热从大小便而出，因此亦有利水与轻通肠道的作用。和宣散开胃之淡豆豉组方，能解除胸中邪热郁结，由二阴排下，即所谓懊憹之症。此外还治疗心阳过扰、失眠多梦，通过退虚热、泻心火，可获得宁静安神的效果。

仙鹤草应用经验

同道翁时来，素研药理，临床数十年屡起沉疴大病，不计报酬，以济世为乐。对老朽说，仙鹤草又名狼牙、脱力草，有多种用途，一益气补虚，治全身乏力，精神不振；二调整心律，治心脏期外收缩，脉结代间歇，呈现早搏；三治吐血、衄血、尿血、便血、皮下出血多种溢血；四消炎，治痢疾、慢性结肠炎；五煮水外洗治瘙痒症，如湿疹、荨麻疹、皮炎、银屑病、老年性血燥。本品具有保健、医疗双重性，属广谱临床药，老朽在调理乙型肝炎过程中，发现还有抗乙肝病毒、能令五项指标转阴的作用。

黄精应用经验

黄精属野生植物，道家常采集蒸熟食之，尊为养生上品。因能降血糖、血脂，预防糖尿病、中风，使人健康长寿，而有仙药之称。补气滋肾，可养脑益髓，延缓动脉硬化，抗早衰与老年性痴呆。同何首乌相比，其消血脂作用较逊，但降血糖的功力却超出甚多，为何首乌所不及。二味虽都有返老还童之说，然治疗各异。刘绍先前辈将蒸黄精 500 克，制何首乌 500 克，加蜂蜜 500 克，炼成水膏，每次 15 克，日 3 服，名不老丹。

诸参皆补非为是，传言还须临证验

习俗传言凡参类皆补，此说欠妥，人参、西洋参、台党参、太子参为健身营养品，然苦参、丹参则否，无补益作用，只能清热祛湿、活血化瘀，不可同日而语。或云"一味丹参散，功顶四物汤"，并非经验之谈，应纠正视听，以免再误伤人。

用药如用兵说

医家孙一非，喜研究历史，探究魏、蜀、吴三家鼎立的兵法、战策，且应用到医学领域。曾说诊病望、闻、问、切是运筹帷幄，投药就开战，君为先锋，臣为战斗兵，佐为后勤，使为谍报、征探，组成一方，称独立军来攻击病邪。对老朽讲，投温阳、滋阴、补气、养血、安神扶正药物，属王道之治，见功慢、疗程长，乃保健作用；发汗、催吐、破血、消积、祛痰饮、利水、泻下之品，均归于霸术，起效快，立竿见影，能速战立决，金人张子和深晓此意，终成一代名医。医病首先驱邪，以存人为主，久服扶正者可恋邪伤身，即处于危害环境中，人未受益，邪气横逆却发挥反作用了。

麻黄九禁桂枝三禁

《伤寒论》麻黄汤因其发汗作用有九禁：尺脉迟血少，尺脉微里虚，胃寒中虚，咽喉干燥阴亏，小便淋漓津液不足，疮疡热毒伤阴，鼻衄证阳亢阴耗，大出血气血两虚，汗出过多心阴、津液亏损，皆不可服麻黄汤。桂枝汤有敛汗作用，有三禁：凡脉紧伤寒无汗，嗜酒内停湿热，胃中素有积火，都不可服桂枝汤，不然则病情加重出现不良反应。对此要持谨慎态度，以免发生医疗事故，但也宜灵活对待，握住辨证论治的尺子，就左右逢源了。

龙眼应用经验

龙眼又名桂圆，喜湿热气候，产于亚热带地区，去皮、核取果肉入药，南洋华侨以其补心益脾、养血安神，医诸虚百损，称水果人参，乃归脾汤中核心。老朽经验，凡中气不足，神经衰弱、失眠多梦、记忆减退、怔忡易惊、心悸不宁，都宜应用，配方一般 15～30 克。单吃虽不限量，过多则胸闷不舒，甚至影响食欲。凡心乏血养，或服枳壳、黄连开泄，感觉空空然心慌无主者，即以本品与之，收效良好。

远志、石菖蒲治记忆力减退疗效著

老朽对非老年性、痴呆性记忆力减退，头昏、健忘、反应迟钝，常于相应方剂中加远志（或小草）9～15 克，石菖蒲 9～15 克。通过宣发、温开、祛痰、化浊，促使脑力醒苏，很有作用。这是家父、业师二老传授的临床经验，供岐黄界同道参考，以防沉没。

升麻应用经验

升麻属常用药，其功能主要有三，一为升阳举陷，提气止脱，用于中气不足，胃下垂、久泻、脱肛、子宫脱出，同人参、白术、黄芪、甘草配伍；二为清化解毒，用于外科痈疽，同银花、蒲公英、连翘、野菊花、败酱草、紫花地丁配伍；《鼠疫约编》还投予甲级传染病暴发性鼠疫；三为用于肝炎、胆囊炎，降低谷丙转氨酶、谷草转氨酶，抗肝纤维化。在剂量上，凡升提处方，一般 2～5 克；疮疡、消炎、降酶 15～30 克，无不良反应，很少副作用。老朽临床，降谷丙、谷草二酶，加五味子、水飞蓟、垂盆草组方，效果甚好。或云量大易引起恶心呕吐，但实际发生者不多。

夏耕农谈石膏的使用

同道夏耕农为时方名手，非叶、吴门派体系，能汇集诸家之长，自成一宗。对老朽讲，银花、连翘、大青叶清热解毒，不论有汗无汗，凡体温升高皆可投予，加入黄芩、黄连、山栀子苦寒治内，通过表里双解，即能热退身凉。若泥于先表后里或热发寒遏，则拖延病情而铸大错，打破伤寒、温病界线，只要发热明显，表现热象，就应用这一疗法。老朽多年临床，认为乃经验之谈，值得参考。但其生平不欣赏石膏，体温再高也视如敝屣，却属一谜。好友田雨亭说，宣扬清热投予石膏，为明清时代所言，《伤寒论》白虎汤并无泻火记载，麻杏石甘汤条还指出无大热三字，因此夏兄不开石膏，是继承历史学术传统、有根据的。

雪莲花应用经验

雪莲花属菊科多年生草本植物，主产于新疆天山海拔 3000 米悬崖上，生命力很强，零下数十度仍能繁衍。有祛风湿、强心、镇痛、降血压、平喘、抑制癌细胞、兴奋性功能、收缩子宫、缓解疲劳、防动脉硬化、延迟老衰、清除自由基的作用。老朽临床投量每日 4～8 克，碾末，分两次服。与徐长卿、独活配伍，治关节炎、腰肌劳损；与枸杞、仙灵脾配伍，治阳痿无力；与甘松、吴茱萸配伍，治胃中虚寒疼痛。清代稗史记载，是一种媚药，则和事实不符。

大黄应用经验

大黄别名无声虎，乃一味良药，有多种功能，其效快速显著。一是降气，制逆气上冲，如恶心、呕吐、嗳气、打嗝，与代赭石、半夏组方；二是寒凉止衄，用于咯血、吐血、鼻内出血，与黄芩、小蓟组方；三是泻火通便，下三焦热邪，促胃肠蠕动，从大便排出；与山栀子、元明粉组方；四是驱积导滞，健胃疏肠，助消化，消除腹中胀满，与枳壳、厚朴、神曲、槟榔组方；五是调理冲脉，通利月经，治妇女经期延后、量少、闭经，与桃仁、红花、桂枝、䗪虫、当归、益母草组方，都有效果。老朽经验，凡非大热大补的丸散内，加入极少量本品，以不影响大便为度，十分有益，能防止呕吐，利于药物崩解，得到充分吸收，还可缩短停留时间。

正确认识人参

谚语常言，人参为药中之王，历代医家、药界人士对其评价、认识褒贬不一，有人称他大补元气，回生于命亡之乡，健身挽衰、益寿延年。也有的讲乃"救命幌子"，属"避罪邀功"之物，借此敛财，迎合人情以免遭指责，利用变脸法来提高自己不掉身价。这些论点不仅片面，还十分错误。临床验证，人参有补气扶弱之功，能兴奋细胞活力，抗衰老，增强免疫力，即可延长人身生存时间，吃后精神振作便是例子。至于不守医德乱开盲用，或以昂贵取信患者，趁机以饱私囊，纯系犯罪行为，和白衣天使的尊称，就太不相符了。尽管如此，但本品确有副作用，大量或久服，令人烦躁、失眠、胸闷，呼吸加快，甚至喘息不宁，个别报导，出现发狂症状，好药反而为害。

乌头应用经验

《金匮要略》治疗历节风疼痛、不能屈伸，投乌头汤，后世医家以此为主，调治风湿或类风湿关节炎，尊为祖方，由于乌头毒性大，常望而生畏。业师临床，对大寒、大热、大补、大泻和有毒药物，均谨慎应用。老朽侍诊时，曾见过一次开大剂乌头汤，丹阳一老庠生全身疼痛，走路困难，四肢关节剧烈，授予乌头90克（加蜂蜜30毫升，先煎2小时），白芍60克，麻黄15克，黄芪30克，甘草30克。水煎，分3次服，连用6剂，无不良现象，病情锐减，自己随意下床大小便，将量去掉一半，又加独活15克，嘱其继续服用，凡二十天，痛感消失。事实说明，乌头有效，蜜、水久煮减毒，非量大难以覆杯取瘳，老师之经验、胆识使弟子看到了中医的优势。

仙草灵芝

野生灵芝，俗称仙草，气清味芳，生于山水秀丽茂林之下，性平微温，含有天然有机锗、灵芝酸、三萜、腺苷、多糖、微量元素多种成分，能益气、养血、健脾、安神，提高人体免疫力、消除自由基、抗衰老、抑制肿瘤细胞增生，有降血压、血脂、血糖、血黏稠度、改善心肌缺氧作用。老朽临床实验，制成超微细粉，每次5～8克，日3服，通过镇静稳定心律，治疗失眠多梦、慢性咳嗽、心悸易惊、精神恍惚、记忆下降、未老先衰，连用30～60天，功力颇佳。也可同冬虫夏草各半，调理身体衰弱、气血亏损诸证。人工培植者，所含有益成分低下，效果甚差。

柴宪周用药特点

同道柴宪周，治学博大精深，投药出奇制胜，其处方往往令人瞠目结舌，叹为观止。逢热病于退烧汤中加石膏90克，汗出心慌加附子15克，大便难下加瓜蒌60克。咳嗽用紫菀30克，五味子30克，旋覆花20克；痰多加茯苓30

克，桑白皮 40 克。气滞胸闷胁痛用柴胡 20 克，枳壳 30 克，木香 20 克，乌药 20 克。心火旺盛，口干舌红用黄连 20 克，山栀子 30 克，生地 30 克，淡竹叶 30 克。肝阴不足，火邪上扬，内风萌动，用龙胆草 20 克，白芍 30 克，石决 明 60 克；头眩耳鸣加夏枯草 20 克，天麻 20 克，钩藤 30 克，大黄 10 克。痰 饮心悸，志忑不安用茯苓 60 克，桂枝 30 克，炙甘草 15 克；惊恐失眠加酸枣 仁 40 克，龙骨 60 克。均水煎分两次服。老朽目睹疗效超群，有的患者三剂即 愈，其被称为破釜沉舟大家。书此供读者参考，不可盲目模仿，以防发生事 故。但柴兄也很谨慎，凡有毒之品皆量小或回避不开，的确有成熟的经验。

红糖食疗经验

甘蔗制成糖霜，分多种，主要为白、红、冰糖。白、冰糖比较纯净，甜度 浓高；红糖属粗制品，含有不少杂质，甜度低下，然营养价值却在其他糖类之 上。民间习俗，妇女产后要吃红糖，十分科学。山东地区于分娩结束，主张每 日喝红糖水两杯，吃龙眼果 20 枚，山药 30 克，胡桃 5 个，红粟米饭 3 小碗， 谓补气生血、温养冲、任二脉，使乳源充足，促进身体恢复健康。老朽验证， 这些传统保健方法，也是食疗，非常有益，应当提倡延续下去。医友妇产科大 家盖世英言，还应将自己的胎盘、脐带加调料炖服，直接吃掉，因所含大量人 体激素，对产妇改善虚弱状况，起很佳作用。此说虽好，实行困难，不易推 广，还要取得舆论保障，否则无法兑现。

中药有共性亦有个性

中药内个性与共性共存，和西药不同，乃其奇妙处，就一般而论，寒凉之 品对肠道不利，易引起便溏，然黄连、黄柏则固下止泻；血遇寒则凝，凉药止 血，丹皮则活血化瘀；镇呕止吐能降逆下行，苏叶则疏表上升；大热者祛寒补 虚，巴豆则剧泻无敌；通大腑滑肠皆属泻药，肉苁蓉则益肾壮阳；发汗剂不利 小便，麻黄则行水排尿，黄芪补中益气、收敛汗液，也有利尿作用，似此不 一，说明天然中药走向是多方面的，因其含有许多复杂成分，才会表现这些令 人感叹不已的作用。

医家用药各有所长

中医历史上具有倾向性投药，乃其临床专长，堪称实践精华，不能鼠目寸 光以偏视之，如张介宾用熟地黄、缪仲淳用人参、王清任用黄芪、王孟英用川楝子、萧琢如用附子、张锡纯用石膏、恽铁樵用桂枝，都应学习发扬他的经验。同道医学大家谷子卿对老朽讲，其祖父执业六十年，救死扶伤无数，对大黄独垂青睐，指出该药能健胃消食、下气祛浊、破血通经、攻积散结、清热退烧、泻火解毒、疏利二便，大刀阔斧，斩关夺隘，似从天降，立竿见影，非常生效，故有将军称号。曾诊一狂病，即躁狂型精神分裂症，久医不愈，先生只用大黄一味，约 50 克。水煎，分两次服，每日 1 剂，连饮三十余天，症状消失，彻底治好，且未复发。功力虽佳，然吃一个多月的大黄，也够惊人的了。

石膏应用经验

盐山张锡纯前辈，创办中西汇通医社，出版《医学衷中参西录》，风行国内外，乃江北第一家，对约五十种药物深入研究，探讨石膏临床应用已煞费苦心。本品在水内溶解度很低，只有和他药配伍才能增加溶解量发挥作用，否则难以见其医疗成就。先生虽未公开指明，但从处方较小却突出大量石膏，每剂重者达到半斤，即充分体现出来，由于量大弥补了这一不足，掩盖了此药缺点，仍然起治病功效。粗看似谜，实际是一击便破。

自拟验方治杂病

神经性呕吐、眩晕经验方

老朽临床经验证明，凡神经性恶心呕吐，一般镇静药物无效，投半夏10～20克，大黄5～10克。水煎，一勺勺口服，均有作用。神经性眩晕，感觉天旋地转，无法站立，开茯苓30～50克，白术15～30克，天麻10～15克，半夏10～15克，龙骨15～30克，牡蛎15～30克。水煎，分3次饮下，能收较好的效果。

开怀汤治疗抑郁症

吴越一代谚语云：萱花蠲愤，合欢忘忧。说明这些药能调畅人体精神。萱花含秋水仙碱，有毒，煮熟方可口服；合欢现用合欢树皮，两药对神经衰弱、抑郁性精神分裂、更年期综合征，呈现忧郁、悲伤、失眠、懊恼、遇事无乐观情绪者，都有医疗作用。老朽所定之开怀汤：百合15克，萱花20克，山栀子15克，合欢皮30克，夜交藤40克，即以此为重点。水煎，分3次饮下，连续服用10～20剂，可见显效。

六味地黄丸加减治疗肾虚腰痛

老朽临床医肾虚腰酸、疼痛如折，甚则无法行走，以六味地黄丸加减，名壮腰汤：熟地黄30克，山茱萸15克，山药15克，木瓜15克，炒杜仲15克，续断15克，川芎10克，当归10克，制乳香9克，炒没药9克，怀牛膝30克。水煎，分3次服，每日1剂，坚持不停，效果较佳。对腰肌劳损、腰肌纤维炎、腰椎间盘突出，也有良效。

大顺汤治疗腰腿痛、关节炎

因患者对川乌、雷公藤、草乌、露蜂房、附子惧其有毒，抱有恐怖感，山东中医学院门诊部 1995 年委老朽组成一方，专治腰、腿疼痛。有独活 30 克，老鹤草 30 克，千年健 30 克，制乳香 10 克，炒没药 10 克，生姜 9 片。水煎，分 3 次服。宜于肩胛周围炎、腰肌纤维炎、肌肉风湿证、各种关节炎，每日 1 剂，连用 15～30 天，普遍有效，命名大顺汤。尔后改变剂型，水泛为丸，每次 10 克，日 3 服，两个月为一疗程，能基本解脱，症状消除。根据客观情况，可将老鹤草之量升至 40 克，千年健升至 40 克，提高药力，缩短施治时间。

疏泄汤治疗肝旺动风

肝火旺盛，易发生阳气上亢，风邪内动，呈现头痛、眩晕、目赤干涩，情绪激烈、性变暴躁，甚至血压升高、四肢抽搐。处理此证，老朽学习前贤王旭高、张山雷经验，以滋肾、平肝、泻火、凉血、潜阳、熄风、降下为重点，投生地黄、白芍、阿胶、桑椹、天麻、钩藤、紫贝齿、玳瑁、白蒺藜、牡丹皮、青黛、龙胆草、夏枯草、石决明、牡蛎、天花粉、沙参、珍珠母、菊花、何首乌、芦荟、酒大黄、麦冬、龟板、柴胡、黄芩，从其中选取八味，组建疏泄汤，计菊花 15 克，夏枯草 15 克，白芍 15 克，石决明 30 克，龙胆草 15 克，天麻 15 克，阿胶 15 克，酒大黄 2 克。水煎，分 3 次服，每日 1 剂。临床应用，可左右逢源，见明显效果。有痰者加天竺黄 3 克（冲），鲜竹沥 30 毫升。头痛较剧时加羚羊角粉 2 克调服。

自拟宣通活血逐瘀汤

老朽临床，凡胸闷憋气，左侧上腹部刺痛，或感觉头昏、目呆、记忆力下降、吐字不清，客观检查心、脑血管发生梗阻，供血不足时，常开宣通活血逐瘀汤，计黄芪 30～100 克，丹参 20～40 克，葛根 15～30 克，川芎 12～20 克，水蛭 10～15 克，蟅虫 5～10 克，大黄 1～3 克，神志模糊加远志、石菖蒲。已经半身不遂者，要连用 3 个月，令药效持续，收益更好。该方扩张血管，增加血流量，且有解凝作用，为比较理想之方。

无名汤治感冒无汗高热

老朽医风热感冒，无汗高热，根据病情、体质，常开白蚤休 8～10 克，浮萍9～12克，青蒿10～30克，黄芩12～18克，柴胡12～20克，大青叶18～30克，板蓝根18～30克。加大黄1～3克，降热止呕，通利大腑。实践验证收效很好，为无名汤。

消夏饮疗夏季伤暑

老朽自幼愚鲁，学习迟钝，对事物反应力不足、敏感性差、形成小痴状态。抱着笨鸟先飞、劣马加鞭之心，为生活计不甘后人，承父、师栽培、同道提携，遂滥竽杏林。启蒙师李公恐老朽读书中辍，不能蝉联进取，倍加鼓励，乃起名志远。现诸前辈已先后驾归道山，涌泉之恩难报了。在追远时，曾组成一首处方，贡献社会，用于夏季暑热汗多伤津，可益气生液，增强免疫力，有西洋参3～9克，五味子6～10克，山楂7～12克，麦冬9～15克，红景天10～15克，荷梗10～15克，乌梅5～10克。水煎，分3次喝，外加冰糖15克混服，称消夏饮，以怀念之。

八仙化滞汤治小儿厌食、腹胀、消化不良

老朽对小儿厌食、腹胀、消化不良，常师法赵五福前辈用四消饮经验，开焦神曲、焦麦芽、焦山楂、焦槟榔6～9克，加苍术、厚朴、陈皮、石菖蒲3～6克，收效良好，成八仙化滞汤。

减肥方远期疗效好

老朽为控制体重超标者组一减肥方，由生首乌、虎杖、绞股蓝、泽泻合成，剂量根据病况商定。不仅减脂肪利水，还可降低血脂、血糖、血黏稠度。常服无不良反应，连用2～4个月，远期疗效较好。如患者懒于活动或有嗜睡习惯，每日喝绿茶3杯。忌吃甜食、糖果、肥肉、巧克力、高营养物，限制盐类的摄入量。

治疗失眠家传心法

老朽秉承家父心传，对失眠多梦、烦躁不安，甚至彻夜不能合眼，常以酸枣仁、白芍、山栀子、全蝎、黄连、百合、莲子心、珍珠母组织处方，其中酸枣仁、珍珠母投量要达到20～40克，方可见功。若血压高加黄芩、夏枯草，易惊加龙骨、牡蛎，悲伤加合欢皮、夜交藤，头眩加天麻、茯苓，耳鸣加龙胆

草、石决明。连续应用 8～15 剂，收效最佳。

痹证（风湿、类风湿、痛风）一把抓方

老朽从事医学活动已七十余年，对风、寒、湿所致的多种痹证，如风湿、类风湿或尿酸性痛风，凡肢体疼痛屈伸不利，病程缠绵者，都可应用一把抓方，由独活 300 克，羌活 300 克，制川乌 150 克，制草乌 150 克，鬼箭羽 200 克，寻骨风 200 克，制乳香 100 克，制没药 100 克，白芷 200 克，徐长卿 260 克，雷公藤 200 克（水煮 2 小时入药），秦艽 100 克，大黄 30 克组成，水泛为丸。每次 5～9 克，日 3 服。3 个月效果最佳。此处方是化裁前贤经验而拟出的。

体虚三力丸

老朽调理身体虚弱，以气阴双亏为主者，重点提高免疫力、抵抗力、修复力，中医认为，补肾温阳促进气化功能也起助力作用。对疲劳、易感、多汗、嗜睡、精神不振、性生活淡漠、病后恢复期，均可给予三力丸，计人参 50 克，红景天 80 克，黄芪 60 克，菟丝子 50 克，山茱萸 30 克，肉桂 20 克，刺五加 30 克，白术 40 克，仙灵脾 60 克，杜仲 30 克，五味子 30 克，女贞子 30 克，黄精 40 克，制首乌 40 克，甘草 30 克，水泛为丸，每次 6～10 克，日 3 服，不要间断。此方适于所有三力不足之人，宜长时应用，效果显著。

脑血管病呕吐救急方

老朽因家父脑出血弃养教训，总结临床经验并拟一便方，对于高血压、脑血管病急性发作呕吐不止者，为救急起见，先用姜半夏 15～20 克，橘红 15～20 克，代赭石 20～30 克，大黄 5～7 克。水煎，分 4～8 次灌服，比较有效，尔后再进行相应施治。

肝火目疾薪传汤

业师临证，亦精眼科，肝火旺盛阴血亏损，头痛脑涨，二目干涩，视物昏暗，耐久力下降，常用菊花 15 克，枸杞 20 克，牡丹皮 10 克，决明子 30 克，夏枯草 15 克，白蒺藜 15 克，谷精珠 15 克。水煎，分 3 次服，根据需要加大黄 3 克导热下行，更能提高功效，老朽投用，称薪传汤。忌烟、酒、葱、蒜、

姜、芥辛辣食物，可配合吃羚羊角粉。

治失眠经验方

失眠发病因素很多，西医责之神经衰弱，实际以心肾不交为主轴，心火不降，肾水不升，形成未济现象。投交泰丸（肉桂、黄连）、二济丹（莲子心、大青盐）和仲景先师的酸枣仁、黄连阿胶汤，都能生效。然持续时间较短，易于复发。老朽临床不断探索，发现天麻、酸枣仁、全蝎、夜交藤、龙骨、牡蛎、罂粟壳、茯神、合欢花、石决明组成方剂，投诸临床，收效最好。

安神汤治失眠

失眠与神经衰弱、心肾不交有关，小恙难治，非常痛苦。老朽临床拟有安神汤：炒枣仁20克，黄连5克，生龙骨15克，生牡蛎30克，珍珠母30克，天麻15克，清半夏9克，橘红7克，郁金7克，全蝎5克，对易醒、梦多、合目难眠、惊恐无法入睡，都有治疗作用。每日1剂，分两次用，连服10～20天，能收良效。也可加入百合、夜交藤、合欢花，提高疗效。

糖尿病验方益寿丸

糖尿病属消渴范畴，以血糖升高、尿中排糖为主，易见诸膏粱厚味之人，常伴有吃多、喝多、尿多、体重下降三多一少现象，能并发白内障、血栓性脉管炎、身上瘙痒，乃老年病之一。老朽临床调理除辨证论治外，创制验方益寿丸，计黄芪100克，苍术50克，玄参50克，山药100克，玉竹100克，桑叶100克，黄精100克，枸杞100克，茯苓30克，阿胶30克，佛手20克，山楂50克，银花30克，黄连20克，水泛成丸，每次10克，日3服，连用2～5个月，客观检查改善，症状大减，效果良好。

化胃汤治疗胃炎溃疡

老朽从事医疗工作已七十余年，对消化系统病治疗较多，制化胃汤：苍术7克，厚朴9克，陈皮9克，半夏9克，鸡内金9克，白豆蔻7克，砂仁7克，藿香7克，焦山楂9克，槟榔9克，神曲9克，佩兰7克，干姜6克，黄连7克，宜于胃炎、十二指肠炎和溃疡，通过大量病例观察，有效率较高。腹胀加大腹皮；泛酸加吴茱萸、小茴香、象贝母；疼痛加白芷、甘松、乌药；嗳气加代赭石、旋覆花；呕恶加苏梗、竹茹；吐血加三七参、小量大黄；满闷加枳壳、石菖蒲；灼心加山栀子；胁下不舒加柴胡、橘叶、香附；化腐生肌加炒乳香、没药；幽门螺杆菌感染加蒲公英、紫花地丁。

抑血脂方治疗高脂血症

老朽在山东中医药大学医院曾拟有降胆固醇、甘油三酯之抑血脂方，通过实践验证有效，组成汤剂或配制水丸内服皆可。其中重点药物为山楂、白果叶、月见草、罗布麻、生首乌、虎杖、大黄、茵陈、决明子、黄精、茺蔚子、三七参、荠菜、茶树根、玉米须、桑寄生、泽泻、金樱子、大麦须根、黄芩、灵芝菌、槐花、野菊根。坚持投用 1～3 个月，功力显著，无不良反应。

苏连止呕饮治疗妊娠恶阻

对于妇女早期妊娠中毒出现恶阻异嗜证，老朽认为，怀孕后肝血下行冲任二脉，注于子宫养胎，阴液不足、藏血减少，肝火上逆犯胃，发生恶心呕吐，嗜食酸、辣、咸味以缓解之。常用苏连止呕饮：苏梗9克，黄连9克，竹茹12克，半夏7克，陈皮9克，黄芩7克，麦冬7克。水煎，分3次服。考虑提高疗效，也可加入芦根、白萝卜、灶心土。

通阳解蔽升气化痰蠲饮汤治胸痹

孟子说"养吾浩然之气"，《内经》有"出入废则神机化灭，升降息则气立孤危"，鉴于此，老朽对胸中大气若雾露之溉，宣五谷味，熏肤充身泽毛，能主宰人身，有深刻领会。此气被抑，呼吸困难，痰饮便可稽留，感觉胸闷憋气，有如堵塞，心悸不安。于是在《医学衷中参西录》升陷汤启发下，拟一新方：黄芪30克，肉桂9克，茯苓12克，苍术6克，薤白9克，柴胡3克，升麻3克，名通阳解蔽升气化痰蠲饮汤。浊阴凝聚发凉，或背寒冷如掌大者，加干姜9克，附子12克。可鼓舞大气，散开郁邪，下利水道，对阳气虚之胸痹有佳效。

返明汤治疗智商低下、青少年痴呆

中医所言心主神明、肝主谋虑、肾主技巧，都与大脑功能有关，因此要把"髓海"包括的这些心、肝、肾部分生理作用，统一到大脑中。老朽对智商低下、青少年痴呆等，通过药物调理，也能改善大脑病区向好处转化，以人参3～7克，石菖蒲3～9克，远志3～9克，熟地黄3～9克，当归3～9克，山茱萸3～9克，枸杞子3～9克，益智仁3～6克，丹参3～6克，雪莲花2～4克。水煎，分3服，开始每日1剂，2个月后投量减半，可获得一定效果，此方称返明汤。

脑血管病急性呕吐效方

老朽验证，凡脑梗死、脑出血、胃内逆气上冲，药物难下，用姜半夏15克，橘红30克，大黄2克。水煎，一勺勺滴服，至不呕吐为止，十分有效。

香姜红糖散治腹痛便溏

老朽在家父指导下，根据《素问》"寒淫于内，治以甘热，佐以苦辛"，师法小建中汤意，用广木香50克，干姜350克，红糖120克，碾粉，调在一起，每次10克，日4服，白水饮下，名香姜红糖散。温中健脾，理气止痛，治中州亏损、下焦虚寒，腹内隐隐作痛，大便稀薄或泻下不已，服附子理中丸和痛泻要方无效者，都可应用。如食欲不振以砂仁6克，气力不足以人参7克，阳虚明显以熟附子9克，心悸不宁以茯苓9克，小便不利以猪苓9克。水煎，送服此散。

糖尿病论治经验

人体免疫力下降，与偏食、失眠、恐惧、忧愁、缺乏锻炼、性生活频繁、嗜好烟酒、工作压力大有关，可导致营养不良、疲劳过度、精神崩溃、中毒伤身、气血循环障碍，易遭邪侵发生疾病。糖尿病和生活习惯相连，也属免疫功能失调，关于其临床诊断，除吃、喝、尿三多，消瘦一少外，还抓住口干舌燥、耳屎增加、外阴瘙痒、奓拉眼皮、腰臀比例变大为参考症状。此病每日可食山药500克，黄精100克，甚有帮助。

心脑病治疗佳方心脑汤

近年来社会上流传一首验方，经过老朽整理，命名心脑汤，由川芎15克，葛根15克，黄芪30克，丹参30克，黄芩15克，生首乌20克，炒杜仲15克，柿子叶15克，白果叶15克，山楂15克，芫蔚子15克组成。水煎，分3次服，每日 1 剂，连用 15～30 天。扩张心脑血管，促进微循环，增加血流量，改善供血不足。对高血压、高血脂、动脉粥样硬化，有较好功效，宜于心肌梗死、脑血栓、一过性脑缺血发作。且对大脑功能不全、记忆力下降、老年性痴呆、中风后遗症，都可参考加减应用。

气机郁阻痞证投七味汤

老朽临床，不断遇到患者胸闷、气短、膈间如同堵塞，经过客观检查，肺、心、胃均无异常，可按气机郁阻痞证处理，以宣开、肃降、利饮方法调治，投七味汤：半夏曲 10 克，枳壳 15 克，厚朴 15 克，瓜蒌皮 15 克，干姜 10 克，黄连 10 克，枇杷叶 20 克。水煎，分 3 次用，连服 5～10 剂，均有效验。本病与中气不足、大气下陷区别点，无"气高而喘"、精神不振、食欲低下、身体乏力、脉搏沉微等现象。

人羊龙归四王汤

谚云，人参补无形之气，羊肉补有形之体，龙眼补无形之神，当归补有形之血，皆温性良品，健脾、润肺、益肾、养肝、宁心，富保健作用，老朽以人参 9 克，当归 9 克，龙眼肉 15 克，羊肉 100 克。水煎，分 2 次服，治疗身体虚衰，精神不振，心悸不安，肌肉消瘦，性功能下降，效果较好，名四王汤。

下肢水肿用参芪当归芍药汤

老朽临床，除妇女妊娠水肿外，凡营养不良、蛋白缺乏、原因不明性下肢水肿，按之凹陷不能随手而起，或慢性肾炎表现气血两虚者，喜投《金匮要略》当归芍药散加人参、黄芪，其量为当归 9 克，川芎 9 克，白芍 9 克，白术 15 克，泽泻 15 克，茯苓 20 克，人参 9 克，黄芪 50 克。水煎，分 3 次服，名参芪当归芍药汤，收效显著。也可去人参改用红景天 15 克，增强免疫力。

忧郁焦虑梦醒汤

忧郁、焦虑，属心理障碍，临床表现为精神异常，任性、偏执、多疑、幻想、烦躁、心悸、失眠、思想不集中、遇事无热情或有强迫行为，除采取说服、启发、教育形式进行疏导外，可给予药物调治，老朽在山东省中医进修学校拟有梦醒汤：柴胡 12 克，川芎 9 克，远志 9 克，石菖蒲 9 克，半夏 9 克，

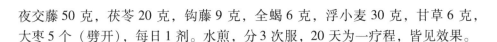

夜交藤 50 克，茯苓 20 克，钩藤 9 克，全蝎 6 克，浮小麦 30 克，甘草 6 克，大枣 5 个（劈开），每日 1 剂。水煎，分 3 次服，20 天为一疗程，皆见效果。

自拟双飞汤治鼻炎

老朽师法家父之同年周西岐调理鼻炎之法，除萎缩性者外，对多种类型鼻炎均可施治，主要症状为鼻塞、头痛、流涕、打喷嚏，拟方双飞汤：藿香 15 克，苍耳子 12 克，辛夷 12 克，细辛 3 克，白芷 9 克，露蜂房 9 克，大黄 2 克。水煎，分 3 次服。其中大黄开关夺隘，通利上下，且可防鼻黏膜血管破裂，有止血作用。

习惯性便秘治疗经验

调治习惯性便秘，或大便燥结难下，数日一行，宜用江丙丁先生所遗开府丸：当归 100 克，肉苁蓉 100 克，杏仁 40 克，麻子仁 40 克，郁李仁 40 克，瓜蒌仁 40 克，芦荟 20 克，大黄 20 克，元明粉 20 克，碾末，炼蜂蜜为丸，每次 10～15 克，日 2～3 服，连续应用，收效很佳。如肠蠕动无力不能催糟粕下行，可加入人参 30 克，绞股蓝 30 克，何首乌 30 克，见效易捷。

连菊饮治疗睑腺炎

睑腺炎俗名针眼，于眼睑边缘近眦处红肿发硬，触之则痛，轻者数日消散，较重时化脓穿破，除以湿热毛巾外敷促进吸收外，可投连菊饮：银花 20 克，连翘 15 克，野菊花 15 克，蒲公英 30 克，旱莲草 10 克。水煎分 3 次服，5 天转愈。

清火汤加减去火热

老朽临床依照河间之法拟有清火汤：野菊花 15 克，夏枯草 15 克，黄芩 15 克，薄荷 6 克，大黄 3 克，治疗原发性高血压、头面烘热、口腔溃疡、眼红眵多。发热加青蒿、浮萍、大青叶；头痛、眩晕加天麻、白芷、蔓荆子；项背强直加川芎、葛根；耳鸣加石决明、龙胆草、生地黄；痄腮加连翘、板蓝根；淋巴结肿大加柴胡、白蚤休、紫花地丁。按图索骥，均见疗效。

抗高热惊厥方

老朽据余霖清瘟败毒饮自拟抗高热惊厥方：寒水石 20 克，石膏 20 克，银花 20 克，大青叶 20 克，板蓝根 30 克，连翘 15 克，知母 15 克，丹皮 10 克，钩藤 15 克，生地黄 15 克，山栀子 10 克，紫草 10 克，玄参 15 克，石菖蒲 10 克，黄芩 15 克，黄连 10 克。神昏谵语加紫雪、至宝丹、安宫牛黄丸；大便不下加大黄、元明粉；痰鸣加远志、天竺黄，抽搐不已加全蝎、蜈蚣、僵蚕、羚羊角；呕吐严重加半夏、橘红、小量大黄。水煎，每 4 小时一次，分 4 次服，日夜不停，病减大半乃止。也可用于流行性脑膜炎、乙型脑炎。

治疗抑郁症良方

抑郁症证属精神异常之病，主要表现失眠、健忘、杂忆乱想、孤独、消极悲观、抑郁寡欢、情绪低落、思想不集中、无自控能力，老朽在业师化裁孔圣枕中丹启示下，给予炙小草 100 克，灵芝菌 100 克，茯苓 50 克，石菖蒲 50 克，当归 50 克，人参 30 克，丹参 50 克，川芎 20 克，龟板胶 100 克，神曲 30 克，藏红花 20 克，碾末，水泛成丸，每次 7～10 克，日 3 服，连用 1～3 个月。通过育阴益气、养血祛瘀、镇静安神，取得效果。同时对焦虑症、强迫症，也可加减应用，命名复正丸。

六和汤加减治疗夏季感冒

夏季感冒、伤暑，头痛胸闷、恶心呕吐、食欲不振、腹胀便溏，老朽常投六和汤：砂仁 6 克，半夏 9 克，藿香 9 克，杏仁 6 克，人参 6 克，白术 6 克，木瓜 6 克，厚朴 6 克，扁豆 6 克，茯苓 6 克，甘草 3 克。水煎，分 3 次服。厌食加神曲，无汗加香薷，口中乏味加白豆蔻，咽干舌红加乌梅、天花粉，胀满尿少加大腹皮、六一散（冲），眩晕加菊花，气逆干哕加代赭石、苏叶、小量大黄。其效可观。

痛风汤活血通络，搜风祛湿

痛风为人体嘌呤代谢紊乱，肾脏排酸功能下降，血液内马尿酸结晶沉积于关节，形成尿酸性关节炎。许多患者摆脱三素一汤转向中医就诊，接受自然药物治疗。老朽据临床所见，在医院拟一处方，由徐长卿 20 克，白芷 15 克，制乳香 10 克，炒没药 10 克，独活 20 克，肉桂 7 克，雷公藤 15 克（先煎 1 小时），三七参 10 克，大黄 2 克组成。水煎，每日 1 剂，分 3 次服，连用 15～30 天，不仅疼痛症状缓解，而且也延长了其复发时间，即名痛风汤。本方通利经络、搜风祛湿，并兼活血散瘀，加少量大黄攻破，辅助药力，故取效较好。

双合欢喜汤治疗类风湿关节炎

《金匮要略》之桂枝芍药知母汤：桂枝9克，知母9克，防风9克，白芍9克，麻黄5克，炮附子5克，白术9克，甘草3克，生姜3片。水煎，分3次服。医风湿性关节炎、全身肌肉酸痛，脚肿如脱，甚至不能转侧。老朽在此基础上又从羌活胜湿汤抽出羌活10克，独活10克，藁本10克，蔓荆子10克，充实到本方内，比原汤提高了一倍的效果，改名为双合欢喜汤，也可施治类风湿关节疾患。

育阴汤加减治阴虚发热

外感发热，体温升高；阴虚发热虽五心烦热如同火烤，夜睡常将手足伸出衾具之外，一般体温无变化，很少上升现象，或仅见低热不超越37.5℃，忌投宣表与清热解毒，只能开滋阴养津加退虚热药，以知柏八味丸为基础方，否则乏效。老朽常遣使生地黄15克，山茱萸15克，牡丹皮15克，知母9克，麦冬9克，黄柏6克，银柴胡9克，地骨皮15克，胡黄连9克，白薇9克，女贞子9克，名育阴汤。水煎，分3次饮下，连用8~15剂。日本医家喜授予四物汤：当归9克，川芎6克，白芍15克，生地黄15克，加黄芩12克，苦参12克，黄柏9克，偏于补血降火，亦有治疗功力。但过度苦寒伐生生之气，对虚弱之体殊非所宜，友人韩羡蠡兄说，泻实药物伤正损阴，均不可取，要退避三舍谢绝应用。

睡佛汤治失眠

老朽临床，对神经衰弱、心烦不宁、失眠易梦、一夜数醒，有时亦开镇静剂《金匮要略》酸枣仁汤：酸枣仁15~40克，茯苓15克，知母9克，川芎5克，甘草3克，生姜3片。水煎，分3次服。其中酸枣仁起码15克，少则寡效。根据家父经验，加莲子心、夜交藤，能提高效果。业师耕读山人常加黄连、阿胶二味，清心火、益肾水，功力更佳。因此即于本方中增入四药，改称睡佛汤。

山楂化滞丸治疗食积

老朽临床，凡食积气滞、消化不良、腹内胀痛、大便不利、舌苔厚腻，属影响胃肠障碍者，都授予山楂化滞丸：焦山楂100克，焦神曲30克，焦麦芽30克，焦槟榔30克，炒莱菔子20克，炒牵牛子30克，碾末，水泛为丸，每次5~

7克，日3服。其中牵牛子亦名二丑，不宜多用，通肠利水，破气伤正，损害身体。受业生湖南皇甫日涛，聪明好学，又加入鸡内金50克，香附20克，枳壳15克，厚朴15克，提高行气化积之力，是锦上添花。

喘咳双疗汤功更强

老友夏候卓，博学多识，才华纵横，为肺病专家，临床喜开中药。他将泻白散加量改成汤剂：地骨皮50克，桑白皮50克，粳米30克，甘草5克，调理肺热咳嗽、哮喘、痰多。水煎，分3次服。老朽认为功力不够，提出加入黄芩15克，枇杷叶30克，天竺黄9克（冲），茯苓10克，杏仁9克，麻黄6克，石膏30克，收效较好，对肺炎、肺结核、支气管炎、支气管哮喘、间质性肺炎，都有作用，称喘咳双疗汤。并说大青龙汤去桂枝（麻黄、杏仁、石膏、甘草、生姜、大枣）也可考虑投予，但不如此方。

三号冠心汤调理冠心病

老朽调理冠心病，重点扩张冠状动脉，增加血流量，减少心肌耗氧，改善微循环，兼降血压、血脂与黏稠度，在山东中医药大学医院组成三号冠心汤：川芎15克，葛根15克，当归15克，夏枯草15克，槐米15克，决明子30克，郁金15克，丹参30克，茺蔚子15克，怀牛膝20克，三七参5克（冲）。水煎，分3次服。功能清上利下、平肝潜阳、活血散瘀，治疗胸闷、憋气、心区刺痛，甚至窒息现象，普遍有效。如精神不振、疲乏无力，加黄芪30~60克，可解除气虚症状。

淋漓汤治疗前列腺炎

前列腺炎急性发作期，宜投清热、寒凉、解毒药，慢性者则表现尿等待、分岔、阴囊潮湿，下腹部隐痛，小便夜间增多，应以症状为主，按内在通而不畅、气滞血瘀施治，老朽常投淋漓汤：丹参15克，香附9克，三棱9克，莪术9克，桃仁9克，红花9克，乌药9克，泽泻15克，大黄2克，柴胡9克。水煎，分3次服，每日1剂，连用15~30天。尚有湿热加鸭跖草20克，海金沙10克，尿中潜血加参三七9克（冲），痛而不止加白芷9克，蒲黄9克，炒五灵脂9克，皇冠血竭3克（冲）。疗效良好。

化浊丸治疗口臭

胃中湿热、浊气上冲，能发生口臭，亦与口腔自洁障碍有关，除每次饭后刷牙、清洁口腔外，应配合药物调理，老朽以甘露消毒丹、三仁汤进行加减，新制化浊丸：藿香100克，佩兰100克，白豆蔻100克，厚朴100克，石菖蒲100克，苍术100克，薄荷50克，黄连50克，白芷50克，半夏30克，泽泻30克，高良姜30克，砂仁30克，木香30克，玫瑰花30克。碾末，水泛为丸，每次5～10克，日3服，对口腔异味、梅核气、异物感、慢性咽炎，均可投用，重点治疗口内浊臭、气味喷发。

清解汤治疗夏季无汗低热

老朽于1957年在山东中医进修学校执教时，曾在外门诊部拟有一首小方，由青蒿30克，生地黄15克，玄参15克，知母10克，牡丹皮10克组成。水煎，分3次服用，命名清解汤。专治夏季无汗低热、功能性低热、原因不明性低热，体温持续在37～38℃，从青蒿鳖甲散化裁而出，曾诊疗多人，效果良好。

业师新定安神汤

业师谦称拾遗翁，喜补充先贤遗漏，据酸枣仁汤、黄连阿胶汤、归脾汤、天王补心丹化裁出新定安神汤，治疗心肝阴虚、阳气过扰，心悸、惊恐、失眠、精神不安，由酸枣仁18克，五味子9克，当归9克，龙眼肉30克，白芍6克，黄连6克，茯神15克，百合9克，龙齿15克组成。水煎，分3次服，每日1剂，连用10～20天为一疗程，而且对神经衰弱、焦虑症、坐卧不宁之烦躁病，也有治疗作用。

八味内消汤治疗乳痈

乳痈初起，乳房膨胀，红肿掀痛，触之灼热，即乳腺炎症，宜投八味内消汤：瓜蒌30克，连翘15克，银花30克，炮穿山甲9克，丹参9克，乳香9克，没药9克，蒲公英60克。水煎，分3次服，连用5～8剂，便可消散。如已化脓加皂角刺9克，桔梗9克，使其速溃外出；疼痛较剧加白蔹休15克，以化解毒邪。

祛斑汤治疗蝴蝶斑

妇女颜面色素沉着，表现不一，以晦暗褐黑为主，常于眼下、颊部聚积，鼻中间发生谓之蝴蝶斑。虽属皮肤病，却与内分泌失调有关，不少患者月经延后、血量日减，甚至大便秘结下行不爽，调理时要温通经脉、活血散瘀、疏利肠道，老朽以《医林改错》逐瘀汤加减，组成祛斑汤：当归9克，川芎9克，桃仁9克，红花9克，川大黄3克，丹参9克，赤芍6克，肉桂6克，牡丹皮6克，柴胡6克，没药6克，生姜5片，老葱3段。水煎，加黄酒30毫升，分3次服，连用10~20剂，均能见效。比吃大黄䗪虫丸功效好。

苍耳子丸治疗鼻渊

鼻渊又名脑漏，以头痛、鼻塞、流涕、嗅觉不灵为主，甚至记忆力下降、说话声如从瓮中出。常见于慢性鼻炎、过敏性鼻炎、副鼻窦炎。老朽习开苍耳子丸：苍耳子150克，白芷60克，辛夷50克，薄荷50克，加藿香150克，细辛30克，荆芥30克，露蜂房60克，桔梗30克，诃子20克，大黄10克，碾末，另取猪胆汁500毫升与水调合成丸，每次5~10克，日3服，亦可用桑白皮15克。水煎，送下本药。20~60天为一疗程，极有裨益，可预防复发。

大生发汤治疗斑秃

斑秃，又名油风、鬼剃头，为圆形脱发证，属突发性。老朽常以神应养真丹：羌活9克，白芍9克，天麻9克，木瓜9克，菟丝子9克，当归9克，熟地黄9克，川芎9克，加女贞子9克，侧柏叶9克，旱莲草9克。水煎，分3次服，连用15~30天，外用大蒜汁涂抹局部，易见功效。尔后增入丹参9克，红花9克，桂枝9克，称大生发汤，配合活血散瘀药，进一步提高治疗效果。

缩泉丸加味治前列腺肥大

虚寒性遗精、尿频、遗尿、夜尿增多，小便淋漓不能自主，无热、痛现象，与肾亏不摄有密切关系，和泌尿系感染有异，勿混为一，应温化下元，重点突出"固"字，老朽习投缩泉丸：乌药100克，益智仁100克，山药100克，加桑螵蛸100克，龙骨100克，碾末，水泛成丸，每次6~9克，日3服，宜用15~45天，亦可加仙茅20克，巴戟20克，仙灵脾20克，补益肾阳以助疗效。治疗前列腺肥大，也见功力。

涤暑汤治疗暑湿

夏季感受暑湿，头昏脑胀、胸闷口腻、舌苔白厚、不思饮食，脉搏濡缓，老朽习开半夏9克，藿香12克，紫豆蔻9克，杏仁6克，石菖蒲9克，厚朴6克，枳壳6克，薏苡仁9克，猪苓3克，神曲9克，西洋参3克，炒山楂6克。水煎，分3次服，连用3～6剂即恢复正常，名涤暑汤。这一处方，是由三仁汤、藿朴夏苓汤化裁而出，收效良好。

双治汤调治阴液耗伤

热性病晚期或伤寒阳明证，阴液大量耗伤，口燥、唇裂、咽干、尿赤，大便秘结，腹内胀硬隐痛，只宜用软化疗法，老朽将增液承气汤与承气养营汤变化组成一方，既驱邪又扶正，名双治汤：生地黄30克，玄参30克，麦冬30克，当归15克，知母15克，大黄6克，元明粉3克。水煎，分3次服，连续3～5剂即可，效果显著。门人王寿卿君提出再加西洋参9克，益气生津，令功力更有所增强，转为完善之方，此言甚佳。

三仙散治疗痢疾

友人烟台李少川，精针灸、外科，在山东中医药大学管理教务，卓有成就。邀老朽诊一痢疾患者，便下脓血，开始用香连丸、白头翁汤，历久不愈，已延至两个月，当时感觉棘手，即给以验方三仙散：炮附子10克，肉桂80克，诃子80克，碾细末，每次7克，日3服，连吃7天，颇见效果，嘱其继续应用，凡12天，症状全部消失，宣告治愈。此后常以本散兼医慢性结肠炎、休息痢，均获良效。此方温化下元与固塞肠道合用，宜于久痢、久泻、虚寒之人，初起者勿要盲服。

三品散治消化道疾病

老朽临床对胃溃疡、十二指肠溃疡制有三品散，宜于消化道泛酸、灼心、疼痛，久治不愈，收效良好，由浙贝母150克，乌贼骨150克，公丁香30克，吴茱萸15克组成，碾细末，每次5～7克，日2～3服。长期应用，功力最佳。

大解汤苦寒直折治牙痛

老朽治风火或内热牙痛，采取宣化与清里疗法，以苦寒直折为重点，常开大解汤：蒲公英 30 克，野菊花 15 克，黄芩 15 克，山栀子 15 克，黄柏 9 克，大黄 6~15 克，元明粉 3~9 克。水煎，分 3 次服，连用 3~9 剂转愈。

肾炎汤治急性肾小球肾炎

老朽治急性肾小球肾炎，根据临床出现的高血压、水肿、小便少、尿有蛋白、管型、潜血等，制定肾炎汤：白茅根 120 克，茯苓皮 9 克，冬瓜皮 30 克，泽泻 9 克，猪苓 9 克，汉防己 6 克，小蓟 15 克，旱莲草 15 克，车前草 15 克，芡实子 15 克，益母草 9 克。水煎，分 3 次服，每日 1 剂，7 天症状大减，改为两日一剂，三周后小便红细胞、蛋白均转阴性。

头鸣汤治疗头鸣经验

头鸣即现代所谓脑鸣，非暂时或一过性，属病理现象，自觉状态如鸟叫、蝉鸣、轰隆、风吹、流水声，同脑髓不足有关，应着重肾阴亏损补益髓海，老朽常以六味地黄汤加减，较有疗效，且将烦躁、失眠、头昏、眩晕伴发的症状，一并解除，命名头鸣汤：熟地黄 30 克，山萸萸 15 克，丹皮 9 克，女贞子 15 克，制首乌 15 克，五味子 9 克，枸杞子 15 克，阿胶 15 克，龟板 15 克，加苍术 3 克，荷叶 9 克，升发清阳，石菖蒲 15 克芳香宣散、开窍化浊。水煎，分 3 次服，每日 1 剂，连用 15~40 天，切忌间断。

收敛汤治疗老年性耳鸣

老年性耳鸣，常由动脉硬化、高血压、高血脂引起。神经性耳鸣与年龄关系不大，如蝉鸣、鸟叫日夜不止，影响听声、睡眠、工作。医治此证比较棘手，且时间甚长。老朽以补肾阴为主加镇肝、潜阳、息风药，并增入少量活血化瘀之品，命名收敛汤：熟地黄 30 克，山萸萸 15 克，女贞子 15 克，旱莲草 15 克，白芍 15 克，牡丹皮 9 克，牡蛎 30 克，珍珠母 30 克，龙骨 15 克，磁石 15 克，红花 9 克，桃仁 9 克，龙胆草 9 克。每日 1 剂，水煎，分 3 次服，连用 15~45 天为一疗程。忌辛辣刺激、暴怒，戒烟酒，解除便秘，效果较佳。门人范榭君，又加龟板 30 克，见功更捷，提高治愈率。

大黄芪汤重用黄芪疗痿证

老朽1978年于济南治疗一全身无力患者，从颈部到躯干、四肢萎弱无力不能行走，无疼痛感，处于瘫痪状态，已有2年余，经中西多方医疗皆乏效验。开始老朽给予起痿汤，也如水投石，在黔驴技穷的情况下，姑以验方大黄芪汤试之，计黄芪200克，怀牛膝30克，鸡血藤60克，桂枝30克，独活15克，千年健15克，人参15克，川芎15克，当归30克，生姜5片，大枣10枚（劈开）。每日1剂，水煎，分3次服，连用1个月未有加减，出乎预料，竟逐渐好转，嘱其继续服药，共120天，能下床扶杖活动，会端碗吃饭了。3年后相见，言可生活自理。

卧倒汤治疗失眠

老朽1956年于山东省中医院诊一患者，言神经衰弱已久，头昏、失眠、彻夜不能合眼，记忆力大降，谈话南辕北辙，无逻辑性，欲寻短见一死了之。中药交泰丸、酸枣仁汤、天王补心丹、黄连阿胶汤、孔圣枕中丹，均乏疗效，当时即以小方卧倒汤与之，计夜交藤90克，罂粟壳9克，半夏6克。水煎，分3次服。共用6剂，颇现功力，嘱其每日1剂，切莫中断，20天后能安睡6小时，症状递减，过去的便秘也解除了。从此又历验多人，本汤疗效显著，可超越他方。

龙牡苓眼疗怯汤治疗胆怯症

老朽1980年于济宁中医院遇一怯症，与卑愫相似，但临床表现不同，心悸、气短、忐忑不宁、怕见外人、怕闻声音、怕指有病，经常藏在屋内，愿和外界隔绝，一夜数醒、惊恐、坐待天明。中西混治，均无显效。从发病到就诊已有二年。当时亦感棘手，试以仲景先师法调之，投龙骨30克，牡蛎30克，茯苓40克，甘草15克，加龙眼肉50克，紫石英30克，当归9克。水煎，分3次服，每日1剂，连用7天，症状大见缓解，嘱其不要改方，1个月不停，共吃了60剂，竟然彻底治愈，既未复发，也没留下后遗症，医者满意，病家欢喜不已。老朽本案小结，汤内龙、牡、苓、眼起主导作用，重点镇、安，量大、不停，方收全功，即命名龙牡苓眼疗怯汤。

破梦丹治梦游症

老朽1992年于山东中医药大学门诊部诊一40岁男子，患梦游症，每夜入睡后在梦中各处漫游，均为其日常熟悉地，第二天起床十分疲劳，甚至无法上班工作，已八个月。投《金匮要略》酸枣仁汤、二加龙骨牡蛎汤依然如故，改师《千金要方》法，授予夜交藤 600 克，何首乌 300 克，酸枣仁 300 克，全蝎 100 克，黄连 150 克，百合 100 克，僵蚕 100 克，蜈蚣 20 条，天麻 100 克，山栀子 100 克，大黄 10 克，朱砂 5 克，丹参 50 克，碾末，水泛成丸，每次 10 克，日 3 服，吃了 35 天，病情逐渐消失，本药用完，未再来诊，已告治愈。老朽将本方命名破梦丹。

腹淋治疗汤治肠道淋巴结炎

医友郑元龙于山东邀家中会诊一 9 岁男童，少腹部经常隐痛已有二年，最后断为肠道淋巴结发炎，屡医不愈。老朽从其表现低热、不喜按压，有气滞、虚热，属内在郁结，以通、开、凉、解处方与之，计乌药 9 克，醋炒延胡索 7 克，香附 7 克，枳壳 6 克，木香 6 克，荔枝核 9 克，川楝子 6 克，蒲公英 15 克，紫花地丁 10 克，青皮 6 克。水煎，分 3 次服，每日 1 剂，连饮 10 天症状消失，嘱改 2 日 1 剂，继用不停，1 个月后即获痊愈，追踪半年，未再复发。乃命名腹淋治疗汤。

加减化胃汤治胃肠病疗效佳

老朽在山东中医药大学门诊部制有加减化胃汤：苍术 7 克，厚朴 9 克，陈皮 9 克，半夏 9 克，鸡内金 9 克，白豆蔻 9 克，砂仁 9 克，藿香 9 克，焦山楂 9 克，槟榔 9 克，神曲 9 克，佩兰 7 克，黄连 7 克，干姜 6 克，炒谷芽 9 克，枳壳 6 克，石菖蒲 6 克，浙贝母 6 克，甘松 6 克，代赭石 10 克。水煎，分 3 次服。治胸膈胀满、灼心、嗳气、疼痛、消化不良、食欲欠佳、泛吐酸水。对食管炎、胃炎、十二指肠炎、胆汁反流与溃疡病，均可收效。每日 1 剂，应连用 10～30 天。如检出幽门螺杆菌，再加银花 10 克，蒲公英 30 克，紫花地丁 30 克，功效较捷。

自制消炎灵治疗慢性乙肝有佳效

老朽临床调理慢性乙型肝炎，对于转氨酶、转肽酶、胆红素、球蛋白升高，五项指标表面抗原、E 抗原、核心抗体阳性，病毒量超标、乏力、黄疸、胁下不舒者，曾于山东中医药大学门诊部组方称消炎灵，由虎杖 30 克，白花蛇舌草 30 克，贯众 30 克，板蓝根 30 克，龙胆草 50 克，田基黄 30 克，黄连

30 克，大黄 10 克，茵陈 30 克，柴胡 30 克，连翘 20 克，银花 30 克，山楂 30 克，郁金 30 克，垂盆草 50 克，升麻 30 克，五味子 30 克，黄芩 30 克，苦参 30 克，人参 30 克，丹参 30 克，大青叶 30 克，白蚤休 30 克合成，碾末，加牛胆汁 500 毫升，水泛为丸，每次 7~10 克，日 3 服，30~90 天为一疗程，连续应用，不宜中断，效果良好。谷丙转氨酶、谷草转氨酶过高者，要多吃山西陈醋。

自制脱痒丸治疗皮肤病

开福寺高僧圣来禅师精医理方术，在民间广施药饵，留有脱痒丸：浮萍 50 克，夜交藤 50 克，徐长卿 50 克，黄芪 50 克，蝉脱 50 克，白蒺藜 50 克，柴胡 50 克，蛇蜕 50 克，鬼箭羽 50 克，秦艽 50 克，麻黄 50 克，连翘 50 克，石韦 50 克，汉防己 50 克，丹皮 50 克，地龙 50 克，白鲜皮 50 克，苦参 50 克，蛇床子 50 克，百部 50 克，仙灵脾 50 克，荆芥 50 克，威灵仙 50 克，雷公藤 30 克，土茯苓 50 克，仙鹤草 50 克，补骨脂 50 克，地肤子 50 克，紫草 50 克，全蝎 50 克，凌霄花 50 克，僵蚕 50 克，蜈蚣 50 条，川椒 50 克，射干 5 克，大黄 30 克，乌梢蛇 50 克，茵陈 50 克，白蚤休 50 克，山豆根 50 克，菝葜 50 克，苍耳子 50 克，槐米 50 克，碾末，水泛成丸，每次 7~10 克，日 3 服，连续应用 15~60 天。治湿疹、皮炎、荨麻疹、牛皮癣、老年性血燥、多种皮肤瘙痒症，都相当有效。过敏性或非过敏性皆可疗之。

自拟息动汤治儿童多动症收良效

老朽通过多年临床，不断总结经验，提出：凡小儿口中常发出"吭吭"声，日久不已，形成惯性，照慢性咽炎调理无效，可按多动症治疗，用息动汤：龙骨 6~15 克，牡蛎 9~15 克，全蝎 4~10 克，僵蚕 5~10 克，蜈蚣 1~3 条，半夏 4~7 克，天麻 4~9 克，珍珠母 9~15 克。水煎，分 3 次服，每日 1 剂，连用 15~30 天，甚有成果。

自创消水一线汤治疗各种水肿

老朽于花甲之年根据《金匮要略》调理风水、皮水、石水、正水经验，凡遇身体沉重、大腹膨满、四肢浮肿、压之凹陷、小便不利为主，常开越婢汤、防己茯苓汤、甘草麻黄汤、麻黄附子汤综合处方，命名消水一线汤：麻黄 9 克，黄芪 30 克，桂枝 12 克，茯苓 30 克，白术 20 克，炮附子 9 克，汉防己

15克，甘草6克，生姜9片，大枣15枚（劈开）。水煎，分3次服，连用不辍。对内在功能失调、代谢紊乱、心肝病变、营养不良、原因未明之水液潴留形成的水肿，都能起不同程度的作用，使医圣经验得到进一步发扬。

自拟解毒汤治妊娠恶阻

妇女怀孕1~3个月，常发生早期妊娠中毒，即恶阻现象，嗜好酸辣，恶心、呕吐，重者所吃食物完全涌出，甚至米水难下。老朽临床曾拟一方，名解毒汤：竹茹30克，黄芩9克，黄连9克，苏叶9克，灶心土30克。水煎，分5次服，不影响胚胎，3~6剂可愈。加陈皮15克，生姜9片，亦佳。

血管神经性头痛验方

头痛，症状简单，但原因复杂，先要排除血压性、精神性、占位性、他病延及性多种因素，凡神经、血管性引起者，虽然比较顽固，以中药调治，颇有一定效果。老朽在临床上曾配制一方，由天麻15克，川芎15克，白芷15克，藁本15克，羌活15克，蔓荆子15克，全蝎15克，丹参15克，僵蚕15克组成。每日1剂，水煎，分3次服，连用15~30天，能得到明显改善，称九个十五汤。所定之量，不宜降低，否则功力即弃。或云加入介类潜阳，如龟板、牡蛎、珍珠母，可提高疗绩，经验证明，非肝阳上亢证，反而画蛇添足，浪费药物。

三 合 一 汤

《伤寒论》温里回阳祛寒、抑制人体阴盛，重点投用方剂为四逆汤（附子、干姜、甘草），从药量分析，以甘草为君；通脉四逆汤（附子，增加干姜、甘草之量）以干姜为君；白通汤（附子、干姜、葱白）以葱白为君。老朽常将其合在一起，称三合一汤，可温里、散寒、益气、通阳，对阴盛阳衰证，甚有疗效。但甘草和中有余，补气之力不足，还应加入人参，方能完成这一使命。

疏理汤治疗肝气冲胃

老朽临床遇肝气冲胃，胸闷、烦躁、厌食、胁下不舒、嗳气频作不已，师法《伤寒论》代赭石旋覆花汤，另组一新方，名疏理汤：代赭石30克，旋覆花9克，黄连9克，柴胡9克，郁金9克，甘松15克，半夏9克，降真香9克，大黄2克，生姜6片。水煎，分3次服。和原方相比，功效较好。1990年诊一妇女，因精神刺激，胸中如塞，日夜嗳气，无食欲感，背部发胀，脉弦，大便二日一行，即以所处此汤与之，增代赭石为50克，大黄至6克，每日1剂，连用5天，证情大减，又继饮3剂，恢复了健康。事实证明，代赭石虽能降逆下气，加入大黄、降真香，百尺竿头更进一步。经验得知，旋覆花若不同他药配伍，单独降气，作用不大。

内鲜汤治疗乳腺小叶增生

妇女乳腺小叶增生，为常见外科疾患，多发于20～45岁，月经来潮前加重，能触到结节状硬块，停潮后逐渐转小或消失。老朽喜投内鲜汤：瓜蒌30克，柴胡15克，青皮9克，夏枯草15克，浙贝母15克，枳壳9克，丹参9克，郁金9克，桂枝9克，䗪虫6克，橘叶30克，制乳香7克，炒没药7克。水煎，分3次服，每日1剂，通过行气散结、活血软坚，连用10～20天便可消除。若久治不愈，肿块增大、疼痛、乳头溢出分泌物，就有转化为恶性肿瘤的倾向，应及时诊疗，早期手术第一，配合中药调理，防止隐性扩散，避免复发。

治疗精神疾病验方

精神或感觉异常病证，临床表现比较复杂、怪状不一。1980年见一男子，40岁，言头内有人说话，支配其工作、行动，耳中又听到别人骂他，日夜不能入眠，恐惧万分，如"祟"附身，无法摆脱。由省立医院相邀，委老朽诊疗，排除过去精神分裂施治方案，改弦更张，按焦虑内迫证调理，投予酸枣仁15克，百合15克，郁金30克，龙齿15克，牡蛎30克，茯神30克，珍珠母30克，天麻15克，全蝎10克，夜交藤30克，甘草9克，生姜6片，大枣10枚（劈开）。每日1剂，水煎，分3次服，7天后已现功力，又加天竺黄3克，继续调理，凡25贴，异象全瘳。从此即以本方对证应用，皆可收得佳效。

保安汤治神经衰弱

杏林耆宿，自名老将张简斋，晚年于岭南执业，和既往不同，善开小药，以平淡为特色，有毒之品，均摒弃不取。感冒用桑叶、连翘、银花，咳嗽用杏仁、桔梗、贝母，无汗用紫苏、薄荷，舌苔厚腻用黄连、石菖蒲，胸闷用砂仁、白豆蔻，停食用谷芽、鸡内金，更衣困难用瓜蒌、郁李仁，小便不畅用通草、淡竹叶，失眠易梦用白芍、酸枣仁，温阳用淡附子，益气用西洋参。处方十味左右，投量极少。就诊患者，皆曰稳妥。这是他谢绝人间之前的状况，数十年饱经风雨，改变了治疗生涯。曾制定一首验方，称保安汤，医神经衰弱、血不养心，惊悸、健忘、夜难入睡，由当归6克，川芎4克，龙骨6克，酸枣仁6克，丹参3克，琥珀1克（冲）组成。每日1剂，水煎，分2次服，下午5点、9点各饮半杯，确见功效。

健身汤治腰痛病

经常腰痛，除外伤外，多与肾虚有关，医友白雪樵精研运动系统病，对腰肌劳损、腰肌纤维炎、腰椎间盘突出，在调肾的前提下，重视通经活络、强筋壮骨、温养肌肉、兼治气血，喜开当归9克，川芎9克，黄芪15克，木瓜15克，怀牛膝30克，续断15克，炒杜仲15克，制川乌15克，红花15克，炒没药9克。每日1剂，水煎，分2次服，坚持应用1个月，易收良效，称健身汤。老朽投予本方时，又加制乳香9克，三七参6克（冲），提高药力，能缩短治疗过程。也可把剂型改为丸散，增入血竭5克，每次6～9克，日3服，同样见功，约需50天。

催睡汤治失眠

经方调理失眠证，有两首处方，一为少阴热化后心阳过亢虚烦不宁，应补虚清热，投黄连阿胶汤（黄连、黄芩、白芍、阿胶、鸡子黄）；二为心阴不足，缺乏血养，宜滋润安神，投酸枣仁汤（酸枣仁、茯苓、知母、川芎、甘草）。同门兄蔡凡民将二方合在一起，进行加减，组成新方，有黄连9克，白芍9克，阿胶9克，酸枣仁30克，知母9克，川芎6克，茯苓12克，山栀子9克，名枣黄催睡汤，治疗各种失眠，均能见效。老朽经验，此方临床比黄连阿胶、酸枣仁汤作用好，属于锤炼之剂，若再加夜交藤30～50克，功力更为可观。

清阳助阴汤治疗肝旺肾亏

老朽临床，对人的性格有所观察，并依此判断其体质而选择用药：凡性急易激惹，精神过激冲动，属点火即着型，往往肝火偏旺、肾水虚衰，天长日久能转化为阳性体质，导致内在亏损，缩短寿命。保健专家郑天铎先生提出配合中药纠正，吃滋阴壮水之品六味地黄丸，很有道理。老朽之看法还应添入泻火、介类潜阳与"以甘缓之"、酸以收敛之品，且抑制内风萌动，防止头脑一热发生事端。曾拟小方以备投用，有生地黄9克，山茱萸9克，丹皮6克，知母6克，黄芩6克，龙胆草6克，青黛2克（冲），石决明9克，龟板9克，白芍9克，甘草3克，女贞子3克，名清阳助阴汤。每日1剂，水煎，分2次服，有益无害，能见疗效。广东友人主张加大黄2~3克泻以解急，因非实证，不用为好。

养心汤治疗冠心病

冠心病，属动脉粥样硬化，心脏供血不足，属于中医胸痹范畴，一般有胸闷、憋气、心慌、疼痛现象，要通心阳，扩张、软化血管，增强弹性，改善血液循环，促进血流量，提高氧气供应。老朽于山东中医药大学门诊曾组建一方，名养心汤，有三七参10克，当归9克，川芎12克，薤白15克，瓜蒌30克，丹参30克，山楂20克，藏红花6克（冲）。水煎，分3次服，每日1剂，15天为一疗程，通过心电图观察变化情况。2005年诊一海运患者，50岁，抱本病已久，目前以剧痛为主，放射到左侧肩胛，医院断定心绞痛、心肌梗死发作，吃药乏效，当时无法手术，即用此方疗之，凡3剂症状缓解，继服7天，转危为安。

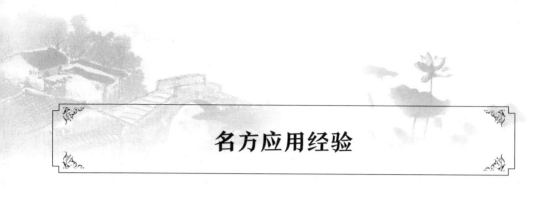

名方应用经验

二至丸加减治疗肝肾阴虚证

友人杜心禹经营广生堂药业，精品种鉴别、炮制加工。存有手抄本验方，其中一首为二至丸加味，医肝肾阴血不足，头昏眼花、视力下降、手足心发热、腰膝腿软、舌红口干、夜睡易醒、常做噩梦，宜于虚火内扰、焦虑不安、神经衰弱之人。以女贞子500克，山茱萸300克，制何首乌300克，碾末，用旱莲草1500克水煮两遍、浓缩，同上药和匀成丸，每次10克，日3服，连吃1个月，收效颇佳。老朽临床又加入牡丹皮100克，清热、凉血、保阴，命名补虚抑火丹，亦能投予心肾不交、肝风内动、懊侬失眠、频发暴躁、植物神经功能紊乱、老年易惹之性格改变，长时应用，无不良现象，对食欲稍有影响，未见大碍，男女更年期综合征也可选服。

启膈散之应用

医友滕文度，称赞先贤程国彭之《医学心悟》，并研究其启膈散，谓一大名方。老朽临床用于食管炎、胃炎、胃窦炎、十二指肠炎、胃神经官能症、幽门狭窄、上消化道反流病，都有一定作用，要突出进食障碍、难下、胀满、呕吐、疼痛，投量为北沙参10克，川贝母10克，丹参10克，茯苓6克，砂仁壳15克，郁金10克，荷叶蒂15克，杵头糠30克，加大黄3克，能提高动力。水煎，分3次服，每日1剂，15~30天为一疗程。对贲门郁阻也有效果。

少腹逐瘀治不孕

河北玉田先贤王清任虽不长于文，却属有阅历的实践家，《医林改错》所记各种处方皆从经验中来，是岐黄界公认奇人。其少腹逐瘀汤：当归10克，

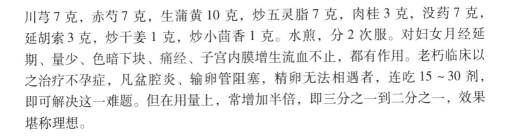

川芎7克，赤芍7克，生蒲黄10克，炒五灵脂7克，肉桂3克，没药7克，延胡索3克，炒干姜1克，炒小茴香1克。水煎，分2次服。对妇女月经延期、量少、色暗下块、痛经、子宫内膜增生流血不止，都有作用。老朽临床以之治疗不孕症，凡盆腔炎、输卵管阻塞，精卵无法相遇者，连吃15～30剂，即可解决这一难题。但在用量上，常增加半倍，即三分之一到二分之一，效果堪称理想。

通窍活血治黄褐斑

老朽验证，除肝硬化满脸鳖黑外，青、壮年颜面局部晦暗，色素沉积、黄褐斑，要以通窍活血汤加减调治，常开当归10克，川芎9克，丹参12克，桂枝9克，三棱9克，莪术9克，赤芍9克，桃仁9克，红花9克，益母草9克，大黄2克，生姜15克，老葱15克。水煎，分3次服，连续应用1个月，即逐渐消退。麝香昂贵，可摒弃之。但吃养阴或补益药则加重。

黄元御黄芽汤应用经验

山东昌邑先贤黄元御"贵阳贱阴"学说引起后人不少争议，然其温养补正的论点则为医林所称赞。他受《伤寒论》理中丸启发，创制黄芽汤：人参、茯苓、干姜、炙甘草，单刀直入，药少而精，属代表作。本方温中散寒、健脾益气，兼制水邪，对体虚无力、食欲低下、停饮心悸证，有良好疗效。老朽以之治疗胃炎、消化不良、大便不实、遇冷即泻者，都有明显的疗效。剂量随病况而定。

左金丸加入绿茶粉物美价廉疗效提高

左金丸为姜汁炒黄连、盐水泡吴茱萸六比一合成，偏重寒凉。主治肝火冲胃，土被木克，胸闷、嗳气、灼心、嘈杂、泛恶、吐酸、胁痛，常用于食管炎、胃炎、十二指肠炎。老朽经验，对肠炎热泻、结肠炎大便溏、下利脓血也有一定作用，在此基础上，加入占黄连六分之一的绿茶粉末，调理肠道炎症，疗效提高，物美价廉，可随证观察。

甘温除热补血汤

补血汤中黄芪占五分之四、当归占五分之一，通过大剂益气使气旺生血、

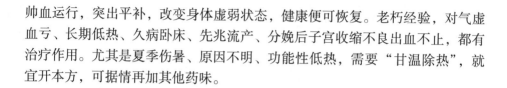

帅血运行，突出平补，改变身体虚弱状态，健康便可恢复。老朽经验，对气虚血亏、长期低热、久病卧床、先兆流产、分娩后子宫收缩不良出血不止，都有治疗作用。尤其是夏季伤暑、原因不明、功能性低热，需要"甘温除热"，就宜开本方，可据情再加其他药味。

越鞠丸应用经验

相火论大家朱震亨认为，人体"气血冲和，百病不生，一有怫郁，诸病生焉"，气、血、痰、火、湿、食发生变化，可转成病理性郁证。喜以川芎、香附治气郁，苍术、白芷治湿郁，海浮石、天南星治痰郁，青黛、山栀子治火郁，桃仁、红花治血郁，且将香附行气、川芎活血、苍术燥湿、山栀子泻火、神曲消食，痰多加贝母，开字当头，组合成方，综合治疗多种郁证，称越鞠丸。老朽经验，确有疗效，特别是妇女内分泌失调、植物神经功能紊乱，再加柴胡一味宣散，功力更好。

控涎丹乃治痰之本功力良好

临证理痰专方，有王隐君滚痰丸、陈无择控涎丹，前者由大黄、礞石、黄芩、沉香组成，后者为甘遂、大戟、白芥子配制。习用于胸胁停饮、精神异常、躁狂型精神分裂症。李时珍指出痰从湿邪火炼而化，饮、涎、涕、癖积，产生多种证候，杂病中占十之六七，随气升降，无处不到，入心迷窍成癫痫，妄言幻视；入肺咳、唾、喘息、背冷；入肝胁痛、干呕、寒热往来；入经络麻木、疼痛；入筋骨颈、项、胸、背、腰、胁、手足牵引隐痛，取控涎丹疗之，殊有奇效，"此乃治痰之本"。老朽验证，功力良好，唯甘遂、大戟必须炮制去毒，小量应用，否则易生险情。

八仙汤五味消毒饮合用治疗盆腔炎性疾病

《产科发蒙》之八仙汤，由茯苓、白木通、土茯苓、大黄、陈皮、银花、当归、川芎组成，亦称八味带下方，适于急性盆腔炎、感染性宫颈糜烂，发热、腹痛、黄赤脓性带下淋漓不止。老朽常以之与《医宗金鉴》五味消毒饮（银花、紫花地丁、蒲公英、野菊花、紫背天葵）配合投用，收效良好。加入赤芍、牡丹皮、鱼腥草、红藤、川楝子、败酱草，增强清热、解毒、凉血之力，则功效更佳。

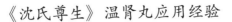

《沈氏尊生》温肾丸应用经验

《沈氏尊生》之温肾丸，由熟地黄、山茱萸、巴戟天、当归、菟丝子、鹿茸、益智仁、杜仲、茯神、山药、续断、蛇床子组成，适于肾阳虚衰、冲任亏损，月经延期，子宫发育不良。对脑垂体、甲状腺、肾上腺功能紊乱，内分泌失调，女子原发性或继发性不孕症，都有治疗作用。老朽经验，在丸中加入少许肉桂、藏红花、丹参活血，还会提高疗效。配伍剂量，根据病情而定。

寿胎丸治流产经验

张锡纯既精研热性病，也善医杂证，所制寿胎丸，由续断、阿胶、菟丝子、桑寄生组成，适于先天不足、身体虚弱、卵巢功能低下，子宫内膜发育不良、孕激素分泌过少，叶酸、维生素 E 缺乏，或久病伤损冲、任二脉，不能保护胎元。对先兆流产、习惯性流产，除母子血型不合者外，从怀孕开始皆可应用。老朽经验，加黄芪、白术升补脾气，小量黄芩清热凉血，苎麻根、南瓜蒂固摄胚基，效果尤佳。

三物香薷饮治疗暑湿证经验

老朽治疗夏日暑湿季节，因饮冷、乘凉感受寒邪，导致恶心呕吐、头痛无汗、数次泻下者，喜开三物香薷饮：香薷 10 克，炒扁豆 15 克，厚朴 6 克。水煎，分 2 次服。若口苦、吐泻不已者，加黄连，为四物香薷饮；心悸、停水、小便短少者，加茯苓，为五物香薷饮；腿痛、转筋者，加木瓜，为六物香薷饮。药物不多，确有效验。或云香薷乃夏天之麻黄，不宜投用，实际发汗之力较弱，切勿谈虎色变，将良品掩没。

刘草窗痛泻要方

明代御医刘草窗痛泻要方，为著名方剂，对木强土弱、肝气克脾之阵发性腹泻、胀满，痛即大便，有一定作用，可投诸急性肠炎、肠功能失调、肠道易激综合征。组方特殊，论者不一，虞花溪《苍生司命》说："泻责之脾，痛责之肝，肝责之实，脾责之虚、脾虚肝实，故令痛泻。炒术所以健脾，炒芍所以泻肝，炒陈所以理脾，防风所以散肝，不责于实者，以实痛得泻便减，今泻而痛不止，故责之土败木贼。"很有道理，老朽应用，即以此为据。

李西垣清气饮

仪征李西垣《辨疫琐言》之清气饮，由杏仁霜、桔梗、蝉蜕、银花、藿香、苏叶、半夏、神曲、谷芽、茯苓、陈皮组成，治疗温邪初起头痛、鼻塞、发热、呼吸不利、食欲低下，比吴又可达原饮轻灵，宣散力强，宜于风热感冒，身体较弱、不耐峻药攻伐之人。在调理流行性热病方剂中，洵属一首名方。

风热感冒，桑菊银翘"抗生"药

传统上将感冒分为风寒、风热，现今所见风热型，高热症状明显，且杂有细菌、病毒，流行性为多，医治时运用桑菊饮、银翘散，应重新组方，要增加"抗生"药，才能提高功效，老朽常开者，由银花、连翘、贯众、青蒿、大青叶、黄芩、板蓝根、柴胡、白蚤休、金果榄等，清热解毒、防疫逐秽、化浊消肿，取其综合作用，其力甚伟。

湮没无闻的圣散子

北宋苏轼推荐眉山巢谷之圣散子，开始传于沈括，又授予庞安时，由草豆蔻、石菖蒲、猪苓、高良姜、独活、附子、麻黄、厚朴、藁本、白芍、枳实、柴胡、泽泻、白术、细辛、防风、藿香、半夏、茯苓、甘草组成，医伤寒、瘟疫，水煎服。流传很广，"太学诸生信之尤笃"。其性偏燥，升阳助火，副作用大，"发生狂躁昏瞀"，以之调治寒疫也非妙方，因而湮没无闻。

四物汤呆方活用

老朽临床常开四物汤：当归9克，熟地黄9克，白芍9克，川芎9克。养血以当归15克为君，用于面无华色、月经量少、乏力、有贫血倾向；滋阴以熟地黄30克为君，用于口干舌红、便秘、手足心热、消瘦；缓急以白芍20克为君，用于水亏火旺、易激惹、易醒多梦、胁腹腰痛；宣散以川芎15克为君，用于虚火上炎、头痛眩晕、烦躁、月经延后、气郁不伸、盆腔瘀血，辨证论治，均有效果，呆方活用，推陈出新。

四君子汤扩大诊疗范围

四物汤补血、四君子汤补气，尽人皆知。老朽常根据病情将四君子汤中人参 9 克，白术 9 克，茯苓 6 克，炙甘草 4 克，按需要而调整药量并加味施治。益气以人参 12 克为君，用于精神不振、嗜睡、疲乏、记忆下降，加黄芪 30 克；健脾以白术 20 克为君，用于饭后欲卧、四肢无力、大便溏、次数多，加山药 30 克；化饮以茯苓 30 克为君，用于水湿内停、头目眩晕、心悸、易惊、小便短少，加桂枝 9 克；调心律以炙甘草 9 克为君，用于期外收缩过早搏动、脉象结代，加甘松 9 克。使古方今用，扩大了诊疗范围。

营养不良性水肿治以当归芍药散加味

水肿病，可由心性、肝性、肾性、贫血性多种因素引起，应归档调治。老朽所言者为生活困难，偏食或食物缺乏形成的营养不良性水肿。此病除补充蛋白外，要益气生血，忌大量利尿，常投当归芍药散：当归 12 克，川芎 9 克，白芍 9 克，白术 30 克，泽泻 6 克，茯苓 9 克，加黄芪 60 克，阿胶 30 克（冲）。水煎，分 3 次服，连用 15～30 天，便能痊愈。也可加肉桂 6 克，蒸动气化，疗效更好。

六一散加减应用经验

时方六一散，由滑石六、甘草一碾粉合成，属夏季清凉暑药，治心烦、口渴、呕吐、腹泻、热淋尿痛。加青黛为碧玉散，治上焦火邪之口腔溃疡；加朱砂为益元散，治失眠、心悸、神志不安；加薄荷为鸡苏散，治风热外袭之头痛、发热、无汗；加黄柏为滑石黄柏散，治下焦湿热之小便不畅、尿道炎、膀胱炎、肾盂肾炎。

四物汤加减应用经验

四物汤（熟地黄、当归、白芍、川芎）补血益阴，调理月经先后不定、促进子宫发育，乃妇科良药。加桃仁、红花为桃红四物汤，又称元戎四物汤，治月经延后、量少、闭经、来潮腹痛；加黄芩、黄连为芩连四物汤，治血热妄行，月经超前、量多、淋漓不断；加阿胶、艾叶为胶艾四物汤，治月经一月数至、来而不停、功能性子宫出血。老朽在其基础上加鸡冠花 9～15 克，效果显著。

补阳还五汤加减应用经验

先贤王清任补阳还五汤：黄芪 120 克，当归尾 6 克，赤芍 4 克，地龙 3 克，川芎3克，桃仁3克，红花3克，治疗中风偏瘫、舌謇语涩、口眼㖞斜、口角流涎，为一首名方。老朽加入葛根15克，川芎15克，扩张脑动脉。水蛭9克，蝱虫9克，丹参15克，山楂9克，活血逐瘀，疗效益佳。

平胃散加减应用经验

平胃散（苍术、厚朴、陈皮、甘草、生姜、大枣）治胃呆厌食、泛酸嗳气、舌苔白腻、口中无味，属于脾湿阻滞、运化障碍之胃炎、胃下垂证。去甘草加枳壳名开胃健脾丸，治胸膈胀满、水饮潴留；加木香、砂仁名香砂平胃丸，治恶心呕吐、上腹部疼痛；加藿香、半夏名不换金正气散，治四季感冒、山岚瘴气、上吐下泻；加藿香、菖蒲名太无神术散，治感受寒湿头痛、身倦、沉重、无汗，投予得当，均可见效。

佛手散治疗月经先后无定期

同道娄万魁兄，读书极博，涉猎群籍，为妇产科专家。曾对老朽讲，妇女月经失调，或提前或延后，缺乏时间规律者，称先后无定期，可用佛手散：当归500克，川芎300克，碾末水制成丸，每次7～10克，日3服，均能收效。

二陈汤加减应用经验

二陈汤（半夏、橘红、茯苓、甘草、生姜、大枣）为临证常开处方，治脾湿痰饮、胸闷、咳嗽、食欲不佳。加竹茹、枳壳名温胆汤，治神经衰弱、虚热心烦、失眠梦多；加胆南星、枳壳名导痰汤，治中焦痞闷、头眩、神呆、流涎、语言不利；加白术、天麻名半夏白术天麻汤，治痰饮上泛、恶心、耳鸣属高血压、神经性眩晕、梅尼埃病者。

五味消毒饮加减调理疮疡

老朽调理外科疮疡，常投五味消毒饮：银花15～40克，蒲公英30～60克，野菊花15～30克，紫花地丁30～60克，天葵子15～30克。发热加青蒿、大青叶、板蓝根，便秘加大黄，疼痛加制乳香、炒没药，脓成不溃加皂角刺，乳痈加瓜蒌，对毛囊炎、蜂窝织炎均可应用，有较好的疗效。

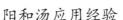

阳和汤应用经验

普外名方阳和汤（熟地黄 30 克，白芥子 6 克，鹿角胶 9 克，肉桂 3 克，生甘草 3 克，麻黄 2 克，姜炭 2 克），治阴疽、流注、鹤膝风，及无红肿、疼痛之寒性疮疡、骨结核。老朽常用于关节炎、腰椎间盘突出、股骨头坏死，加入制乳香、炒没药，效果良好。

逍遥散加减应用经验

逍遥散（柴胡、当归、白芍、白术、茯苓、甘草、薄荷、生姜、大枣）为疏肝和脾调理气滞良方，治胸胁不适、胀满疼痛、精神过敏、易激惹、疲倦，及慢性胃炎、乳腺增生属此证者。加牡丹皮、山栀子名丹栀逍遥散，治虚火旺盛、血热面红、月经先期量多、口干盗汗、烦躁易梦。

生脉散加减应用经验

生脉散，由人参、麦冬、五味子各等量组成，治热伤元气、阴液亏耗、神疲、乏力，宜于夏季日射，暑邪侵袭人体，口渴、气短、头晕、尿少、多汗等。老朽在此基础上加红景天 15 ~ 25 克，女贞子 9 ~ 15 克。水煎，分 3 次服，并吃西瓜，喝乌梅、山楂、冰糖汤，收效甚好。亡友沈仲圭主张添入石斛、天花粉、玉竹、滑石、山药、西洋参，亦应考虑借鉴。

当归龙荟丸加减应用经验

当归龙荟丸，为疏利肝胆之衍化方，属缓泻剂，所含成分有黄连、黄柏、大黄、当归、龙胆草、芦荟、木香、黄芩、山栀子、麝香，碾末水丸，外以青黛挂衣。依据病情需要，自行加减用量。治湿热外阴瘙痒、尿出淋漓、大便不爽等症，见于宫颈糜烂、前列腺炎、泌尿系统感染等病，或肝炎转氨酶过高；还可重点调理肝胆火旺，精神分裂，症见失眠易惊、烦躁不宁、骂詈发狂、肠内燥结等，老朽治疗兴奋型精神病，就屡投此方药。

凉膈散改蜜丸治伤暑证

局方凉膈散（大黄、元明粉、山栀子、薄荷、黄芩、连翘、竹叶、甘草、蜂蜜），现已改为蜜丸，每次 10 克，日 3 服。治上、中焦火邪炽盛，胸膈炽热、渴欲饮水、牙痛目赤、口舌生疮、头昏脑胀、便秘尿黄，属"火郁发之"、下利肠道法，颇有巧思。老朽常于夏季伤暑症见胸闷恶心、食欲不振、喜吃清凉、内外皆热者，投予本方，效果显著。

增液汤加减治疗慢性咽炎

慢性咽炎除急性发作外，多因烟酒过度，长期接触化学气体、灰尘、喊叫、唱歌，或鼻炎、扁桃体炎所致，以干、痒、微痛、梗阻、异物感，发出"吭""喀"为主证。老朽常投增液汤（生地黄、玄参、麦冬）加绿萼梅、芝麻叶、桔梗、青果、天花粉、金莲花、牛蒡子、射干。声嘶加蝉蜕、胖大海、木蝴蝶，胸闷加瓜蒌皮、枳壳，痰多加贝母、半夏曲、旋覆花、竹沥水，咳嗽加百部、枇杷叶、白萝卜缨、马勃，吞咽不利加山栀子、金荞麦、蒲公英、金灯笼、板蓝根。

四物汤加减治疗飞蚊症

飞蚊症为玻璃体混浊，亦名云雾移睛，常于眼前出现蛛丝结网、斑蝶乱飞、火花喷射、流光亮闪，时隐时现，遥望蓝天更加明显。与肝胆火旺、肾水亏损有关。老朽常以四物汤（生地黄、白芍、当归、川芎）加牡丹皮、山栀子、山茱萸、知母、龙胆草、白蒺藜、青葙子、草决明，小便不利加车前子，便秘加大黄。水煎，分 3 次服，连用 1 个月，疗效良好。

杞菊地黄丸治疗视盘萎缩

视盘萎缩，视野缩小，辨色困难，视力明显下降，继发性者常由视神经炎、视盘水肿、视网膜脉络膜病变所致。老朽从肝肾阴亏出发，用壮水抑火、兼以补血之法，方选杞菊地黄丸（枸杞、菊花、生地黄、山茱萸、山药、牡丹皮、茯苓、泽泻）加当归、白芍，水泛成丸，每次 10 克，日 3 服，以 2～4 个月为期，颇易见效。

复元活血汤应用经验

老朽推崇之复元活血汤：桃仁 12 克，大黄 9 克，柴胡 9 克，当归 9 克，红花9克，炮穿山甲9克，天花粉9克，甘草6克，水和黄酒各半煎之，分3次服。对跌打损伤，软组织红肿、硬痛，瘀血积留，连用一周可逐渐消除，功力明显。也可投予阑尾炎、胆囊结石，尤其施治肋软骨炎、肋间神经痛，更为有效。

六神丸临床应用经验

华夏名药六神丸，含牛黄、麝香、珍珠、雄黄、蟾酥、冰片，南北所制剂量不一，工艺各殊，百草霜为衣，如小米粒大，每次5～10个口中嚼化，亦可外涂疮疡、烧烫伤处。老朽临证，内服治疗咽喉肿痛、溃疡皆易见效，适于喉炎、咽炎、白喉、扁桃体炎、滤泡性口炎、复发性口腔溃疡、原因不明之口舌糜烂，并对过敏性哮喘、突发性心力衰竭、肝炎降低转氨酶也有作用。

枕中丹调理神经衰弱

业师耕读山人调理神经衰弱，头昏、失眠、意识恍惚，重点表现为健忘、记忆力下降者，常投枕中丹：龙骨150克，炙龟板150克，石菖蒲150克，远志150克，碾末，水泛成丸，每次5～8克，日3服，并配合吃龙眼或桂圆肉，以一料为期，收效甚佳。有时亦加冬虫夏草30克，但所用极少。

桑菊饮应用经验

时方桑菊饮：桑叶10克，菊花7克，杏仁9克，连翘8克，桔梗9克，薄荷3克，芦根15克，甘草2克。水煎，分3次用。治风热感冒头痛、鼻塞、低热、咳嗽，属有效之方。老朽临床常加味投用，发热加青蒿、大青叶、寒水石，鼻炎加藿香、苍耳子、白芷、桑白皮，频咳不已加浙贝母、前胡、紫菀、平地木，痰多加半夏、茯苓、橘红、旋覆花，气喘咽痛加射干、牛蒡子、山豆根、金荞麦，大便不爽加瓜蒌仁通利肠道。

防风通圣丸应用经验

表里双解剂防风通圣丸：防风15克，荆芥15克，连翘15克，麻黄15克，薄荷15克，川芎15克，当归15克，炒白芍15克，白术15克，炒山栀子15克，酒蒸大黄15克，元明粉15克，石膏30克，黄芩30克，桔梗30克，滑石90克，甘草30克，碾末，水泛成丸，每次5～10克，日3服。治风火内

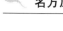

热，实邪相结，头痛目赤、口苦咽干、唇舌生疮、便秘尿黄，能清火消炎，泻热通下。对感冒兼有内火、肥胖人便秘、痤疮、身发红斑、荨麻疹、毛囊炎、瘙痒症、蜂窝织炎初起者，都可应用。近年来投予减肥和降低血压，却无明显效果。

普济消毒饮应用经验

老朽常用外科名方普济消毒饮：酒炒黄芩10克，酒炒黄连10克，玄参10克，连翘10克，甘草6克，板蓝根15克，马勃9克，牛蒡子9克，薄荷7克，柴胡9克，桔梗7克，僵蚕6克，升麻3克。水煎，分3次服。本方清热解毒、宣散火邪，治头面红肿、咽喉不利、目赤热痛、舌苔黄厚、脉象浮数。对急性结膜炎、头面丹毒、扁桃体炎、流行性腮腺炎均可应用。经验证明，若加入大黄3~6克，泻下其邪，效果更佳。

荀谷话黄连解毒汤

友人荀谷以经营药业而转医，喜研究哲学、古文，精于辨证，探本寻源。曾说黄连解毒汤（黄芩、黄连、黄柏、山栀子）清热、泻火、凉血、解毒，治疗火邪、热毒充斥三焦，症见口干咽痛，身发红斑、牙龈糜烂、疮疡疔疖。对表里实热、赤痢、青春痘、毛囊炎、七窍出血，也有理想效果。老朽经验，火邪上冲、大便不行加大黄，名栀子金花丸；妇女功能性子宫出血暴崩证，加四物汤（熟地黄、当归、白芍、川芎），名温清饮，止血作用首屈一指。

古方化裁清上汤理上中焦火热

老朽临床据白虎汤、清胃散、甘露饮、玉女煎、泻黄散，拟一处方：石膏30克，生地黄15克，黄连9克，藿香12克，山栀子9克，枇杷叶9克，麦冬9克，知母9克，黄芩9克，升麻3克，怀牛膝9克，称清上汤。理上中二焦，宣热、泻火、消炎，通调肺胃，治疗头面烘热、口臭、颐肿、牙痛、口腔溃疡、龈破出血等症。浊邪上冲、噫气者，加代赭石15克，大黄3克，功效较好。依据吴门叶天士先贤经验，调理肺胃、降气化浊加大枇杷叶投量，每剂开至30~40克，其力更佳。

偏向温补喜用保元汤

老朽受张景岳、李中梓、黄元御诸家影响，临床喜用保元汤：黄芪15

克，人参 10 克，肉桂 5 克，炙甘草 3 克，通过温补强壮、益气养阳、医治身体劳损、元气不足、疲乏无力、精神不振等症。对于神经衰弱、大病未复、白细胞低下、再生障碍性贫血、化疗后遗症，都有作用。疮疡破溃，久不收口者，也可内服。但黄芪投量均超出数倍，在 30～100 克之间，无不良反应。

归脾汤应用经验

客居之青岛学兄刘益斋，治疗神经衰弱常用归脾汤：茯神 9 克，黄芪 9 克，白术 9 克，酸枣仁 9 克，龙眼肉 9 克，人参 3 克，木香 3 克，当归 9 克，远志 3 克，甘草 3 克，生姜 3 片，大枣 3 枚（劈开）。水煎，分 3 次服。老朽重点投予劳伤心脾、思虑过度、怔忡心悸、失眠易梦、倦怠无力、慢性出血、妇女月经过多、营养状况低下、化疗后卧床不起、腹内虚痛。坚持应用，功效甚佳。

二至丸加减应用经验

王士雄先贤推荐之二至丸：女贞子 200 克，旱莲草 200 克，碾末，水制成丸，每次 10 克，日 3 服，老朽临床运用较多。治疗头昏眼花、腰酸腿软、手足心热、夜睡易醒。对肝肾阴亏之神经衰弱、记忆力下降、精神恍惚，有明显效果。加当归、侧柏叶，治须发早白、斑秃、脱落；加熟地黄、何首乌，治面色无华、有贫血倾向、男人遗精、女子月经量多；加白芍、龙胆草，治肝火萌动、头痛眼干、烦躁不宁；加黄芩、小量大黄，治鼻衄、吐血；加黄连、酸枣仁，治失眠多梦；加黄柏、鸡冠花，治白带淋漓并兼出血。

右归丸应用经验

张熟地先贤，亦善于温阳补火，所制右归丸：熟地黄 120 克，炒山药 60 克，山茱萸 45 克，枸杞子 60 克，菟丝子 60 克，鹿角胶 60 克，炒杜仲 60 克，肉桂 45 克，当归 45 克，炮附子 60 克，碾末，水泛为丸，每次 5～8 克，日 3 服。治身体虚弱、过劳伤肾、阳气不足、命门火衰，宜于神疲乏力、腰膝酸痛、腹冷便溏、阳痿遗精、夜尿增多、肾阳亏损无子。老朽常用诸神经衰弱、下焦虚寒、白带频仍、前列腺肥大、精子数量减少、形体发育不良、活动力低下，或子宫较小、排卵延期、月经点滴即止、久而不孕者，都见可喜效果。友人董庆云说，这是一首掷地有声的圣方。

善用易黄汤加减调妇科带下

老朽临床调理妇女白、黄带下，习投易黄汤：炒山药 30 克，炒芡实子 30 克，炒黄柏 9 克，白果 9 克，车前子 3 克。适于阴道炎、宫颈糜烂症。如有血性物，加鸡冠花 15 克，小蓟 30 克。亦可增入清热解毒之品蒲公英、败酱草、紫花地丁。并外用苦参、蛇床子、白头翁、百部、川椒、野菊花煮水，放盆中冲洗阴道、坐浴，效果显著。并对滴虫、真菌感染也有良好作用。

加减正气天香散妙治妇女更年期综合征

妇女抑郁或更年期综合征，往往表现气郁不舒、胸胁胀痛、睡中易梦、食欲不佳、月经失调、感觉悲伤、阵发性出汗。同学兄孙镜朗对老朽介绍绀珠正气天香散：香附 20 克，乌药 9 克，苏叶 6 克，陈皮 6 克，干姜 3 克。水煎，分 2 次服，连用 7~10 剂，均能收效。在此基础上，又添入白芍 9 克，柴胡 9 克，甘草 3 克，浮小麦 60 克，增加疏肝、缓急、酸凉药品，调理植物神经功能紊乱，可进一步提高其治疗效果。

三子养亲汤加减应用经验

老朽对三子养亲汤：紫苏子 9 克，白芥子 9 克，炒莱菔子 9 克，曾予以化裁，加入葶苈子 15 克，车前子 9 克，牛蒡子 9 克，清利咽喉，祛痰饮止咳定喘，名六子有效汤。治水饮停聚、气上哮喘、痰鸣咳嗽、呼吸困难、倚息不得卧。对支气管炎、支气管哮喘、肺气肿、老年性风寒感冒呼吸不畅、轻型支气管阻塞等，都有疗效。消炎加鱼腥草、天竺黄，痰多加桔梗、桑白皮、石韦、茯苓，呕恶加半夏、旋覆花，喘重加麻黄、杏仁、射干，身体虚弱欲脱，加人参、炮附子。

活络效灵丹应用经验

张寿甫前辈活络效灵丹：当归 9 克，丹参 9 克，乳香 9 克，没药 9 克，黄酒 30 毫升与水同煎，分 2 次口服。治疗气血凝滞、经络瘀阻形成之癥瘕积聚，腰、腹、背、膝、腿、臂疼痛，常投予痛经、关节炎、颈椎病、肩周炎、腰肌纤维炎、宫外孕、不宁腿综合征。老朽以之治疗臂部神经痛、小腿肌肉萎缩走路酸痛，都获得不同效果，药少价廉，宜推广应用。

二妙丸加减治疗湿热下注

同道兄祝友白，业医数十年，屡愈疑难大证，经验极其丰富。曾对老朽说，湿热下注除腿足红肿、关节炎、疮疡渗出、多形型红斑外，妇女易发生黄色带下，常淋漓不已，可见于阴道炎、子宫颈糜烂，投予二妙丸：苍术100克，黄柏100克，加白果100克，芡实子100克，鸡冠花100克，黄连50克，泽泻30克，研末，水泛成丸，每次10克，日3服，功效甚佳。

"图书王"应用实脾饮经验

同门兄乜叔平，读书极博，被称"图书王"，精研岐黄术，为学林巨擘。五十岁因肺结核离世，携走了满腹经纶，闻者无不叹息。生前喜投实脾饮：白术15克，茯苓15克，大腹皮15克，厚朴10克，木瓜10克，炮附子10克，木香9克，草豆蔻9克，干姜6克，甘草3克，大枣3枚（劈开）。水煎，分3次服。治疗阳虚湿盛所致胸满、肚胀、腹大、手足发凉、下肢按之凹陷不起。对于慢性肾炎、肝硬化、心力衰竭、营养不良等多种水肿，普遍有效。老朽常于方内将炮附子增至15~30克，白术20~60克，加汉防己15克，收效最好。

百合固金汤应用经验

老朽对肺阴亏损、肾水不能上潮，口燥咽干、红肿咽痛、咳嗽气喘、痰中夹血、手足心热等症，常见于肺结核、支气管炎、支气管扩张、间质性肺炎者，习用百合固金汤：生地黄9克，熟地黄9克，麦冬9克，贝母9克，百合9克，当归6克，白芍6克，桔梗3克，甘草3克，玄参6克。水煎，分3次服。出血多加白及、阿胶，喘不得卧加麻黄、杏仁、紫菀，肺气肿加贝母、蛤蚧，心力衰竭加人参、葶苈子，咳频不停加白屈菜、炙百部、罂粟壳、五味子。其效可观。

千金苇茎汤应用经验

千金苇茎汤（苇茎、薏苡仁、冬瓜子、桃仁）治疗肺痈化脓，胸痛、咳吐臭痰脓血，老朽施与多人功力不显，在此基础上加桔梗、贝母、败酱草、瓜蒌、郁金、枳壳，大量红藤、蒲公英、鱼腥草，收效颇好。曾制定处方，有柴胡15克，鲜苇茎300克，桃仁9克，冬瓜子30克，桔梗15克，郁金9克，贝母12克，红藤50克，蒲公英60克，鱼腥草40克。水煎，分3次服。如恶心或饮药困难，加大黄2~4克，即可解决。

易友崔汝言应用黄连解毒汤经验

易友崔汝言，精《周易》、堪舆、占卜，亦研岐黄学，甚有成就。对出血证喜开黄连解毒汤（黄芩、黄连、黄柏、山栀子），无论尿血、便血、阴道出血、皮下溢血，均投原方，从不加减。只有上部咯血、吐血、鼻腔出血，加大黄3~6克，老朽观察所治多例，常见显效。因而得出结论，本汤也是一首通过凉血泻火达到止血的验方，可列入止血门类中。

葱豉汤化裁方治感冒

民间医治外感风寒，全身骨楚、恶寒无汗、头痛、鼻塞流涕，投葱豉汤化裁方：鲜生姜30克，大葱白30克，白菜根50克，红糖30克（冲）。水煎，分2次服，盖棉被发汗，往往一剂便愈，对非细菌性、病毒性感冒，的确有效，老朽曾亲试之，汗后即霍然而起。若加入苏叶9~15克，功力还好。

五积散应用经验

五积散治疗气、血、寒、痰、食内停之病，是药味庞杂的一张处方：白芷30克，川芎30克，当归30克，肉桂30克，半夏30克，白芍30克，陈皮30克，枳壳30克，麻黄30克，炙甘草30克，苍术100克，干姜20克，厚朴20克，桔梗50克，轧碎，每次60克。水煎，加生姜5片，分2次服。对外受感冒、蓄积内停，属于实证者，确有疗效。上海川沙革新派医家陆渊雷说，若干古方配伍寒热并用、攻补兼施，令人眼花缭乱，不敢模仿，事实证明，富有临床效果，应发掘其内涵便于今用，须聚群力而行之，理应如是。

龙胆泻肝汤应用经验

老朽治疗肝、胆、下焦湿热，胁痛、口苦、尿血、妇女黄带、外阴红肿、阴囊潮湿、少腹部不适，常用龙胆泻肝汤：酒炒龙胆草12克，酒炒黄芩9克，酒炒山栀子9克，泽泻6克，车前子6克，当归3克，柴胡9克，生地黄9克，甘草2克，因木通损害肾功，换海金沙6克。水煎分3次服。对尿道炎、膀胱炎、外阴炎、阴道炎、睾丸炎、前列腺炎、子宫颈炎、肾盂肾炎、腹股沟淋巴结炎，大都有效。加蒲公英 30 克，紫花地丁 30 克，忍冬藤 60 克，治毒邪下注小腿热痛、丹毒亦效，近年来投予带状疱疹，也获得较好的治疗效果。

侯太元生脉散加减调虚弱

侯太元同道，家传医术，经验丰富，为当代翘楚，擅长调理虚弱证。对夏季炎热出汗过多，或气虚频频自汗，喜投生脉散：人参 12 克，麦冬 10 克，五味子 30 克，加黄芪 30 克，麻黄根 10 克，碧桃干（在树上干瘪的幼桃）3 枚，炮附子 3 克。水煎，分 3 次服，连用 7 剂，药力明显。老朽师法张寿甫先生，加山荼萸 30 克，命名八仙饮，使临床效果又提高一步。

少腹逐瘀汤治疗不孕

生育期妇女不孕症，缘于盆腔炎、输卵管不通者，投王清任少腹逐瘀汤：当归 9 克，川芎 6 克，没药 6 克，赤芍 6 克，生蒲黄 9 克，炒五灵脂 6 克，延胡索 3 克，肉桂 3 克，炒小茴香 2 克，炒干姜 2 克。水煎，分 2 次服，通过行气、活血散瘀、温化下焦，消除炎症、积水，促进排卵，能取得较好疗效。老朽经验，若于方内加入细辛 3 克，罗勒 9 克，菟丝子 15 克，增强激素分泌、提高卵子排出率，治疗效果更为理想。

应用丹溪大补阴丸经验

老朽临床验证，丹溪先贤之大补阴丸：炒知母 120 克，炒黄柏 120 克，熟地黄 160 克，龟板 160 克，猪脊髓（蒸熟）200 克，碾末，水泛成丸，每次 5～8 克，日 3 服，治疗舌红无苔、咳嗽少痰、骨蒸潮热、烦躁盗汗、脉象细数等。还可用于自觉发热、体温不高、手足心灼热、失眠多梦、妇女更年期综合征、精神焦虑不安，均有功效。如加牡丹皮清火、凉血，治疗效果更佳。

万氏牛黄清心丸加减治疗热性病

老朽秉承家父经验，对热性病邪陷心包、蒙蔽神明，或小儿高热惊厥，昏聩谵语，常以万氏牛黄清心丸加减为基础，改作汤液以利鼻饲，命名苏醒汤：黄芩 9 克，黄连 9 克，石菖蒲 9 克，山栀子 9 克，郁金 6 克，羚羊粉 2 克（冲），玳瑁粉 2 克（冲），板蓝根 15 克，天竺黄 2 克（冲），银花 15 克，竹沥水 20 毫升（冲）。水煎，分 3 次服。便秘加大黄 2～7 克，热势不减加青蒿

15～30 克，大青叶 15～30 克。亦可投予脑膜炎、乙型脑炎、高热中毒性神昏等，坚持应用，有较好的效果。

程少甫麻黄人参芍药汤

友人程少甫，精刀圭术，善治流行性热病，对体质虚弱、外感风寒，全身酸痛、脉搏无力、体温不高、微有恶寒现象，投发汗解表不见效果者，则开麻黄人参芍药汤：麻黄 3 克，桂枝 3 克，白芍 6 克，黄芪 9 克，当归 9 克，人参 6 克，麦冬 9 克，五味子 3 克，甘草 3 克。水煎，分 2 次服，很见功力。老朽在其基础上，加红景天 15 克，女贞子 9 克，滋养汗源、提高免疫功能，疗效更加理想。

雪羹汤合青龙白虎

老朽常师法先贤王孟英将雪羹汤［荸荠 10 枚（去皮切片）、海蜇 100 克］配合青龙白虎汤［青果 10 枚（劈开）、白萝卜 150 克］。水煎，分 3 次服，治疗热性病胸闷、口渴、气喘、咳嗽、头昏脑胀、血压上升、大便不爽，收效显著。也可治肺、胃虚热，肝火过旺，情绪易激惹，烦躁不宁、失眠梦多。家父有时加入竹沥水，称清火利痰汤。

冯次宪应用平胃散经验

同学兄冯次宪，博览群籍，纵横古今，口若悬河，以擅长儿科著称。喜投平胃散（苍术、厚朴、陈皮、甘草、生姜、大枣）加味医疗多种疾患，如加炒神曲、炒谷芽、焦山楂治厌食；加炒白术、炒扁豆、猪苓治便溏；加苏叶、防风、藿香治普通感冒；加炒杏仁、桔梗、前胡、紫菀、川贝母治支气管炎咳嗽；加辛夷、白芷、苍耳子、桑白皮治风寒刺激鼻塞流涕；加木香、炒槟榔、大腹皮治腹内胀满；加钩藤、全蝎、僵蚕、羚羊角治高热痉挛。老朽目睹都取得较好效果。吾尚有一条经验，小儿常在户外玩耍，多见日光，能增强免疫力，对促进发育成长极有帮助。

刘渭亭化裁独活寄生汤治疗关节炎

关中刘渭亭君从老朽受业，遇疑难大证敢于负责，医术精良。怂恿老朽应澳洲之聘赴悉尼会诊，因年逾八旬谢绝此举。他旅居亚太岛国潮湿地区，关节炎发病率较高，委拟一方，从独活寄生汤化裁，有秦艽100克，防风100克，川芎100克，炒杜仲100克，怀牛膝300克，汉防己100克，独活300克，羌活200克，制川乌100克，乳香60克，没药60克，茯苓100克，白芷100克，当归100克，三七参100克，五加皮100克，肉桂50克，地龙50克，碾末，水泛为丸，每次5～10克，日3服，连用15～60天为一疗程。

人参养荣汤加减调理气血虚弱

老朽临床调理气血虚弱之神疲体倦、自汗频仍、惊悸不安、面无华色、毛发脱落、疮疡久不收口、妇女月经量少，常给予人参养荣汤：当归12克，白芍9克，熟地黄9克，人参9克，炒白术9克，茯苓6克，黄芪9克，肉桂5克，五味子9克，炙小草9克，陈皮6克，炙甘草3克。水煎，分3次服，都易见效。重病之后或严重营养不良之头发干枯、大面积脱落，应用本方加女贞子、旱莲草、侧柏叶，功力最好，即三加养荣汤。

徐仞千用朱砂安神丸治疗神经衰弱

黄元御学说的研究者，老友徐仞千，常用朱砂安神丸（朱砂9克，黄连30克，生地黄20克，当归20克，甘草7克，加龙骨20克，碾末，水泛成丸，每次5～7克，日2～3服）治疗神经衰弱之心悸、易惊、健忘、失眠。他曾在青岛对老朽说，调理睡眠障碍，《金匮要略》酸枣仁汤并非特效，还要配合其他药物，才能取得镇静之效，若以该汤送服此丸，可把疗效提高一倍，朱砂之量较小，无毒副作用，放心与之，易获全功。

补中益气汤应用经验

老朽所写《医林绳墨》谈及补中益气汤：黄芪9克，人参6克，当归9克，白术9克，陈皮6克，柴胡6克，升麻3克，甘草3克。水煎，分2次服，治疗劳倦内伤、中气不足、精神不振，宜于胃下垂、低血压、缺血性眩晕、重症肌无力。也适合虚弱人普通感冒体温不高、头痛易汗，老朽曾治愈多例此类患者，一般3剂药即可恢复健康。

黄龙汤加减应用经验

《伤寒论》大承气汤加味为黄龙汤：大黄9克，元明粉9克，枳壳7克，

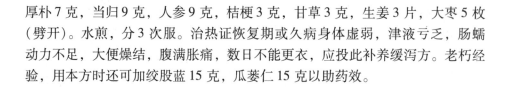

厚朴7克，当归9克，人参9克，桔梗3克，甘草3克，生姜3片，大枣5枚（劈开）。水煎，分3次服。治热证恢复期或久病身体虚弱，津液亏乏，肠蠕动力不足，大便燥结，腹满胀痛，数日不能更衣，应投此补养缓泻方。老朽经验，用本方时还可加绞股蓝15克，瓜蒌仁15克以助药效。

季文先用玉女煎经验

地理学家季文先前辈，因父病而攻医，组方议药，十分严格。曾对老朽说，医阴虚火盛牙痛、牙龈出血、口臭溃疡，投玉女煎：石膏30克，熟地黄9克，麦冬9克，知母6克，川牛膝9克。水煎，分2次服，虽有效果，但不理想，如于方内加蒲公英60克，清热解毒，大黄3~9克，降火下行，能将功效提高一倍。也可加柴胡9克宣散，根据病情需要，另行定夺。

参附龙牡救逆汤回阳救逆

久病、重证阳气散亡出现虚脱，频出冷汗、精神萎靡、口鼻气凉，手足不温、舌淡白润、脉象沉微，要快速急救，老朽重点起用参附龙牡救逆汤：人参30克，炮附子20克，龙骨50克，牡蛎50克。水煎，分6次服，日夜不停，3~5剂可峰回路转。1956年于德州地区人民医院治18岁休克患者，已濒临死亡，投予此药7天，即下床活动，运用得当，能柳暗花明。

六物附子汤益气行水治心力衰竭

老朽治心力衰竭或寒湿下注小便不利、脚麻腿肿，习开六物附子汤：熟附子15克，桂枝12克，白术15克，茯苓15克，汉防己9克，甘草3克。水煎，分3次服。加丹参6克活血，黄芪30~90克益气行水，作用很好。挚友马异凡认为投量尚轻，且补力不足，又加人参15克，将熟附子改成30克，更能提升功效。

川芎茶调散治疗神经性头痛

友人魏小村，善理神经内科，以医头风驰名，曾对老朽说，血管神经性头痛，比较顽固，复发率高，照风寒、气滞、血瘀、痰饮施治，都难解除，如按李东垣先贤升阳降阴火法配合虫类搜剔通利经络，比较有效，因此常开川芎茶调散：川芎18克，荆芥7克，白芷15克，羌活15克，防风6克，细辛6克，薄荷6克，甘草6克，加全蝎9克，蜈蚣2条，僵蚕9克，䗪虫9克，九香虫9克，鼠妇（地虱）6克，见功颇佳。强调川芎、白芷投量要超过15克，细辛在5克以上，能上扬直走巅顶，将峰上飞鸟射而取之，所获效果更好。其经验丰富，得到了易水学派师生的嫡传。实践验证，若于本方内添入藁本15克。水煎，分3次服，宣散髓海郁积之邪，激发风药作用，还可提高效果。

大定风珠治疗流行性热病经验

老朽医治流行性热病，或久病恢复期阴液耗伤，症见口干舌绛、头目眩晕、身体消瘦、大便难下、脉搏细数，或有营养缺乏表现者，常开《温病条辨》大定风珠：生地黄30克，白芍15克，麦冬20克，阿胶9克（烊化），麻子仁6克，五味子6克，龟板15克，牡蛎15克，鳖甲15克，鸡蛋黄2个（冲）。内风萌动有瘈疭现象者，加全蝎9克，钩藤15克。水煎，分3次服，连用5~7天，均见好转，不只滋阴生津，介类潜阳，也可预防风邪骤起、液亏欲脱，具备双向调护作用，是一首良方。

百合固金汤应用经验

友人赵慕明，为胸科专家，对肺病口燥咽干、咳嗽气喘、午后潮热、痰中吐血、脉搏细数，结核感染或支气管炎，习开百合固金汤去熟地黄：生地黄20克，麦冬15克，川贝母12克，百合20克，当归6克，白芍9克，玄参9克，桔梗6克，甘草3克，养阴润肺、凉血生津，功力颇好。老朽在此基础上，劝其又加百部12克，鱼腥草20克，增强消炎、抗结核优势，更能提高疗效。

止嗽散加减应用经验

老朽开始临床时，对风寒感冒之支气管炎咳嗽，喜投方小药少之止嗽散，改作汤剂，计紫菀12克，百部12克，白前12克，炒桔梗9克，荆芥9克，陈皮9克，甘草3克。水煎，分2次服，其效尚可，尔后总结经验，发现药力不足，作用局限，在家父指导下增入消炎、镇静、化痰之品，能提高效力，缩短疗程，比较理想者为百部、款冬花、罂粟壳、白芥子、五味子、平地木、鱼腥草、白屈菜、露蜂房，宜根据需要辨证施用。

苏合香丸加减回神治昏迷

白云州幼时与老朽为童友，学医后执业四方，喜开苏合香丸：乌犀角（羚羊角代之）50克，制香附50克，青木香50克，白术50克，诃子50克，朱砂10克，白檀香50克，安息香50克，沉香50克，麝香10克，丁香50克，荜茇50克，冰片20克，苏合香油20克，乳香20克，碾末，炼蜂蜜为丸，每次5克，日2~3服，生姜20克煮水送下，治中风、气晕、痰厥、突然昏倒，不省人事；或感受疫疠秽浊之气，胸闷恶心、头眩眼黑、不能站立，均可应用。告诉老朽对脑梗死、中毒性脑昏迷、一过性脑缺血，也有疗效。实践验证，确见其功。若于方内加九节菖蒲50克，远志50克醒神回苏，则药力愈佳。

清骨散治疗低热

老朽临床对原因不明、功能性低热证，投予清骨散：银柴胡9克，胡黄连9克，秦艽9克，地骨皮9克，知母9克，鳖甲9克，青蒿15克，甘草3克，易见效验。江苏沛县一患者口干心烦、舌绛颧红、汗出不多、暮热早凉、体温在37.5℃左右，开始按贫血、肺结核、消耗性发热治疗，如水投石，已近3个月，徐州医院专邀会诊，即给以上方加牡丹皮9克，白薇9克。水煎，分3次服，嘱其连用9剂再行更改，出乎意料，5天病减大半，热退，食量增加，将药量压缩三分之二，又吃7剂，竟然获愈，充分说明此乃有效之方。

新订清暑益气汤治疗伤暑

夏季炎热气液两伤，口渴心烦、精神不振、饮食懒进、汗出尿少，喜求凉爽者，宜投新订清暑益气汤：石斛9克，麦冬9克，西洋参7克，黄连3克，竹叶6克，荷梗3克，知母9克，粳米30克，西瓜翠衣150克。水煎，分3次服。老朽经验，若在本方内加入山楂10克，乌梅10克，酸收敛汗、促进食欲、助阴生津，效果最好。同门兄周康候主张再增加鲜丝瓜150克，清热解毒，较此汤功力可提高三分之一。

小续命汤治疗中风经验

友人脑血管专家瞿乐亭，对中风后遗症半身不遂在半年之内者，常投小续命汤：麻黄 4 克，汉防己 9 克，桂枝 4 克，人参 3 克，黄芩 7 克，白芷 9 克，川芎 5 克，杏仁 6 克，炮附子 3 克，防风 5 克，甘草 3 克，生姜 6 片。水煎，分 2 次服，口眼㖞斜加全蝎，流口水加益智仁，语言不利加九节菖蒲。并说调理偏瘫要巧用风药，通经活络恢复手足功能，乃前贤经验，补阳还五汤重点益气，作用不大，非根本疗法，宜改弦更张，6 个月后起效困难。由于医界误认小续命汤只治风寒外邪，故而淹没了其救危扶伤对象。老朽自谓对此经验较少，写出仅供参考。

桑菊饮加味治疗流行性感冒

老朽治疗温邪初起或流行性感冒，头昏、鼻塞、流涕、舌红、咳嗽、脉搏浮数，选投桑菊饮加味：桑叶 9 克，菊花 6 克，连翘 6 克，杏仁 9 克，桔梗 6 克，薄荷 3 克，芦根 30 克，甘草 3 克，黄芩 9 克，柴胡 6 克，银花 9 克，牛蒡子 9 克。水煎，分 3 次服，连用 3～5 剂。咽痛加山豆根 6 克，射干 9 克，金荞麦 18 克；发热较重加青蒿 18 克，石膏 30 克，浮萍 9 克，板蓝根 30 克；咳嗽频作加浙贝母 9 克，前胡 9 克，平地木 15 克；痰多加茯苓 9 克，桑白皮 15 克；身体酸痛加秦艽 9 克，独活 9 克；恶心加竹茹 15 克，半夏曲 9 克，陈皮 9 克；阵发性头痛加白芷 9 克，藁本 6 克，羚羊角 1 克（冲），可收到良好的效果。

俞慎初用华盖散加减治咳喘

老朽福州的友人俞慎初，喜著述、交游，为医史专家。曾对老朽讲，调理外感风寒，咳嗽上气、痰多，支气管炎发作，卧下喘息不停，常投华盖散：麻黄 4 克，杏仁 9 克，苏子 9 克，橘红 9 克，桑白皮 9 克，赤茯苓 6 克，甘草 3 克。水煎，分 2 次服，颇见功力。由于地处南方，气温较高，麻黄用量偏少，老朽加至 9 克，疗效显著。再增白芥子 7 克，细辛 3 克，海浮石 9 克，川贝母 9 克，效果更好。经验证明，细辛宣散，行饮止咳，治气逆平喘，乃一味良药，应打破不过 3 克界线，让其发挥理想作用。

消风散、当归饮子治皮肤病

老朽临床医风疹、湿疹、荨麻疹、皮肤瘙痒，除血燥投当归饮子外，皆以消风散为主：荆芥 9 克，人参 3 克，僵蚕 9 克，茯苓 3 克，川芎 6 克，防风 7 克，藿香 9 克，羌活 6 克，蝉蜕 9 克，陈皮 6 克，厚朴 6 克，甘草 3 克，绿茶

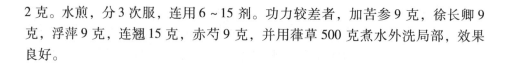
2 克。水煎,分 3 次服,连用 6 ~ 15 剂。功力较差者,加苦参 9 克,徐长卿 9 克,浮萍 9 克,连翘 15 克,赤芍 9 克,并用葎草 500 克煮水外洗局部,效果良好。

门生何思孟以蒿芩清胆汤治伤暑

门生何思孟,聪明好学,手不释卷,研究流行病颇有成就。对夏季伤暑胸闷、低热、恶心,喜投蒿芩清胆汤:青蒿 15 克,竹茹 15 克,仙半夏 9 克,茯苓 9 克,枳壳 9 克,陈皮 9 克,碧玉散 6 克(冲)。水煎,分 2 次服,疗效甚佳。咨询老朽意见,提高疗效,建言将仙半夏改为半夏曲,一能镇呕,二可促进食欲,一药双效,并可兼吃苦瓜。

保和丸治疗脾失健运之胃肠病

老朽调理胃肠病,脾失健运,消化不良,症见胸膈胀满、食欲低下、嗳气泛酸、大便稀薄,常投保和丸:焦山楂 100 克,神曲 30 克,半夏 20 克,茯苓 20 克,陈皮 20 克,连翘 15 克,炒莱菔子 15 克,加白术 20 克,即大安丸,碾末,水泛为丸,每次 5 ~ 10 克,日 3 服,易见功力。根据临床需要,再加鸡内金 30 克,苍术 20 克,绿茶 10 克,则效果更佳。

保胎汤治疗先兆流产

老朽医妇女先兆流产、习惯性流产,常投泰山磐石散加寿胎丸合方,名保胎汤:人参 6 克,白术 6 克,当归 6 克,川芎 6 克,熟地黄 6 克,白芍 6 克,菟丝子 6 克,续断 6 克,黄芩 6 克,砂仁 6 克,黄芪 6 克,炒杜仲 6 克,桑寄生 6 克,甘草 3 克,糯米 30 克,苎麻根 6 克。水煎,分 3 次服,连用 7 ~ 12 剂。习惯性者于流产前 10 天开始,须吃 18 剂,功力较好,无毒副作用。民间习俗,妇女怀孕期间除特殊情况外,一般不宜饮药,以免对胚胎产生不利影响,虽然"有故无殒",亦应回避。本方可放心用之,不会令母婴暗伤损害。

杜君武执易黄汤调妇科带下

中药饮片炮制专家杜君武,博古通今,为真才实学之人,向老朽推荐易黄汤:炒芡实子 30 克,炒山药 30 克,炒黄柏 9 克,白果 12 克,车前子 3 克。

水煎，分2次服，调理妇女白、黄带下淋漓不止，无与伦比。老朽用于湿热下注之外阴感染、阴道炎、宫颈糜烂效果良好，加入蒲公英30克，败酱草15克，薏苡仁20克，泽泻10克，可取得更佳的疗效，炎症可迅速解除。

地黄饮子治疗喑痱、脊髓劳

老朽临床曾遇到数例患者，表现为发音困难、吐字不清、双腿软瘫，只能扶杖行走，医院检查原因不明，无异常发现，乃远道求诊于舍下，即受以地黄饮子：生地黄9克，巴戟天9克，肉苁蓉6克，山茱萸6克，茯苓9克，麦冬9克，远志6克，石菖蒲6克，肉桂3克，炮附子3克，薄荷1克，生姜5片，大枣5枚（劈开），石斛9克。水煎，分3次服，连用6剂，微见好转，因食欲较差，加神曲6克，又吃15天，感觉下肢有力，语言亦见好转，嘱其坚持饮药，4个月后已恢复健康百分之八十。本方也可试用于脊髓炎、脊髓劳证。

资寿解语汤治失语经验

老朽临床七十余年，对中风后遗症舌强难言、说话謇涩，在治疗过程中感到棘手，很少连续应用资寿解语汤：炮附子3克，防风3克，羚羊角3克（冲），酸枣仁3克，天麻3克，肉桂2克，羌活2克，甘草2克，竹沥30毫升，生姜5片。水煎，分3次服。经同道推荐，投予高血压、脑梗死、脑出血所致之各种失语证，均见效验，一般需吃50剂方收显功。老朽又于汤内加入九节菖蒲6克，开窍醒神以助药力，促进恢复大脑功能。

独活寄生汤加减治疗痹证

友人郝振邦久病习医，善疗痹证，遐迩皆知，调治时注重人身虚弱、肝肾不足、风寒湿侵袭，肩、腰、膝冷痛，麻木酸胀，屈伸不利，无论风湿或类风湿，甚至痛风证，常给予独活寄生汤：独活9克，秦艽9克，生地黄9克，炒杜仲9克，桑寄生9克，茯苓9克，防风9克，细辛3克，当归9克，白芍9克，川芎6克，川牛膝6克，人参3克，肉桂3克，甘草3克。水煎，分2次服，易见功力。老朽亦屡投之，又加制乳香6克，炒没药6克，活血散瘀止痛，穿山龙9克，豨莶草20克，搜风通络去除麻木不仁，鸡血藤30克，改善血液循环。老朽之门生许梅君认为尚存欠缺，应再添入制川乌6克，制草乌6克，才够一首完美的处方。

活络效灵丹治疗腰腿疼经验

侠友孙华堂，有山东秦叔宝风格，为人豪爽，义气千秋。对老朽讲，张锡纯先生活络效灵丹：当归15克，丹参15克，乳香15克，没药15克，加黄酒50毫升与水同煎，分2次服，除医臂、腹、腰、腿多种疼痛，并适于肩周炎、关节炎、股骨头坏死。事实证明，确属颠扑不破之方，用诸宫外孕也有良效。

甘露饮治胃热经验

草召老人姚兰峰，医理与经验俱丰，为时方派大家，对胃热上蒸火邪升腾，咽痛、牙龈红肿、口舌生疮、喷出异味，喜投甘露饮：枇杷叶9克，黄芩9克，枳壳9克，茵陈9克，生地黄9克，天冬9克，石斛9克，麦冬9克，甘草3克。水煎，分2次服，6~15剂为一疗程，功力明显。老朽自谓"附炎趋势"，又加藿香9克，山栀子9克，白豆蔻9克，石膏30克，更名草石汤，临床疗效又有提高。

六物附子汤治疗寒湿下注证

老朽治疗寒湿下注腿膝无力、怕冷、脚面水肿按之凹陷、行走困难，有麻痹不能落地感，常开六物附子汤：炮附子9克，桂枝9克，白术9克，汉防己9克，茯苓15克，甘草3克，加怀牛膝30克。水煎，分3次服，易见功效。对下肢麻木不仁、腓肠肌痉挛、小腿不宁综合征也可应用。

还少丹应用经验

古方还少丹，是一首值得发掘的名药，由熟地黄200克，枸杞子150克，山药150克，山茱萸100克，茯苓100克，炒杜仲100克，川牛膝100克，肉苁蓉100克，楮实子100克，小茴香100克，巴戟天100克，远志100克，五味子100克，石菖蒲50克，大枣100个（去核）组成，炼蜂蜜为丸，每次10克，日3服，治疗脾肾亏损，症见腰膝酸软、精神不振、倦怠无力、尿多清长、食欲不振、性欲淡漠、阳痿、遗精、早泄。老朽经验，此方对强壮人体、提高免疫功能、促进修复力，疗效很好，有防病抗衰老的作用，小量不断口服，可增龄益寿，延长生存时间。据说国外有人通过动物实验，已初步得到证明。

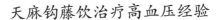

天麻钩藤饮治疗高血压经验

老朽治疗高血压、神经性头痛眩晕，属于肝阳上亢、风邪内动所致者，喜开天麻钩藤饮：石决明 30 克，天麻 9 克，钩藤 9 克，炒杜仲 9 克，益母草 9 克，桑寄生 9 克，夜交藤 9 克，茯神 15 克，山栀子 6 克，黄芩 6 克，怀牛膝 6 克。水煎，分 3 次服。伴有症状多为头重脚轻、耳鸣、目糊、项强、手麻、失眠、烦躁，甚则抽动。血脂高加山楂 15 克，决明子 15 克；尿少加泽泻 10 克；大便不爽加大黄 3 克，何首乌 15 克；血压降而复升加夏枯草 15 克，炒杜仲 15 克；头痛较剧加全蝎 9 克，川芎 15 克；眩晕不停加茯苓 15 克，天麻增至 20 克。

甘露消毒丹治疗湿温

感染湿温，邪在气分，呕恶、胸闷、低热、身重、腹胀、尿黄、大便排出不爽，一般都投甘露消毒丹：滑石粉 150 克，茵陈 100 克，黄芩 150 克，石菖蒲 60 克，川贝母 50 克，白木通 30 克，射干 40 克，连翘 40 克，薄荷 40 克，白蔻仁 40 克，藿香 50 克，研细末，每次 9～12 克，日 3 服。亦可用于中暑、时令性夏季热、胆囊炎、肝炎。老朽又加柴胡 30 克，板蓝根 100 克，贯众 50 克，疗效良好。

三黄石膏汤表里双解调理热性病经验

调理热性病用表里双解，刘河间已开先例，打破传统先表后里、延误时间的分治方法，是一大进步，近贤对流行性感冒发热兼有内热者，常投三黄石膏汤：石膏 30 克，香豆豉 9 克，麻黄 6 克，黄芩 9 克，黄连 6 克，山栀子 6 克，黄柏 6 克。水煎，分 2 次服，收效较好。凡咽干舌燥、口渴无汗、鼻衄发斑、神昏谵语、体温升高、脉象洪数，都可应用。老朽习把石膏增至 40～80 克，且加大黄 3～6 克，引火下行，从大便排出，成绩尤佳。

改神犀丹为汤治温热伤阴

老朽治疗温邪入营或热毒伤阴，症见咽喉红肿、舌绛目赤、身出斑疹、神昏谵语、鼻衄发热者，将神犀丹改为汤剂：犀角（羚羊角代替）3 克（冲），黄芩 9 克，石菖蒲 9 克，银花 9 克，生地黄 15 克，连翘 9 克，板蓝根 30 克，

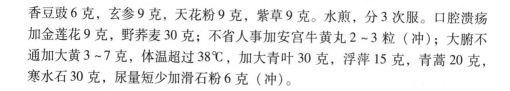

香豆豉 6 克，玄参 9 克，天花粉 9 克，紫草 9 克。水煎，分 3 次服。口腔溃疡加金莲花 9 克，野荞麦 30 克；不省人事加安宫牛黄丸 2 ~ 3 粒（冲）；大腑不通加大黄 3 ~ 7 克，体温超过 38℃，加大青叶 30 克，浮萍 15 克，青蒿 20 克，寒水石 30 克，尿量短少加滑石粉 6 克（冲）。

芍药汤去当归调治急性期痢疾

医友卞孟九，医术精良，有当代卢扁称号，曾告诉老朽，调治传染性赤痢，在急性期最好给予芍药汤：黄芩 9 克，白芍 9 克，黄连 9 克，大黄 3 克，当归 3 克，槟榔 6 克，木香 6 克，肉桂 3 克，甘草 3 克。水煎，分 2 次服，普遍有效。老朽建议其把当归去掉，加白头翁 9 克，马齿苋 30 克，能提升药力，他虚怀若谷，点首者三。应用本方需掌握的要点是大便脓血、里急后重、腹中隐痛。

参苓白术丸应用经验

参苓白术丸由人参 50 克，白术 50 克，茯苓 50 克，甘草 10 克，山药 50 克，炒扁豆 50 克，莲子肉 50 克，炒桔梗 10 克，薏苡仁 30 克，砂仁 50 克组成，碾末，水泛为丸，每次 5 ~ 10 克，日 3 服。调理脾胃虚弱之恶心、腹内胀满、食欲低下，消化不良、面乏光泽、四肢无力、精神萎靡。适于慢性消耗性疾患、贫血、胃炎、肠炎、吸收功能障碍、肿瘤化疗后遗症等出现上述见症者。老朽又加鸡内金 30 克，神曲 30 克，红景天 50 克，促进食欲、提高免疫功能、增强修复力，效果很好。

妙香散加减为丸治疗胆怯经验

精神异常有多种类型，其中心惊恐惧型精神损害，即民间所云之胆怯证，医疗较为棘手。临床表现以心悸易惊、精神恍惚、一夜数醒、喜怒无常、自感悲伤、思维错乱、遇事敏感多疑，类似癫病，与精神分裂不同。老朽习投妙香散，改作丸剂：人参 60 克，炙黄芪 60 克，茯神 60 克，炒远志 60 克，山药 60 克，桔梗 10 克，朱砂 5 克，木香 20 克，麝香 3 克，加九节菖蒲 20 克，碾末，水泛为丸，每次 6 ~ 8 克，日 3 服，功力颇好，应持续 30 ~ 90 天。诊疗过程中也可将山药、桔梗减去，换成桂圆肉 60 克，胆南星 10 克，再加健胃祛痰的半夏曲 20 克，则效果更佳。门生苗香圃君说，麝香虽然难觅、价格昂贵，仍要保留，人工合成者且莫杂入。

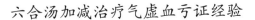

六合汤加减治疗气虚血亏证经验

老朽临床对气虚血亏乏力，面色无华、身体酸软、精神不振、气短、瘦弱，或妇女月经延后、量少，常以六合汤为基础另加他药：人参9克，砂仁9克，当归12克，熟地黄15克，白芍9克，川芎9克。其中砂仁健脾开胃，有运化作用，防止药物黏腻影响食欲，且能促进消化吸收起增效作用，比加神曲、山楂、麦芽多益少损，绝不会降低补药效果。

四物汤加减治疗经量过多

妇女35岁至更年期，突然月经量大减，点滴即止，通过检查找不到致病原因，与内分泌失调、子宫内膜充血减少有关，属中医血虚营运不良，传统习惯常以四物汤为主进行调治。老友饶赞三握有验方，由当归20克，川芎10克，桂枝15克，桃仁6克，红花9克，炮姜6克，人参6克，郁金3克，大黄1克组成，称温冲汤，每日1剂。水煎，分2次服，月经来潮前10天开始应用，连饮12剂。历验多人，效果良好。

四物汤、二至丸加味治疗白血病

老朽1966年春季于山东省中医院诊一16岁女孩，曾于天津市立医院诊为急性粒细胞性白血病，表现为牙龈、皮下出血，持续发热，月经量多，白细胞超过正常数倍，面色苍白，脉象沉数，因家境贫寒无力住院，只在门诊就医。当时根据辨证情况给予四物汤、二至丸加味，计熟地黄15克，当归9克，白芍9克，川芎6克，女贞子12克，旱莲草12克，加西洋参6克，青黛6克（冲），桂圆肉9克，芦荟2克（冲）。水煎，分3服，每日1剂，连用5天症状有所缓解，尔后仍照本方继续应用，凡3个月情况稳定，大有好转，临床表现已逐步消失。6月6日"文革"开始，老朽于12日返回山东中医学院，即失去联系。说明此药有效，无副作用，延长了患者生存时间，期间由于便秘而加芦荟。

外台茯苓饮治疗饮停胸胁

老朽临床对胸闷停饮，口水上泛、咯吐痰涎、不欲进食、脉搏沉滑，喜投《金匮要略》附方外台茯苓饮：茯苓20克，人参10克，白术20克，枳壳15克，陈皮15克，生姜10片。水煎，分3次服。亦可用于脾虚胃呆、肺气不

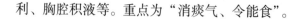

利、胸腔积液等。重点为"消痰气、令能食"。

温经汤加减治不孕症

老朽之同道沙见帆，为妇产科大家，善治不孕症。对老朽说，调理女性不孕，不论原发或继发，只要无生理缺陷，均考虑冲、任二脉失调，以投《金匮要略》温经汤为主，计吴茱萸9克，当归6克，川芎6克，白芍6克，人参6克，桂枝6克，阿胶6克（冲），牡丹皮6克，半夏6克，麦冬6克，甘草6克，生姜5片。水煎，分2次服，每日1剂，1～3个月为一疗程。排卵障碍加细辛3克，小茴香2克，罗勒9克，沉香2克（冲）；输卵管不通加丹参9克，红花9克，香附6克，益母草10克，炒没药3克。有较好的效果。

西黄丸、醒消丸，乳没担重任

西黄丸、醒消丸，由牛黄、麝香、明雄黄、乳香、没药、黄米粉组成，能内消未化脓之痈疽，抗肿瘤，为名贵药。从含量看来，牛黄、麝香所占比重极少，明雄黄有毒亦然，着重点是乳香、没药，相差约二十倍，黄米粉只为赋形，无治疗作用，不入方义。老朽临床七十余年，认为二丸的实际作用，完全应归结在乳香、没药上，也就是说治病效果归于乳香、没药。黄米粉性黏与糯稻同，不属佐使之品，切勿混淆。

四物汤辅以血肉有情之品治月经量少

老朽临床治疗妇女血亏、冲脉虚损，月经延期、量少，除投六合汤加人参益气生血外，尚以四物汤为基础，师法叶桂、薛雪、缪宜亭三家，加血肉有情之品，补养冲、任，并增活化药物，收效较好，名十珍汤：当归9克，川芎9克，白芍6克，熟地黄9克，人参9克，丹参9克，阿胶9克（烊化），肉桂6克，红花6克，鹿胎膏9克（烊化）。每日1剂，水煎，分3次服，连用15～30天。配合吃羊肉、大枣、红糖、鸡汤。南阳派白云仙前辈对老朽说，他师承仲景先师遗法，只开六味，计人参9克，当归12克，制附子9克，桂枝30克，桃仁9克，益母草9克。水煎，分2次服，功力甚佳，比习用之通经药效果更好。可惜欠缺汤名。实践验证，确富疗效，可称良方。

生化汤应用经验

从清代开始，民间有一个习俗，妇女产后要饮3～5剂生化汤：当归21

克，川芎9克，桃仁9克，炮姜2克，甘草2克。水煎，分2次服，调治儿枕痛、下行恶露。老朽经验，对促进乳汁分泌、子宫复旧非常有益，通过宫缩血管窦闭合减少出血，令残留恶露排出体外，防止产褥感染，作用甚佳。在不同地区，还有加味方，为了祛瘀生新、强化子宫平滑肌收缩功能，加山楂9克，清虚热养阴，增入多种激素，加童便半杯，助力气血循环、温中祛寒，加黄酒30毫升。其他不予辨证加滑石开窍利水者，则无有意义，切勿滥投欲明反晦。

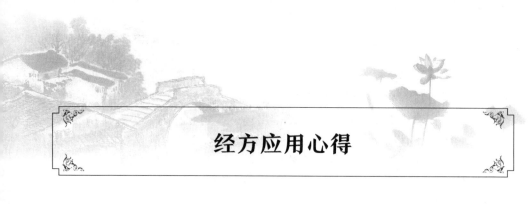

经方应用心得

小柴胡汤去黄芩则失清热作用

《伤寒论》小柴胡汤为解除少阳证表里之间邪气的名方，柴胡、黄芩乃汤内要药，减去黄芩即失掉组方意义，老朽试验过，方中无黄芩，其清热作用就没有了，所以有经验的医家治疗感冒发热常把二味的用量放在同等位置，从而取得明显的效果，这一点，绝对不可忽视。

桂枝汤应用经验

《伤寒论》桂枝汤主治汗出恶风，民间谓之热伤风，乃营卫不和所致，桂枝、白芍辛通酸收，调和营卫宣郁敛汗，加甘草、生姜、大枣矫味，甘温益气化阴，表里双解。姜佐景所编其师曹颖甫《经方实验录》认为，此病身体局部出汗，上部有汗下部无汗，上部无汗下部有汗，或左侧有汗右侧无汗，左侧无汗右侧有汗，即营卫不和的外征，也可参考应用。

白虎汤应用标准

《伤寒论》白虎汤，为阳明清里退热剂，口渴加党参益气生津。石膏用量占四分之三、知母占四分之一。后人提出应用标准，要有大热、大汗、大渴、脉洪大四证之说，虽同原始方义不符，这一说法由吴瑭首倡，却富参考价值。

小青龙汤使用经验

老朽遇哮喘咳嗽，有痰饮者，常授予小青龙汤（麻黄、桂枝、白芍、细辛、干姜、五味子、半夏、甘草），加射干、茯苓、葶苈子，其中五味子打碎，令辣味溢出，收效最好。如喘息不停，小便量少，再加石韦、地龙，即可解除。

小承气汤用于内科杂证

老朽临床经验，《伤寒论》小承气汤应用于阳明入腑或内科杂证，凡消化系统呈现痞、闷、满、结，均可投用，胸膈堵塞以枳壳为主，腹胀以厚朴为主，更衣困难以大黄为主，肠有燥屎加元明粉，即大承气汤。如气虚加人参；口臭因内停湿浊者，加藿香、石菖蒲、白豆蔻、佩兰；泛酸灼热加黄连、小量吴茱萸，疗效良好。

桂枝汤加减经验

《伤寒论》桂枝汤调理中风有汗、虚寒腹痛，桂枝、白芍、炙甘草为主药，通过变化亦可医疗其他病证，加人参、黄芪治喘息而为中气下陷，加饴糖、茯苓治心悸不安，加桃仁、牡丹皮、红花、莪术治子宫肌瘤，加乳香、没药、乌头治关节炎，加吴茱萸治月经来潮疼痛不已，应用恰当，均见功效。

宗伤寒学锡纯创治咳四灵汤

《伤寒论》医治咳嗽不离干姜、细辛、五味子，通过辛开、酸收双向作用，宣利肺气发散病邪，配合镇静解除气管痉挛，能一举双得，处方微妙，非寻常可比。老朽遵循盐山张公经验，将五味子打碎入药，令仁中辣味析出，增强这一疗效。遇风寒外感，又加麻黄3~9克，兼以透表，名四灵汤，建功益佳。

枳术汤使用经验

《金匮要略》由白术、枳壳组成之枳术汤，治胸膈硬满，脾虚运化无力中焦停有水饮，一补一泻，开郁散结，恢复中州功能，水邪即可消失。在投量上，以虚为主加重白术，以泻为主增加枳壳，虽属小方，易见功力。白术补脾力强，利水较微，若加入茯苓，不只祛饮，亦提高利水作用，锦上添花。

经方核心药物甘桂姜枣

《伤寒论》《金匮要略》常投桂枝、麻黄、甘草、干姜、柴胡、附子、大黄、白芍、茯苓、生姜、大枣、山栀子、黄芩、葛根、白术、百合、茵陈、龙骨、牡蛎、厚朴、黄连、瓜蒌、枳壳、元明粉、半夏二十五味名药，经方家尊为用药核心。辛文禄抄本《仲景传灯》谓甘草、桂枝、生姜、大枣应用最多，以之组成处方，称甘桂姜枣汤，调理气短、心慌、倦怠、精神不振、面无华色、中气不足、内有虚寒之人。老朽将其量定为炙甘草 15 克，桂枝 15 克，生姜 9 片，大枣 20 枚（劈开）。每日 1 剂，水煎，分 3 次服，用于神经衰弱、健忘、恐惧、忧郁、心绪不宁，且有贫血倾向者，连饮 10 ~ 20 剂，极见功效。

四逆汤中附三姜一

四逆汤内附子、干姜回阳挽脱，为急救要药，二者区别，附子虽热不燥，用后口舌不干，干姜辛辣浓烈，刺激咽喉，伤阴耗液，有"附子不得干姜不热"之说。老朽经验，投本方时，附子之量占四分之三，干姜只居四分之一，疗效不减，便可避开这一弊端，否则阳回阴竭，导致阴阳俱失。

小青龙汤必用白芍建功

小青龙汤中有白芍，人们怀疑与麻黄组方会影响解表，其实不然，白芍养阴补充汗源，能缓解支气管痉挛止咳，且有桂枝、干姜、细辛宣散之品，不会起障碍作用，如恐其收敛，五味子亦应除去。表里双向投药，突出了《伤寒论》治疗特色，与时方派单一功效配伍的思维方法不同，需要大力发扬，若将有益无损的白芍减掉，则综合疗效大大降低。

《伤寒论》甘草"三义"

《伤寒论》遣使甘草，取义有三：一为甘甜矫味，改善口感，有利饮下，如半夏泻心汤；二是降低药物毒性，减少副作用，以免发生伤正、吐泻不适现象，如四逆汤；三即补中益气，有保护功能，可普遍使用，个别处方以之为主，委任君药，如治脉结代、心动悸，调理期外收缩、稳定心脏的炙甘草汤。

阴盛阳衰用桂枝加附子、干姜、人参、炙甘草

桂枝为桂树嫩枝，肉桂乃桂树粗干之皮，无有内心，二者作用不同。肉桂大热纯阳，蒸动气化，引火归原导龙入海，治虚热上炎，牙齿疼痛。与附子、干姜、乌头、天雄相伍，能温里祛寒、回阳救脱。老朽常以附子 20 ~ 40 克

（先煎），干姜 5～10 克，人参 10～20 克，炙甘草 5～10 克，加本药 9～15 克。水煎，分 4 次服，治阴盛阳衰、低血压、低血糖、低蛋白、低白细胞，头眩、眼黑、心慌、汗多、站立不稳等证，皆可收效。

桂枝汤应用经验

《伤寒论》桂枝汤（桂枝、白芍、甘草、生姜、大枣）经过加减转成新方后，即改变了原有作用：加麻黄、葛根为葛根汤，治外感风寒项背强直，俯仰困难；去甘草加黄芪为黄芪桂枝五物汤，治四肢麻木，肌肉酸痛；加白术、附子为桂枝加术附汤，治风寒湿痹，汗出过多，关节疼痛，半身不遂；加龙骨、牡蛎为桂枝加龙骨牡蛎汤，治心悸，遗精，少腹拘急，失眠易醒，女子梦交。老朽临证遵其遗法，均能取得满意效果。再加相应药物，还可扩大治疗范围。

麻黄汤应用经验

仲景先师麻黄汤（麻黄、桂枝、杏仁、甘草）加减后能改变原意：去桂枝名三拗汤，治风寒感冒哮喘、咳嗽、吐稀薄白痰；去桂枝加薏苡仁名麻杏薏甘汤，治风湿肌肉关节疼痛、全身沉重、卧起困难，老朽投用本方时，又加独活 20 克，汉防己 15 克，雷公藤 5 克，收效甚好；去桂枝加石膏，名麻杏石甘汤，治发热哮喘或合并肺炎；去杏仁加生姜、大枣、石膏名越婢汤，治风水浮肿、急性肾炎，山东流传的抄本古方内保留了桂枝，存以待考。

理中丸应用经验

《伤寒论》理中丸（人参、白术、干姜、甘草），亦名人参汤，乃改为水剂之称。其功能健脾益胃，温化内亏，治中焦虚寒，症见呕吐、腹痛、大便溏泻、食欲低下、消化不良等。加附子为附子理中丸，治冷物损伤，阳气不振，寒邪沉积；加丁香、白豆蔻、神曲为丁蔻理中丸，治胃炎与溃疡，脘内嘈杂、泛恶胀痛；加枳壳、茯苓为枳实理中丸，治腹胀满闷、食物难下、停有痰饮；加黄连为连理汤，治灼心吐酸、胸内痞结、反流性、糜烂性食管炎或胃炎。

小承气汤应用经验

小承气汤（大黄、厚朴、枳壳）乃《伤寒论》中泻下剂，治热入阳明形成的腑实证，可见舌苔黄厚，大便难解。加芒硝为大承气汤，治身体壮热、腹痛拒按、燥屎内结、肠道梗阻、急性阑尾炎；去枳壳、厚朴，加芒硝、甘草为调胃承气汤，治口臭、伤食、牙龈肿痛、习惯性便秘。老朽临床将芒硝换成元明粉，其性虽缓，却利于口服。

小柴胡汤应用经验

小柴胡汤为举世良方（柴胡、黄芩、人参、半夏、甘草、生姜、大枣），治少阳胸胁痞满、寒热往来，肝炎、疟疾、胆囊炎、肋间神经痛。去人参、甘草加枳壳、大黄、白芍名大柴胡汤，治上证兼有胸闷、恶心呕吐、大便不利，加郁金、茵陈、金钱草、元明粉，治胆管结石，可见效果。

枳术丸加减醒脾开胃助消化

《金匮要略》枳术丸（枳壳、白术），为简易小方，治脾胃失调、运化不良、积饮停食、痞塞闷满。加木香、砂仁名香砂枳术丸，治食欲不振、胃中胀痛、上腹部不适；加神曲、麦芽名曲麦枳术丸，治饭后不消、无食欲感、甚至恶心呕吐。老朽临床常在三方内加厚朴、炒山楂，醒脾开胃，协助消化，收效比较可观。

炙甘草汤应用经验

炙甘草汤（炙甘草、生地黄、桂枝、麦冬、阿胶、麻仁、人参、生姜、大枣），亦称复脉汤，治气虚多汗、惊悸失眠、体弱乏力、大便较干、心律失常之过早搏动、脉象结代，属有效之方，对于早搏，老朽增入苦参 20～50 克，功力较好。加仙鹤草、龙眼肉、紫石英名加味炙甘草汤，治心房纤颤有一定作用。

五苓散应用经验

五苓散（猪苓、茯苓、白术、泽泻、桂枝）属《伤寒论》利水要方，治头眩、腹泻、吐涎沫、小便短少及肾炎、肝硬化水肿。去白术、桂枝加滑石、阿胶为猪苓汤，治阴虚内热之尿道炎、膀胱炎、尿路结石、小便急、痛、出血；加羌活为加味五苓散，治寒湿成痹，身体沉重、疼痛；加人参为春泽汤，治气虚无力、小便外排不畅、下肢浮肿，老朽又加黄芪，其效更佳，也疗老年前列腺肥大症。

小陷胸汤应用经验

经方小陷胸汤（半夏、瓜蒌、黄连）治脘内胀满如物阻塞，气、食、痰饮结胸证。加柴胡、黄芩、枳壳、桔梗、生姜为柴胡陷胸汤，治邪在少阳寒热往来、胸胁郁结、按之则痛，方精药少，功效较速。

四逆散应用经验

《伤寒论》四逆散（柴胡、枳壳、白芍、甘草）为逍遥散之原始处方，治肝气郁结、脾失运化之胸闷、胁痛、情志不畅，有疏利作用。加川芎、香附名柴胡疏肝散，治忧郁、焦虑，可用于肝炎、胆囊炎、胰腺炎、肋间神经痛等。

大黄附子细辛汤应用经验

大黄附子细辛汤共三味药物，治阳虚阴实、寒邪聚积，症见舌苔白厚、腹痛拒按、大便秘结，其中细辛宣散、温开，起中介作用。去细辛加人参、干姜、当归、元明粉、甘草为温脾汤，治阳、气均衰，冷凝严重，肠道有燥屎停留，排出困难者，常见于伤食、久病待复、休息痢、慢性结肠炎等。

葛根芩连汤应用经验

葛根芩连汤（葛根、黄芩、黄连），治口渴、发热、泻下，内清外表，适于急性肠炎、痢疾。老朽经验，加仙鹤草30克，银花10克，医治慢性溃疡性结肠炎也很有效果，或加马齿苋60克，均令人满意。

黄连阿胶汤应用经验

老朽调理阴液耗伤、虚热上扰、心烦失眠，习用《伤寒论》少阴证黄连阿胶汤：黄连9克，阿胶9克（冲），黄芩9克，白芍9克，鸡子黄2个（烊化）。水煎，下午6点、10点分2次服。有时加夜交藤30克，莲子心9克，功力良好。与《金匮要略》酸枣仁汤比较，虽主治对象不一，却疗效过之而无不及。或云再加入川芎、酸枣仁提高疗效，未免画蛇添足。

白虎汤应用经验

白虎汤（石膏、知母、甘草、粳米）治邪入阳明，内外皆热、面赤自汗、舌苔干黄者。气液不足口渴加人参，为白虎加人参汤；身发斑疹、神昏谵语加玄参、犀角（以生地黄、羚羊角代之）为化斑汤；恶心干哕、疲乏无力、外感暑邪，去知母加竹叶、半夏、人参、麦冬为竹叶石膏汤，亦可用于多种虚热证，如肺结核、大病恢复期。

黄芪建中汤加减应用经验

黄芪建中汤即桂枝汤（桂枝、白芍、甘草、生姜、大枣）加黄芪、饴糖（麦芽糖液），治中气不足，内有虚寒，症见面色苍白、身倦无力、精神不振，宜于神经衰弱、消耗性疾病、胃神经官能症属此证者。若妇女产后小腹拘急、痛引腰背、常有凉感，加当归 20 克，名归芪建中汤，老朽经验，气血两亏之人久服此方，可改变虚羸状态，提高复原力。

瓜蒌薤白半夏汤合良附丸加减应用

老朽临床调理胸满气短、食后不舒、脘内胀痛、大便干燥，亦常投瓜蒌薤白半夏汤（瓜蒌、薤白、半夏、白酒）加良附丸（香附、高良姜）。水煎，分3 次服，并适于胃炎、十二指肠炎与溃疡等。如冠心病供血不足加砂仁 10 克，丹参 30 克，郁金 10 克，三七参 6 克，均可收效。其中白酒改为黄酒，每剂 20毫升。

射干麻黄加石龙汤治喘、咳、痰鸣证

老朽临床对感受风寒气短咳嗽、呼吸不利，不能平卧，痰鸣如水鸡声，见于支气管炎、哮喘证，投《金匮要略》射干麻黄汤：半夏9 克，射干9 克，麻黄 9 克，细辛 3 克，紫菀 9 克，款冬花 9 克，五味子 6 克，生姜 9 克，大枣 5个（劈开）。水煎，分 3 次服，功力不显，加地龙 9 克，石韦 9 克，喘、咳、鸣遂之即减，因而命名射干麻黄加石龙汤。

茵陈蒿汤加减治疗黄疸及兼症

《伤寒论》治疗阳黄证之茵陈蒿汤，由茵陈蒿 20 克，山栀子 15 克，大黄

5 克组成，治湿热黄疸如橘子色之肝炎、胆囊炎。水煎，分 3 次服。老朽经验：在急性发作期，效果显著。右胁胀痛加柴胡、川楝子，球蛋白高加郁金，白蛋白低下加白术、僵蚕、人参、枸杞，胆红素高加田基黄，转氨酶升高加龙胆草、水飞蓟、升麻、山楂、蒲公英、垂盆草，胆管结石加枳壳、元胡粉、姜黄、金钱草，保持大便通畅。

下瘀血汤加减通利冲脉调经期

妇女月经周期延后、量少，因素很多。老朽经验，若由瘀血梗阻者，须通利冲脉，投《金匮要略》下瘀血汤：桃仁 9 克，䗪虫 9 克，大黄 3 克，加三棱 9 克，莪术 9 克，桂枝 9 克，红花 9 克，称七英汤。来潮前十日开始。水煎，分 3 次用，连饮 15 剂，3～4 个周期为一疗程，即能转归正常。身体虚弱者加人参 9 克。本方加益母草 10 克，也治慢性盆腔炎和盆腔积液，疗效可观。

牡蛎散改为汤剂治气液两亏

老朽医气液两亏自汗证，常将《金匮要略》牡蛎散改为汤剂：麻黄根 10 克，黄芪 15 克，牡蛎 30 克，浮小麦 50 克。水煎，分 3 次用。对心悸、乏力、稍动即汗出如洗，或静时亦溱溱不断，奏效良好。若服后不佳，加入白芍 10 克，五味子 15 克，龙骨 30 克，连饮 10～15 天，便可治愈。

麻子仁丸加减治疗便秘

《伤寒论》麻子仁丸，乃小承气汤加味方，由麻子仁 90 克，熟大黄 90 克，炒枳壳 90 克，炒厚朴 90 克，白芍 90 克，光杏仁 90 克组成，碾末，炼蜜为丸，每次 10 克，日 3 服。治脾约气积阴亏，调理肠中燥热、大便干结。可用于痔疮、粪硬肛裂、习惯性便秘等。老朽常用于胃炎消化不良、腹内胀满，结肠炎气体充塞、矢气频出、大便下行缓慢者。本方大黄居首，原量过多。今减去一半，以免伤正，有利老人、病后虚弱患者，实践说明，其效良好。若再加肉苁蓉 90 克，效果更佳，比较理想。

半夏泻心汤应用经验

《伤寒论》之半夏泻心汤（半夏、黄芩、干姜、人参、黄连、炙甘草、大枣）治呕恶厌食、心下痞硬、寒热互结，以辛开苦降当先，对慢性胃炎、十二指肠炎消化不良、水液滞留胀满不舒，普遍有效。打嗝、食气上泛，加生姜、减干姜量，名生姜泻心汤；肠鸣下利加重甘草，名甘草泻心汤；上吐下泻，去黄芩加桂枝降冲，名黄连汤。上述三方，老朽应用较多，均以半夏泻心汤为主，功力超群。

沈宏超用白头翁汤治痢疾

友人沈宏超为研究甲骨文学者，兼通医术，阅历丰富。治传染性痢疾无论所下赤白，只要腹痛、里急后重、肛门灼热，都投白头翁汤：白头翁 12 克，黄柏 9 克，黄连 9 克，秦皮 9 克，收效良好。并对老朽说，白头翁可单独给予，即单方一味，每剂 15～50 克。水煎，分 3 次服，细菌性、滴虫性、阿米巴原虫性的痢疾，均有医疗作用，应注意及之。如身体虚弱、中气不足加炙甘草 9 克，阿胶 15 克，兼以扶正，为白头翁加甘草阿胶汤。

真武汤加桂枝效更佳

曲阜文友沈梦周，谦虚好学，为人低调，乃时方派良医。在病历讨论会上对老朽讲，其在山东省中医院诊一患者，全身浮肿、四肢觉凉，投健脾、蠲饮、利尿剂，不见药效，转赴陕西就医，由一信奉黄元御先贤民间医家授以《伤寒论》真武汤：茯苓 45 克，白芍 15 克，白术 15 克，炮附子 18 克，生姜 5 片。水煎，分 2 次服，连用 40 剂，未有改方，竟霍然而愈。认为经方可贵处在配伍，白芍同附子，如太极图阴阳互抱，白术、茯苓为辅力，属药物巧妙组合，征求吾之意见，是否应如此理解，老朽除点头同意其应用《周易》做出分析外，还认为与久服炮附子、茯苓大量温阳利水有一定关系。若再加入桂枝 15 克，活血通络，蒸动气化功能，收益更佳。

大黄牡丹皮汤治疗阑尾炎

肠痈即阑尾炎，发热出汗，以右侧少腹部疼痛拒按、下肢屈而难伸为主证，投《金匮要略》大黄牡丹皮汤：大黄 9 克，牡丹皮 9 克，桃仁 9 克，冬瓜子 30 克，元明粉 9 克（冲）。水煎，分 2 次服，连用 2～4 剂。此方还适用于急性盆腔炎、急性睾丸炎、肛门周围炎，再加红藤、制乳香、炒没药、大量蒲公英，功效良好。老朽之老友孙一雁说，若添入败酱草 20～50 克，更佳。

妙用桂枝、干姜能止泻

杏林前辈欧阳东来告诉老朽，广东伤寒大家陈伯坛，清末中举以医为业，处方只开数味，投量之大十分惊人，举一便知其余，医一腹痛泻下港商大鳄，用附子120克（先煎2小时），桂枝30克，干姜30克，按太阴寒邪入里论治。水煎，分2次服，连投3剂，病即霍然。温内补阳调理胃肠功能，不加利尿药，同样收效，说明经方妙用，可巧夺天工。实际桂枝蒸动气化、干姜燥湿消水，通过回流也起止泻作用。

当归四逆加吴茱萸生姜汤应用经验

老朽治疗经络瘀阻，血液循环障碍之冻疮、手足发凉、血栓闭塞性脉管炎、雷诺病，以温、通、祛寒为主，常用当归四逆加吴茱萸生姜汤：当归15克，桂枝12克，白芍12克，细辛3克，甘草3克，通草3克，大枣10枚（劈开），吴茱萸12克，生姜6片，黄酒30毫升与水煎之，分3次服。若治手足发凉，应每日1剂，连吃15～30天，均可见功。友人苗慕尧又加桃仁6克，鸡血藤30克，收效更好。

旋覆代赭汤加减治疗胃气上逆

老朽经验，妇女肝气犯胃逆气上冲，打嗝、吐涎沫、噫气不止，须投降下开结之品，旋覆花代赭石汤乃首选良方，为了提高疗效，应加大用量，并加大黄2～4克，以增强药力，门人路安君命名大福汤：代赭石30克，旋覆花15克，人参6克，半夏9克，甘草3克，生姜5片，大枣4枚（劈开），大黄3克。也可调治急性胃炎、贲门失弛、幽门不全梗阻。

小承气汤治疗胃肠病

田晨梦与老朽同窗，业西医兼习岐黄，曾对老朽说，常投《伤寒论》小承气汤（大黄、枳壳、厚朴），积有心得，认为以通利消化道为主，属胃肠药，宜于胃炎、食积、管腔梗阻，凡胀、满、痛、塞、呕吐、大便难解，都可应用。痛重加香附、高良姜，偏胀加大腹皮、木香，燥屎不下加元明粉、麻子仁、炒莱菔子，呕恶不已、食进即出加半夏，大黄增加一倍。

白虎汤加芍药益阴敛汗

老友宫一民，精通仲景学说，处方遣药均依《伤寒论》《金匮要略》二书化裁，为经方派专家。诊一发热患者，口渴、汗多、脉数，投白虎汤：石膏50克，知母20克，甘草6克，粳米30克，其热不退，他认为津液亏耗、水不胜火，要益阴敛汗，投滋养药火邪自降，于方内加入白芍30克，连饮3剂，逐渐好转，继服4天已完全治愈，这在前贤医案中比较少见，宫兄经验达到炉火纯青的程度。并对老朽说，麦冬、生地黄坚阴之力不如白芍，且能泻肝抑制龙雷相火上升，防止增重病情，可谓一石二鸟，一举双收。

麻黄连翘赤小豆汤治疗皮肤病

老朽临床医治过敏性皮疹、湿疹、荨麻疹、原因不明皮肤瘙痒症，常投《伤寒论》麻黄连翘赤小豆汤：麻黄6克，连翘18克，赤小豆20克，杏仁9克，梓白皮9克，甘草3克，生姜5片，大枣3枚（劈开），易见药效。若加苦参15克，徐长卿15克，荆芥9克，浮萍9克，功力更好。其中杏仁作用不大，宜减去；桑白皮不能代替梓白皮，绝不可姐妹易嫁。

阮沅君善用黄芩汤治湿热肠炎

门生阮沅君，娴熟医圣仲景学说，临床以经方为主，对湿热肠炎、痢疾，里急后重、下泻脓血，喜开黄芩汤：黄芩15克，白芍15克，甘草3克，大枣6枚（劈开）。十年后发现其效不太理想，乃改用香连丸：黄连200克，木香50克，加穿心莲30克，碾末，水泛为丸，每次7～10克，日3服，收效较佳，老朽心悦称善，即命名三物苦心丹。

方弘瑞用经方刚柔并济

医家方弘瑞师法《伤寒论》，喜开小方，多时六七味，少者仅两味，人皆称道，蜚声四方。他告诉老朽，柴胡疏泄肝、胆，刚中缺柔，白芍护阴养血，柔中缺刚，二者配伍，则刚内有柔，柔内有刚，如太极图阴阳相抱，合为一体。因此治肝、胆火盛，最好不要分离，比重应各占一半。否则疏泄过度火邪反旺，阴柔太多液剩津余即滞，很富辨证观。

吴茱萸汤治疗腹痛

老朽对胃肠道不适，呈现虚寒腹痛者，常投吴茱萸汤（吴茱萸、人参、生姜、大枣）、丁蔻理中汤（人参、干姜、白术、甘草、丁香、紫豆蔻、神曲），颇见功力。但用于因蛔虫而致疼痛剧烈，按压反甚，且呕恶不已者无效，可开大建中汤：人参9克，蜀椒7克，干姜9克，饴糖（麦芽糖）60毫升（烊化）。水煎，分2次服，连用3~5剂，效果明显；若加入细辛3克散寒，乌梅肉9克以酸制蛔，收效还好。

茵陈蒿汤治疗黄疸

老朽调理肝炎、胆道疾患之湿热性黄疸，主要投予《伤寒论》茵陈蒿汤：茵陈30克，山栀子15克，大黄4克，加田基黄30克，普遍有效。但由于其通利泻下作用，能令转氨酶上升、白蛋白下降，因而在方内常增入清热解毒、保护肝功药，再加升麻15克，炒白术10克，五味子15克，僵蚕10克，垂盆草15克，柴胡6克，虽提高兼治力，然效果不减。

鳖甲煎丸治疗肿瘤、积聚

《金匮要略》所载鳖甲煎丸，后世的炮制、比重、剂量不一，山东所制作者，炙鳖甲120克，柴胡60克，鼠妇30克，乌扇（射干）30克，黄芩30克，干姜30克，大黄30克，桂枝30克，厚朴30克，紫葳30克，阿胶30克，白芍30克，石韦30克，牡丹皮40克，瞿麦20克，䗪虫40克，炒露蜂房40克，炒蜣螂虫60克，桃仁30克，炒葶苈子10克，半夏10克，人参10克，火硝10克，碾末，水泛成丸，每次5~7克，日3服。治疗慢性炎症、肿瘤、积聚，宜于疟母、血吸虫、黑热病、子宫肌瘤、盆腔炎、卵巢囊肿、肝硬化、班替氏综合征之肝脾肿大、腹内硬块，为一首良方。老朽经验，治疗多种肝脾肿大，应首选本方，其次治输卵管发炎阻塞、宫内黏膜下肌瘤亦可收不同程度的疗效。特别是用于回缩脾脏，绝无仅有，堪称专药。

大黄䗪虫丸应用经验

《金匮要略》所载大黄䗪虫丸：大黄300克，䗪虫30克，黄芩60克，白芍120克，炒干漆30克，虻虫50克，水蛭60克，生地黄300克，蛴螬45克，桃仁 120 克，杏仁 120 克，甘草 60 克，碾末，水泛成丸，每次 3～6 克、日 3 服，医界业友多用于调理妇女病肌肤甲错、两目黯黑、潮热赢瘦干血劳证，与肺结核有关，而非月经疾患。老朽临床应用仍以调理冲任二脉为主，重点解除月经延期、量少，闭经，慢性盆腔炎，其次即子宫肌瘤、内膜异位症，乳腺小叶增生，亦可投予肝脾肿大等。丸中活血化瘀已有桃仁，宜把杏仁去掉。因患者反映，服后大便转薄，次数增加。随着实际病情区别施治，都能见到效果。

白虎汤加人参、附子回阳固脱

文学家赵秋晨与老朽友善，告诉老朽曾见有八旬中医治一高热患者，心慌、脉微、二目紧闭、汗出如洗，呈休克状态，众皆束手无策，他挺身而出，给予白虎汤加人参、附子，日夜口服，三剂药挽救重笃大证。其中附子回阳、人参益气，二药补虚固脱，说明热性疾患亦能亡阳，并不忌附子，由此可以理解"辨证论治"是中医灵魂，这位民间老医乃真知灼见的代表人物。

桃花汤治疗痢疾及用药经验

脾肾虚弱，腹内隐痛，大便滑脱，完谷不化，下利脓血，脉沉无力，传统治疗常开桃花汤：赤石脂 30 克，干姜 15 克，粳米 30 克。水煎，分 2 次服。老朽经验，赤石脂属矿物药，不宜直接吃下，其量较大，仍用煎剂为佳。可投于直肠、结肠炎溃疡症，能见功效。临床观察，加入诃子 9 克，罂粟壳 6 克，疗效更易提高。

杨奎生应用黄土汤经验

同窗杨奎生，天资聪明，有超人之见，乃学界翘楚，曾对老朽介绍其应用《金匮要略》黄土汤的经验：生地黄 9 克，白术 9 克，阿胶 9 克（烊化），炮附子 6 克，黄芩 5 克，甘草 5 克，灶中黄土 60 克。水煎，分 2 次服，医尿液清长、大便下血证，久用防止复发。老朽在此基础上又加驻车丸中的当归 6 克，干姜 3 克，黄连 9 克，治疗肠道出血、慢性痢疾、痔疮、溃疡性结肠炎，甚至妇女崩漏等，都有不同程度的效果。

大陷胸汤治疗胸水咳喘

《伤寒论》大陷胸汤，用于治疗痰、饮、食、热结胸，以气短、硬满、拒按、大便不通为主，宜于胸腔积液、腹水潴留等，由大黄9克，元明粉9克，煨甘遂1克（冲）。水煎，分2次服，药力雄猛，邪去便停，不能多用。老朽投予结核性胸膜炎、肝硬化渗出物停积，均见显效。加杏仁9克，葶苈子12克，碾末，水泛成丸，即大陷胸丸，每次3~7克，日3服，以治胸水为重点，应用时要抓住喘、咳二字。

桂枝汤加吴茱萸治胃肠虚寒隐痛

友人罗凤源，精占山聚水之术，乃堪舆水利专家。其对岐黄亦有较深造诣，认为桂枝汤（桂枝、白芍、甘草、生姜、大枣）不仅治中风时邪，也是胃肠虚寒隐痛不已的对证处方，凡胃炎、肠道痉挛者，只要是"里痛"症状就可投予，依据仲景先师遣药规律，加吴茱萸6~10克，比加饴糖30毫升，功力还好。若要突出白芍作用，每剂15~30克，甚至需要50克，方见其效。这是他总结的宝贵经验，值得深入研究，为学者立法。

十枣汤治疗躁狂型精神分裂症

《伤寒论》十枣汤：煨甘遂20克，煨大戟20克，醋炒芫花20克，碾为细粉，每次1~2克，大枣10枚（劈开）煮水送下，日1~2服，治疗胸水、腹水。本药较猛，且有毒性，身体强壮者方可应用。老朽临床对痰饮、结核、气短、痞满、硬痛、二便不利等症属于胸腔积液、肝硬化腹水者，投予得当，中病即止，切莫连续用之。心脏性腿足水肿忌服。近年来也用于躁狂型精神分裂症，同样取到驱邪的效果。

甘麦大枣汤治疗悲伤欲哭

《金匮要略》调治脏躁悲伤欲哭，"如神灵所作"，精神恍惚，数欠伸，不能自控，投甘麦大枣汤：甘草9克，小麦30克，大枣7枚（劈开）。水煎，分2次服。老朽经验，本方平淡，常不被人重视，确有功效，临床适于神经官能症、癔病发作，心悸失眠、悲乐无常、思想不集中、情绪低落、不愿见人、有厌世现象，重者出现被动性强迫。若加入百合15克，茯苓15克，甘松6克，琥珀2克（冲），连续应用15~30剂，可获得较佳的效果。

防己茯苓汤调水液代谢

老友吴道藩，善医内科杂证，用药广泛，有大药店之称，临床识病具真知灼见，非一般所能。对人体水液代谢失衡、下肢轻度水肿，认为属中气不足、排泄障碍，归于皮水证。常用防己茯苓汤：黄芪30克，茯苓30克，汉防己12克，桂枝6克，甘草3克。水煎，分2次服。老朽受其影响，亦喜开此方，并加白术9克，泽泻9克，将黄芪又增一倍，即60克，可快速见效，改名黄芪白术防己汤。

大黄附子细辛汤治哮喘

友人马世忠，热爱中医，重点研究方药，能独占鳌头，曾告诉老朽，他用大黄3克，附子9克，细辛3克，即仲景先师大黄附子细辛汤，加白芥子6克，治疗顽固性哮喘，因一般药物均无效验，乃投予此方。每日1剂，分2次服，连饮6天，症状大减，又继用1周，病竟获瘳，以汗多、痰多、大便难解、不能仰卧为主症，委老朽记入卡片，供大雅参考。特录出以见其温阳降气、化饮平喘、补泻兼施之妙。

麻黄附子细辛汤应用经验

麻黄附子细辛汤，乃《伤寒论》少阴病解表处方，以温里发汗为对象，老朽之友人、流行病专家胡士英以其治疗虚寒体质之哮喘证，收效颇佳。临床投量麻黄9克，炮附子15克，细辛6克。痰多加茯苓15克；咳嗽加干姜6克，五味子15克。辨识要点，舌淡苔白、脉搏微弱、手足发冷、恶寒无汗。药后不一定明显见汗，但哮喘现象则逐渐消失。亦曾对老朽说，方内细辛用到15克未发现不良反应，因此可灵活运作，不要拘泥旧说。语重心长，令人钦佩。

经方亦要活用

无锡友人沈湘亭，精写作、校勘等。对老朽说，苏南地区受时方派影响，处方轻描淡写，除了气候环境也与体质较差、不耐药力有关，和北方不同，因此大刀阔斧投药则易出医疗事故。一般感冒投桑叶、紫苏、防风、银花、连翘6~9克便可解除，无必要墨守《伤寒论》麻桂辛姜，而且这些"果子药"广谱抗菌，麻黄汤、桂枝汤则明显逊色。尽管如此，经方、时方的临证应用，还宜携手发展。

炙甘草汤治疗心悸经验

同道任屹立，以调治心脑血管病驰誉四方，对老朽言，心脏期外收缩，即所谓"心动悸，脉结代"，均投炙甘草汤。他依据临床经验予以简化，只开炙甘草15克，人参9克，桂枝9克，麦冬9克，生地黄9克，另加甘松9克，苦参30克，收效甚佳。并嘱患者节食，每餐吃八分饱。本证之胸闷，由脉搏间歇而致，不忌甘草，反会得到缓解。老朽处理心脏早搏，除上述药物，常加入仙鹤草、丹参、冬虫夏草，能提高医疗效果。

程耀斋化裁经方治风寒咳喘

程耀斋医家，与老朽素有交往，辨证明确，经验甚多，人称当代华佗。他将《伤寒论》小青龙汤予以化裁，组成新龙汤：麻黄9克，杏仁9克，干姜9克，细辛3克，五味子6克，茯苓9克，半夏6克。水煎，分2次服。治疗外感风寒咳嗽、哮喘，5～10剂转愈。老朽试之，果有效验。痰喘较重，再加紫菀9克，葶苈子15克，则药力更雄。

苓桂术甘汤应用经验

老朽经验，凡胸闷气短、内停水饮，痰多，咳嗽较少，宜健脾温化兼以利水，可投苓桂术甘汤：茯苓30克，桂枝15克，白术20克，甘草6克，加桔梗9克，旋覆花15克。水煎，分3次服，每日1剂，连用10～20天，功力较好。门生黑山骏君，又增入半夏9克，干姜9克，临床验证效果更妙。

百合病非圣人之药不可治之

《金匮要略》所载之百合病，亲睹甚少，往往和脏躁、癔病相混淆。1953年于德州见一20岁女子，每日头昏少语，精神萎靡不振，自觉恍惚如沉睡不醒中生活，医院客观检查无异常发现，到处求治皆乏效果，已延至八个月。当时因病家诚邀会诊，老朽初出茅庐亦感无能为力，与杨、黄二同道商，以百合60克，生甘草15克，冬小麦90克，大枣10枚（劈开），生地黄15克，炙小草9克。水煎，分3次服，嘱其连用15天，有效继续，药力不显另寻途径。从此石沉大海不知后果。1956年，患者舅父来济南手术治疗痔疮，言照方吃了70剂，已经痊愈，且结婚生下一子。缘属寡遇之证，临床表现也乏十分突出，录出以供研究。

栀子厚朴汤调理妇女情志

妇女因精神刺激，肝气内动，易发生心烦、胸闷、腹满、背胀、胁下不舒，老朽经验可投《伤寒论》栀子厚朴汤：山栀子 12 克，枳壳 15 克，厚朴 15 克，加柴胡 9 克提高疏散作用。白芍虽能柔肝缓急，其性收敛，不宜入方，以免带来障碍。若通阳气宣发郁结，再加葱白三段。

防己黄芪汤应用验案

老朽临床，凡遇到感觉身体沉重、酸痛、乏力、轻度出汗、小便不利患者，常开《金匮要略》防己黄芪汤：黄芪 30 克，白术 20 克，汉防己 15 克，甘草 3 克。水煎，分 3 次服，每日 1 剂。连用 7～15 天，效果良好。如腹满"当与温药"，加干姜 6 克，厚朴 15 克。

辨证应用大承气汤

大承气汤为《伤寒论》医治阳明腑实证大便燥结的经典处方，由枳壳、厚朴、大黄、芒硝组成。老朽临床应用时，根据证情分别主次加减投量。一般是胸闷气促以枳壳为君，开 12～20 克；腹内胀满以厚朴为君，开 15～30 克；发热大便数日不行以大黄为君，开 9～15 克；下腹部左侧硬痛、屎气频出、干粪内停以芒硝（本品咸苦，元明粉代之）为君，开 6～12 克。水煎，加蜂蜜 60 毫升，分 3 次服。这样治疗有针对性，能海底擒蛟，可避免无视青红皂白的混沌疗法。门生吕同杰君一再推荐，称方有大小、药有轻重、长幼分明，扑灭主证，其余当迎刃而解。

白虎汤加减治疗流行性热证

老朽临床除阳明经证用白虎汤外，凡流行性热证只要发热有汗都考虑应用。无汗者加柴胡、青蒿、浮萍、连翘。投量为石膏 30～90 克，知母 15～20 克，柴胡 15～20 克，青蒿 20～30 克，浮萍 10～15 克，连翘 10～15 克。水煎，分 4 次服，4 小时一次，日夜不停，到体温降至正常为止。若效果不显，再增黄芩 9～15 克，寒水石 10～20 克，大青叶 20～30 克，板蓝根 20～30 克，3～6 天便可治愈。如口渴加党参 6～9 克，天花粉 9～15 克，咳嗽加贝母 9～12 克，沙参 9～12 克；食欲低下加神曲 9～12 克，山楂 9～15 克，报效甚捷。门人陈瑞年君遵着这一方法，延伸于其他领域，也收理想疗效，获得好评。

潘士绰应用黄土汤经验

老朽之同道潘士绰，功内科，精针灸、拔罐、刮痧、放血多种疗法。对老朽说，灶心土亦名伏龙肝，是一味医用良药，首见于《金匮要略》黄土汤。能降逆镇呕，治孕妇恶阻；止吐血、衄血、肠风下血；温中健脾，调理胃寒、噫气、泛酸、胀痛；补益中气不足，促进运化，改善食欲不振，因吸取百草之精，可以土养土。这些由衷之言，纯从经验而来。

桂枝汤治疗内伤杂病

老朽临床投桂枝汤（桂枝、白芍、甘草、生姜、大枣），除外感伤风外，亦用于内科杂证，如胃炎、十二指肠炎之腹胀、泛酸、灼心、疼痛，加甘松15克，吴茱萸9克，厚朴15克；风湿、类风湿关节炎行走困难，遇寒增重，加穿山龙15克，老鹳草20克，雷公藤15克（先煎1小时）；神经血管性头痛经常发作，甚至呕吐，加川芎15克，白芷15克，羌活15克；小腿转筋腓肠肌痉挛，剧痛不已，将白芍上升30～50克，甘草15～30克，桂枝12～20克，再加木瓜15克，怀牛膝30克，效果颇好。上海同道陈大年在合肥对老朽说，妇女肝气横逆、胁下胀痛，也可以桂枝汤为基础，根据需要加入他药。

应用厚朴七物汤经验

老朽在春秋季节遇伤风自汗、恶心厌食、大便不爽、腹内甚为胀满者，常开《金匮要略》厚朴七物汤：厚朴15克，大黄6克，枳壳9克，桂枝6克，甘草3克，生姜5片，大枣5枚（劈开）。水煎，分3次服，每日1剂，连用3～6天，效果较佳，是桂枝汤去白芍加小承气汤的合方，重点解表、消胀、通下，以治里为主，有时将厚朴用到30克，无不良反应。若药后腹胀未除，可加大腹皮15克，即见显效，传统经验增木香行气，实际不如大腹皮。

桂枝汤加减适应证广

《伤寒论》桂枝汤为书中群方之首，通过加减医治多种病证，加葛根治项背强几几；同麻黄汤各半治如疟状、身痒；桂枝二麻黄一汤治似疟一日再发；桂枝二越婢一汤治脉微弱、热多寒少。老朽对伤风感冒自汗、哮喘，常投桂枝加厚朴杏子汤：桂枝12克，白芍12克，厚朴12克，杏仁9克，甘草3克，生姜5片，大枣五枚（劈开），又加麻黄6克，收效良好，否则难见其功。尽管有厚朴、杏仁肃降肺气，势单力薄，且无止喘之能。或云既已自汗，再添麻黄岂不雪上加霜，因有白芍在内可以抑制此弊，而况小量不致增害，仲景先师麻黄杏仁甘草石膏汤汗出不忌麻黄就是例子。

厚朴生姜半夏甘草人参汤治疗腹胀

老朽治胃炎、溃疡病，凡气虚腹内胀满、精神不振、乏力、食欲欠佳，无泛酸、灼心、疼痛症状者，则开厚朴生姜半夏甘草人参汤：厚朴 20 克，党参 12 克，半夏 9 克，甘草 6 克，生姜 9 片。水煎，分 3 次服，每日 1 剂，连用 6~15 天，便能获愈。方中厚朴最大量可增至 50 克。2003 年于山东中医药大学门诊部遇一胃胀患者，自言腹中膨胀如裂，情况转重已有 3 个月，大小便无变化，脉弱缓，因缺党参，乃以上方四味与之，吃了五剂，依然故我，无转化迹象，当时怀疑与未加党参有关，遂速购本品每剂 30 克，又继续应用，一周后症状大减，逐渐平安。经验证明，虚证投补，虽有似实之胀，乃虚中有盛候，只要诊断明确，应勇于遣用党参，在补气扶正前提下，发挥厚朴宣、散、降、消驱邪的作用，才能除胀。党参的动力作用，从临床实践看，至关重要。半夏、生姜的辅助作用功不可没，但主药还是厚朴，厚朴的催化剂即保健之神党参。通过此案，老朽得到深刻认识。

桂枝人参汤治感冒自汗

老朽临床遵照《伤寒论》遣药规律，胸满去白芍，里寒用附子，对感冒自汗兼有腹泻常开桂枝人参汤：桂枝 9 克，党参 9 克，白术 15 克，干姜 9 克，甘草 3 克，加炮附子 9 克，有一定效果。若恶寒无汗再加麻黄 9 克，内外合治，表证解除泻下亦止，这是先贤遗留的双向疗法，每日 1 剂。水煎，分 3 次服，一般不超过 5 剂即可竹报平安。

栀子厚朴汤加味治热结三焦

老朽治疗热结于上、中、下三焦，胸满、腹胀、大便不行，卧起不安者，喜投《伤寒论》栀子厚朴汤：山栀子 15 克，枳壳 15 克，厚朴 15 克，加大黄 6~9 克。水煎，分 3 次服，每日 1 剂，连用 4~8 天，收效较好，可与小陷胸汤媲美。若口苦、心火过旺加黄连 9 克，肠内燥屎难下加元明粉 9 克。

防己黄芪汤治疗精神异常

老朽 1980 年在济南治疗一 40 岁妇女患者，精神异常已有 6 个月，似《金匮要略》所载"如狂状妄行，独语不休"，遇事唠叨，表现我行我素。中西药物，均乏效果，由其丈夫代诉，陪同就诊。老朽当时亦无良策，暂以防己地黄汤试之，遂开熟地黄 30 克，桂枝 6 克，防风 6 克，汉防己 2 克，甘草 2 克，原方未予加减。水煎，分 3 次服，每日 1 剂，连用 7 天，竟见功力，嘱其继续不停，凡 1 个月，出乎预料彻底治愈。通过本案说明古方之效是从经验中来，尽管报道不够全面，但临床实际作用，却应该认真研究传承发扬。

经方风引汤治疗疑难杂症

老朽 1966 年春季在山东省中医院诊一 18 岁男患者，已有两年病史，常头眩突然倒地，四肢抽动，日发数次，多时十余次，神识清醒，无咬牙口吐白沫、二目上吊、不省人事、昏睡、呼叫现象，非癫痫证。前医按低血压、脑缺血缺氧治疗无效，延老朽调理，在无可奈何情况下，试以《金匮要略》之风引汤：石膏 12 克，紫石英 12 克，白石脂 12 克，赤石脂 12 克，滑石 12 克，寒水石 12 克，大黄 8 克，干姜 8 克，龙骨 8 克，桂枝 6 克，牡蛎 4 克，甘草 4 克，碾粗末，每次 50 克。水煎，分 2 次服，日用一剂。5 天后竟见效验，嘱其照方配制，连续服用，以愈为度。事隔两个月又来复诊，言症状消除，未再发作，要求善后处理以防反弹。乃将上方改为每次 20 克，15 天全部停用。本汤寒热、攻补较杂，方义不明，令人费解，但其疗效能有目共睹，可惜仅此一例，缺乏统计，难下结论。

侯氏黑散加减治疗疑难病证

老朽 1983 年治疗一 50 岁男性患者，言九月前感觉身体沉重，四肢发木呈麻痹状，逐渐转剧，心悸怕冷、行走困难、双手拿不住筷子，饮食、睡眠、二便均正常，吃药百余剂不见功力，经门人推荐委老朽调理，在进退维谷中，蓦然想起《金匮要略》的侯氏黑散"治大风四肢烦重，心中恶寒不足"，遂即开写本方，因皂矾有毒删去，只投菊花 100 克，白术 30 克，细辛 10 克，茯苓 10 克，牡蛎 10 克，桔梗 20 克，防风 30 克，人参 10 克，黄芩 20 克，当归 10 克，干姜 10 克，川芎 10 克，桂枝 10 克，黄酒 200 毫升，碾末，水泛成丸，每次 10 克，日 3 服，连用十天以观其效。复诊时已现转机，劝他坚持服用，方未更改，凡两个月症状大减，尔后来山东中医药大学表示感谢，其时已上班恢复健康。通过此案可以证实，黑散确有作用，虽属附方，不易寻源，但临床效果显然。药物特色是熄风、胜湿、活血、疏利经络，重点突出宣、通、行水三面疗法。

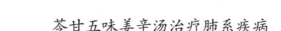

苓甘五味姜辛汤治疗肺系疾病

先师运用经方经验：治肺气肿、间质性肺炎、慢性支气管炎，凡见咳嗽、痰多、频吐涎沫，均按停饮处理，常投《金匮要略》苓甘五味姜辛汤：茯苓 30 克，五味子 15 克，干姜 9 克，细辛 3 克，甘草 3 克，原方不予加减。水煎，分 3 次服，疗效很好，6~15 剂便可解除。如有呕恶现象加半夏 9 克即止。

苓甘姜味辛夏仁汤加减治疗肺气肿

老朽于广西讲学时，遇一胃病、久咳患者，打嗝、嗳气不已，前医投南派轻灵方功力不显，邀老朽诊之，呈桶状胸，乃支气管炎转为肺气肿，吐痰不多，授予《金匮要略》苓甘姜味辛夏仁汤：茯苓 15 克，干姜 9 克，五味子 12 克，细辛 6 克，半夏 9 克，杏仁 9 克，甘草 6 克。水煎，分 3 次服。药后咳嗽减少，打嗝、嗳气依然如故，遂加代赭石 30 克，旋覆花 9 克，连用 5 天，虽见小效，然去不足言。因此又加大黄 4 克，继服 1 周，嗝停嗳止，逐步转安。证明大黄作用较大，降逆气的效能超过他药，值得信赖，不愧将军称号。

辨证准确投以经方收效佳

老朽 1985 年于聊城开会，讨论先贤成无己籍贯。期间一感冒妇女呕吐不止，三日未进饮食，吃药无效，由门生葛宝田君介绍诊治，无有表证、中毒现象，大小便正常，经过反复考虑，乃按胃气上逆调理，给以大半夏汤、大黄甘草汤双方合治，投半夏 15 克，人参 9 克，大黄 9 克，甘草 6 克。水煎，加蜂蜜 60 克，分 5 次，一勺勺饮下，开始仍呕，而后未再吐出，竟产生奇迹完全得愈。说明经方投予恰当，真能覆杯立瘥，并非大言喧世。

黄土汤应用经验

《金匮要略》黄土汤治肠道、痔疮出血，老朽临床应用甚少，缺乏经验。1964 年于合肥参加中医高校教材修审会议时，由安徽卫生厅相邀诊一 50 岁男子，腹痛，大便褐色混有血液，无里急后重和脓性物，凡 7 个月，曾认为痢疾、结肠炎，已排除胃、十二指肠溃疡。考虑寒热交杂，邪气刺激阳明大腑，脾不统血，渗入下窍，随后阴粪中排出，应以健运、养阴，寒热共施之剂调之，授予黄土汤：生地黄20克，白术15克，黄芩15克，阿胶30克（冲），炮附子9克，甘草9克，灶心土90克。水煎，分3次服，每日1剂，连用10天。如期复诊，疗效明显，继用两周，改成二日一剂，治愈后未再复发。本汤在仲景先师书内不占重要地位，属二、三级处方，易被学者忽视，然临床治病能独当一面，切莫轻视遗漏，为此老朽在整理七十年所遇病证治疗经验时，写入《蒲甘老人医札》。

半夏厚朴汤加减治疗梅核气

老朽临床观察，严格地讲，梅核气与咽炎、癔病并不相同，医界同道将其列入慢性咽炎中，殊欠恰当。《金匮要略》梅核气，指"妇人咽中如有炙脔"，好似口内含着烤肉，吐不出、咽不下，乃七情郁结凝于咽头，应开泄、行气、祛痰、化浊、散结，所以投半夏厚朴汤：半夏9克，厚朴15克，茯苓20克，生姜9片，苏叶10克。水煎，分4次服。老朽在此基础上又加绿萼梅9克，玫瑰花9克，金橘饼30克，炙麻黄15克，蒲公英30克，相当有效。

吴奉先应用大黄甘遂汤治疑难杂症

老朽少时见一40岁产妇，生儿后已过满月（30天），恶露停止，腹内胀痛，外部膨大似扣碗，二便正常，据云肝脾无变化。医家不识何病，均拱手而退。乃邀伤寒大家吴奉先老人诊治，他亦左右为难，告患者冒险试用，过则勿究，遵照《金匮要略》"少腹满如敦状"，认为水血聚结血室，投予大黄甘遂汤：大黄12克，甘遂6克，阿胶9克（冲）。水煎，分2次服，饮后大小便、血水半盆，鼓起的肚子即凹下，将药量减去二分之一又吃一剂，竟转危而安。类似重症医案，只观此一例，录出提供研究，还须深求"敦"的内在机理。

土瓜根散治疗月经病

老朽从事妇产科临床已有多年，《伤寒论》《金匮要略》所载处方，均不断投用，唯对土瓜根散原方不予加减，仅开过两次，有一定疗效。月经下行不爽、量少，或延期来潮，以"少腹满痛"为指征，即属适应病象。脉搏弦涩与否，放在次要地位。其量为土瓜根300克，白芍300克，桂枝300克，䗪虫300克，碾末，由散剂改水泛成丸，每次10克，日3服，15～30天就可改变现状，疼痛消失，月经转归正常，健康得到恢复。

甘麦大枣汤治疗脏躁

《金匮要略》"脏躁喜悲伤欲哭"，老朽数见之，临床表现伴有打哈欠、目呆视、妄言乱语、行动反常，"象如神灵所作"，呈阵发性，与精神分裂症不同。投甘麦大枣汤：甘草 30 克，冬小麦 100 克，大枣 15 枚（劈开），加甘松 10 克，茯苓 30 克。水煎，分 3 次服，每日 1 剂，连用 10～20 天，颇有功效。此病皆发于女子，由肝郁气结而成，乃取甘以缓之，兼养阴血，镇静起辅助作用。老朽将本加味方，更名正神汤。其中茯苓也可换茯神，提高安抚之力。或云应添柴胡 9 克，无此必要。

排脓散排脓汤合用治疗肺痈

老朽之友人柳岸溪，工书法、绘画，以医济世数十年，患者奉为当代孙真人。对老朽讲，肺痈属脓疡证，以吐脓为主，夹有血性物，用《金匮要略》排脓散、排脓汤双方合一调理，投枳壳 20 克，白芍 6 克，桔梗 15 克，甘草 9 克，生姜 6 片，大枣 10 枚（劈开），加鱼腥草 30 克。水煎，分 2 次服，每日 1 剂，颇有疗效。重点药物即桔梗，可开到 30 克，以感觉恶心吐脓为度，不可再加量。但只与单味桔梗试之，也无吐脓作用，因此还要配伍他药，才能获效。

白虎汤加减退热立竿见影

老朽之同道隋钖九，广闻多见，独树一帜，为经方研究家。临床开白虎汤，因粳米性黏，影响药物水内溶解，减去不用；喜加养阴益气之西洋参，攻病又加扶正，气复邪退，称双向疗法。他说白虎汤虽有清热功能，但治高热，石膏单枪匹马并不显著，投量再大也不理想，且易反弹，这是多年经验。如于方中加柴胡、黄芩则作用提高，每味应在 15 克以上，可立竿见影。老朽通过实践，认为纯属阅历之言，乃信古而不泥古推陈出新的名论，值得进一步验证。

附子泻心汤治疗痞证

老朽临床经验：若感冒或杂证自汗恶寒，胸闷、腹内痞满，食欲不振，口苦嘈杂，大便不爽，投附子泻心汤有效。其量为炮附子 15 克（先煎 1 小时），黄连9克，黄芩9克，大黄6克（后入煎10分钟）。水煎，分3次服，每日1剂，连用3~5天。本方乃《伤寒论》五泻心汤之一，寒热合用，攻补并施，重点温阳开痞散结、清热通下，宜于胃炎、十二指肠炎、肠道功能紊乱、老废产物郁积，兼有阳虚现象者。所谓痞，就是闷、满、胀、堵形成的症状，宣散、开泄属唯一治疗方法。

白通汤治疗少阴病

《伤寒论》少阴病，脉微、腹泻不止，投白通汤。老朽经验：开此方时以阴盛格阳，浮越于上，颜面红赤，呈现戴阳证为主，葱白、附子一君一臣，佐使干姜，颇有功效。若下利清谷，排出未被消化、吸收的食物，则委干姜为君，其比重是干姜15克，炮附子9克，葱白8段。水煎，分3次服，5小时一次，日夜不停，连用3~6天，便能峰回路转阳复阴退。呼吸气弱者，加人参12克，红景天15克。

桂枝人参汤治疗脾气虚弱

脾气虚弱，除营养不良外，多由汗、吐、下损伤所致，主要表现为气短、乏力、大便溏泻、四肢发凉，运化与吸收状况低下。老朽常投《伤寒论》桂枝人参汤：桂枝15克，人参12克，白术12克，干姜12克，甘草9克。水煎，分3次服。1985年遇一男性青年，营养不足，身体虚弱，易汗、怕冷、感觉疲劳，大便稀薄日行数次，手足发凉明显，已有9个月，久诊未愈。即以此方投之，每日1剂，连用40天，病情大减，药味、剂量均无更改，又继续两周，彻底治愈。

大黄黄连泻心汤应用经验

老朽临证，凡胸内闷热、烦躁、嘈杂、厌食油腻、荤腥，大便不利，属中焦蕴热、火邪不得下行者，开大黄黄连泻心汤：大黄6克，黄芩12克，黄连12克。水煎，分3次服。一般6~10剂可愈。对胃肠病灼心、泛酸、痞满、腹胀、打嗝、便秘，也有较好的作用。《伤寒论》原方在整理过程中漏掉黄芩，应予补上。嗳气加代赭石30克；懊侬不宁加山栀子15克；隐痛加甘松15克；有湿浊口臭加苍术6克，白豆蔻9克，石菖蒲15克；健运助消化加神曲9克，炒谷芽30克。

瓜蒂散应用经验

由于临床上患者感觉痛苦，老朽对催吐疗法运用甚少，《伤寒论》瓜蒂散确见功效，每次取甜瓜蒂5克（炒黄），赤小豆5克，碾末，将淡豆豉50克加水煮成粥状，把二药调入汤内，趁热服下，10分钟后以鸡翎扫口腔咽部，便能涌吐，待胃中之物吐尽即止。对胃有积液、宿食、柿石、误吃毒物，通过探吐都起作用。经验证明，单开瓜蒂、赤小豆疗效不佳，加入淡豆豉则会增效。香港同道卢觉愚说，由于混合大量之淡豆豉，壮大了体积，漫布整个胃中，有利瓜蒂刺激黏膜，促使恶心呕吐，推容物排出，很有道理。

桂枝去芍药加附子汤改善亚健康

《伤寒论》用药规律：胸满不用白芍。老朽治疗内在虚寒证，腹内发凉，手足不温，嗜食热物，大便次数较多，喜开桂枝去芍药加附子汤：桂枝15克，炮附子9克，甘草6克，生姜9片，大枣12枚（劈开）。水煎，分3次服，每日1剂，10天皆可转佳。对亚健康、身形羸弱、气血不足、阴盛阳亏之人适宜应用。精神不振加人参9克，黄芪15克；泻下加干姜9克；白术15克；心悸不宁加茯神15克，龙眼肉30克；下肢无力加牛膝15克，千年健20克；腰痛腿酸加杜仲15克，续断15克，狗脊15克，疗效显著。

栀子豉汤加减经验

《伤寒论》处方指针，对烦热胸如堵塞、心中懊憹、反复颠倒、不得入眠，用栀子豉汤：山栀子15克，淡豆豉15克（布包）。水煎，分2次服。呕吐，加生姜12片，名栀子生姜豉汤；呼吸短促，加甘草6克，名栀子甘草豉汤；心烦腹满、卧起不安，去淡豆豉，加枳壳12克，厚朴15克，名栀子厚朴汤；身上发热、微有烦感，去淡豆豉加干姜9克，名栀子干姜汤。老朽临床应用，遵照辨证论治，师其意、取治法，不泥于药，因此体温升高一律不开干姜，避免火上浇油，栀子干姜汤则敬而远之。

白头翁汤治疗痢疾

《伤寒论》白头翁汤，是调治痢疾一首良方，有白头翁12克，黄柏12克，黄连12克，秦皮12克。水煎，分3次服，对流行性赤痢3~7剂转愈。清热、解毒、消炎、保护肠道，为其特色。亦可用于结肠炎、阿米巴痢疾、原因不明之肠道脓血症。老朽1985年于山东莱芜中医院诊一50岁妇女，身形消瘦，患慢性结肠炎七个春秋，大便日行数次，夹有大量脓血，吃药治疗，时止屡发，痛苦不已，以里急后重、欲解不出为主证，当时即予上方加三七参块9克，仙鹤草15克，凡3个月共用60剂，没再加减，症状消失，4年后相见，健康状况良好，未有复发。

乌梅丸治疗肠炎便溏

《伤寒论》厥阴篇乌梅丸为治蛔厥专药，其实也可扩大应用范围，用于治疗肠炎溏便、泻出不止。老朽投量乌梅肉150克，干姜100克，黄连150克，细辛30克，当归20克，炮附子60克，蜀椒（炒）30克，桂枝60克，人参60克，黄柏60克，碾末，水泛成丸，每次10克，日3服，对大便稀薄、腹痛、泻下，无论新久都有功效，且有止呕作用。同道李耀东常以拙制本丸调理急慢性痢疾、肠道易激综合征，也获得较佳的效果。

陈无冠应用经方治阳虚哮喘

医友陈无冠，怀抱奇才不露锋芒，研究学问能入木三分，羡慕郑板桥，自称一草民。曾说将《伤寒论》少阴篇所用麻黄细辛附子汤、麻黄附子甘草汤合于一方，名少阴二麻汤，温里散寒、宣利肺气，专治阳虚哮喘。凡风寒外感引起或慢性支气管哮喘急性发作，都能应用。以脉沉无力、手足发冷为标准，兼有泻下者亦宜。处方投量：麻黄9克，细辛6克，炮附子9克，甘草9克。水煎，分2次服，每日1剂，连用5~10天，效果可观。

抵当汤应用经验

《伤寒论》调理积热蓄血，少腹硬满、喜忘、其人如狂、大便黑、小便自利，投抵当汤。老朽临床应用原方甚少，经验不足。1980年诊一更年期女子，月经量减，延时来潮，逐渐忘事，丢三落四，夜睡不安，不断出现狂言乱语，大便三四日一行，色泽无变化，脉象沉实，吃镇静药物加剧。同家属商，以抵当汤、下瘀血汤治之，计大黄9克，桃仁12克，水蛭（炒）9克，虻虫（去翅足炒）3克，䗪虫9克。水煎，分3次服，每日1剂。5天后有所改观，继续服用，共饮10剂，证情大减，已基本治愈。恐虻虫产生副作用，故用量小，严格加工炮制。有人曾导致暴发性泻下，应以为戒。

大承气汤应用验案

《伤寒论》大承气汤治阳明腑证,以痞、满、燥、实、坚、肠道干结为主,症状表现不一,常见谵语,手足出汗,日晡潮热、目中不了了、睛不和,脉沉迟滑大,腹部疼痛拒按、大便不解,甚至热结旁流自利清水。1982 年老朽于济南诊一 50 岁农民,身体健壮,有习惯性便秘,近一个月来出汗较多,更衣数日一次,痔疮破裂鲜血淋漓,精神、饮食、睡眠无变化,突出的临床表现,突然视物不清,有阵发性黑盲,口干、胸中闷热、脉搏洪实,经过反复思考,好似目中不了了、睛不和,乃决定投予大承气汤:大黄 9 克,枳壳 9 克,厚朴 9 克,元明粉 12 克,加菊花 15 克,山栀子 15 克。水煎,分 3 次服,每日 1 剂,连用 3 天,已见效果,嘱其再饮 6 剂,泻下燥屎极多,竟然症状解除,宣告痊愈。通过本案,可以说明大论所记确为事实,大承气汤并非单纯疏利肠道,也有医疗其他的特殊作用,仲景先师经验历两千年颠扑不破,确有宝贵价值。

半夏秫米汤加味治疗失眠

失眠证,临床有三种情况,一是入睡困难,眠后时间短暂;二是睡后易醒,醒后难眠;三是睡后多梦,疲惫不堪。对以上现象,家父常用半夏秫米汤:半夏 7 克,高粱米 30 克,夜交藤 60 克。水煎,分 2 次服,每日下午 5 点、9 点各饮 200 毫升,效果甚佳。

汪自励应用桃花汤经验

同道汪自励,精通仲景先师学说,投药不过七味,疗效如攫。曾对老朽讲,肠道疾患下利脓血,只要无里急后重症状,虽然腹痛,也可投《伤寒论》桃花汤:赤石脂 30 克,干姜 10 克,粳米 30 克。每日 1 剂,水煎,分 2 次服,连用不辍,功力显著。其中赤石脂口服困难,不必吞下,在水内煮之尽管收效较差,但多饮数天同样得愈。

奔豚汤应用经验

奔豚病比较少见,以少腹有气上冲直抵咽喉为主证,或伴有腹痛、寒热往来,《金匮要略》指出"从惊发得之"。老朽 1958 年遇一患者,经常感觉脐部不舒，10 分钟出现一股气体上行，遂即胸闷，到咽喉时，呼吸窘迫，窒息欲死，一天数发或二三日一次，医院检查无异常发现，吃西药无效，乃转诊中医，投泻心汤、陷胸汤、桂枝加桂汤，亦不见功力，委老朽调理，当时甚感棘手，姑以奔豚汤试之，开半夏 15 克，生姜 15 片，葛根 9 克，当归 9 克，川芎 9 克，白芍 9 克，黄芩 9 克，甘草 9 克，李根白皮 20 克。水煎，分 3 次服，6 剂后复诊，自言好转，将李根白皮增至 30 克，嘱其每日 1 剂，连续应用，凡 28 天，未再发作，基本治愈。通过此案足资说明，抑制肾邪上凌，李根白皮起重要作用，是一味君药。

茯苓泽泻汤治疗痰饮

老朽临床对脾湿停有水饮，咯吐大量痰涎，久医不愈，常投《金贵要略》茯苓泽泻汤：茯苓 40 克，泽泻 20 克，白术 15 克，桂枝 9 克，甘草 6 克，生姜 9 片。水煎，分 3 次服。1982 年一 40 岁男子求诊，已患病 10 个月，心悸，每日吐涎沫一碗，颜面、下肢水肿，按之凹陷，轻度咳嗽，二便均无变化，当时即以本方授之，日饮一剂，分 3 次服，连用 9 天，症状减去大半，乃将药量压缩二分之一，又继续两周，完全治愈。尔后除水湿、痰饮，投予肾炎初起、营养不良性水肿，均有疗效。其中茯苓可升到 80 克，白术 50 克，无不良反应。据情况需要，阳虚者再加炮附子，中气不足的加人参。

罗松立紫参汤诃黎勒散合用治慢性腹泻

老朽开始业医时，经方名家罗松立前辈对老朽说，对慢性腹泻长期不止，注意固脱涩肠，将《金匮要略》紫参汤、诃黎勒散二方合用，称紫诃汤：紫参 18 克，诃黎勒 15 克，甘草 6 克。水煎，分 2 次服，易于收功。尔后常以此方为基础，加入茯苓 9 克，猪苓 9 克，泽泻 9 克利水，分化二阴失调，疗效又有提高。紫参亦名重楼、草河车，清热消炎，诃黎勒即诃子，长于固肠防滑，两味均有止泻作用，相互配伍，被尊双合二仙子。

茯苓桂枝白术甘草汤泽泻汤合用经验

仲景先师治水饮上凌，头晕目眩，除投茯苓桂枝白术甘草汤，还用泽泻汤：泽泻 30 克，白术 15 克，对胸膈支饮，较为有效。在药量上泽泻要超过白术一倍，少则功力不显，告诉人们以利水为主，健脾益气居次。老朽经验，最宜于神经性眩晕、梅尼埃病。方内再加入茯苓 30 克，所收效果更佳。

展森用经方治疗内科病经验

友人展森，对《伤寒论》《金匮要略》方剂最有研究，称医圣传人。曾说桂枝汤治外感中风，通过损益尚能投予其他杂证，如内在虚寒、阳弱血亏也可应用。经验是胃痛喜按，加饴糖增白芍之量，即小建中汤；中气不足，气短乏力，加黄芪，即黄芪建中汤；项背几几强直、脉沉迟，不用葛根，加天花粉，即瓜蒌桂枝汤；腹内发凉，热敷则舒，加附子，即新开附子汤；大便数日不行，少腹部硬痛，燥屎秘结，加大黄，即桂枝加大黄汤；脾湿停饮，头眩耳鸣、尿少，加白术、茯苓，即苓术桂枝汤。辨证明确，效果均佳。

经方加减保胎佳

妇女妊娠保胎药，大都从《金匮要略》当归散（当归、黄芩、白芍、川芎、白术各等分）、白术散（白术、川芎、蜀椒去汗、牡蛎各等分）处方化裁而来。黄芩、白术为重点，凉血、补脾以固根本。尔后又加续断、杜仲、桑寄生、菟丝子、苎麻根、阿胶，岭南医家还常加人参、黄芪。老朽所制之方，名防落汤：白术9克，黄芩9克，阿胶9克（冲），桑寄生9克，菟丝子9克，苎麻根9克，人参3克，升麻2克，加红糖15克（冲）。水煎，分3次服，每日1剂，连用5~8天，血止再饮3贴即可停药。除素日3~5天一剂养胎，主要调治先兆流产，见阴道出血便服，临床验证，收效较好。或云多吃数剂以巩固之，无此必要。

葵子茯苓散治脑病效果突出

《金匮要略》医"妊娠有水气，身重，小便不利，洒淅恶寒，起则头眩"，投葵子茯苓散。老朽临床将本方用于内科，对血压正常，猝起头晕眼黑，站立不稳，有欲倒感觉，即开冬葵子100克，茯苓30克。水煎，分3次服，普遍见效。亦可治神经性眩晕、一过性脑缺血缺氧、梅尼埃病，每日1剂，连用15~30天，令人满意，聊城医家狄大光在此基础又加桂枝9克，白术15克，也佳。

百合病用经方经验

《金匮要略》所载百合病，属精神恍惚症，"欲食不能食，欲行不能行，欲卧不能卧"，身上"如寒无寒，如热无热"，口苦，尿赤，"如有神灵"，常默默然。老朽查阅文献反复考核，可能为热性病后遗症，心、肺、肾三脏俱虚形成的综合怪象。因偏于阴亏，用百合地黄汤：百合30克，生地黄15克；口渴不止用瓜蒌牡蛎散：天花粉15克，牡蛎15克；发热、小便不利用百合滑石散：百合30克，滑石9克；发汗津液内耗用百合知母汤：百合30克，知母9克；泻下嗳气、小便少用滑石代赭汤：百合30克，滑石9克，代赭石9克；催吐伤胃，以食养之，用百合鸡子黄汤：百合30克，鸡子黄1枚（冲）；1个月不愈用百合煮水外洗全身。圣来禅师《南行文钞》说，此病与精神抑郁不同，患者确实存在，然为数极少。上述列举乃适中用量。水煎，分3次服。

苓甘姜味辛夏仁黄汤治疗痰饮

老朽临床治痰饮内停兼气逆上冲，咳嗽频发不已，呼吸障碍，喉中有水鸡声，投《金匮要略》苓甘姜味辛夏仁黄汤：茯苓15克，五味子9克，干姜9克，细辛3克，半夏9克，杏仁9克，大黄3克，甘草6克。水煎，分3次服，每日1剂，连用6天，功力显著。咯痰较多加桔梗9克，石韦9克，桑白皮15克；食欲低下加神曲9克；足部浮肿有心衰现象加人参6克，葶苈子30克。戒烟，少吃煎、炒、爆、炸、酸、甜和刺激性食物，以巩固疗效。伤寒派大家陈伯坛先生把茯苓之量增60克，高屋建瓴。

小柴胡汤治热入血室

《伤寒论》妇女热入血室有三证，因在月经出血期间感染热性病而形成，和产褥热不同。一为经水适来，胸胁闷满，谵语，如结胸状，刺期门穴泻肝火郁热；二为经水适断，往来寒热似疟疾发作，用小柴胡汤；三为经水适来，昼日明了，暮则谵语，如见鬼状，只要不施汗、吐、下法伤害胃气和治疗上、中二焦，虽然表现异常，可以自愈。老朽诊病多年，热入血室符合大论记载者，所见甚少，缺乏临床经验。1956年春季于德州市医院遇一患者，月经来潮第二天，头痛发热，突然流血中断，转为寒热往来，少腹部疼痛，院方已排除疟疾、急性盆腔炎，委老朽调理，乃诊为热入血室，投小柴胡汤：柴胡15克，黄芩9克，人参6克，半夏9克，甘草3克，生姜3片，大枣5枚（劈开），加青蒿15克，桃仁9克，红花9克，香附9克，益母草9克。水煎，分3次服，每日1剂，连用4天，证情大减，继饮3剂，彻底治愈。本案无谵语，似结胸见鬼状，也未针刺期门。仅以药物即获佳效，说明小柴胡汤有针对性，是比较可靠的。

干姜黄芩黄连人参汤治疗剧烈呕吐

《伤寒论》上焦格拒证，食物入口即吐，乃寒热之邪聚结停于胸膈，和气逆上冲不同，投半夏、代赭石、木香、砂仁收效不显，常见诸食管炎、贲门狭窄，甚至溃疡恶变初期，可投干姜黄芩黄连人参汤：干姜9克，黄芩9克，黄连9克，人参9克。水煎，分3次服，每日1剂，连用不停，均见效果。如无任何效力，要考虑肿瘤，及早手术，切莫延误时间。老朽经验，这是一首治疗食管炎、胃炎呕吐剧烈的良方。

田中禾以当归四逆汤加减改善微循环

同道田中禾喜开经方，阅历丰富，就诊者盈门。对老朽说，若四肢气血循环不良，达不到末梢，或遭冷冻手足发凉，要急投《伤寒论》当归四逆汤：当归15克，桂枝15克，白芍15克，细辛6克，通草9克，甘草6克，大枣15枚（劈开）。水煎，分3次服，每日1剂，恢复正常为度。老朽用此方又加川芎9克，黄芪30克，炮附子9克，功效较佳，名十味汤。其中白芍酸收性寒，可以减去；桂枝改换肉桂，疗效还会提高。疏通、活血、温化，是该汤的特点。

枳实栀子豉汤加减治疗内科杂证

《伤寒论》病愈后因劳累复发，投枳实栀子豉汤。老朽临床师此意加以化裁，用于内科杂证。感觉胸闷膈塞、心烦懊恼、入睡困难、卧起不安，即授予本方，其量为枳壳20克，山栀子15克，淡豆豉15克。水煎，分3次服。1980年诊一患者，受精神刺激，发生胸内如堵，呼吸不利，失眠，烦躁不宁，大便三日未下，遂以上方加大黄9克，每天1剂，连用4剂，证情大减，泻出硬屎十余枚，进入了睡乡。停药数日派人追访，已经治愈。从此凡气郁上焦、烦闷、心阳过亢、睡浅梦多，随时应用，能收到理想的疗效。只要有心烦不安现象，虽无懊恼，同样可服。枳壳降气开上；栀子、淡豆豉清散邪热，是解除心烦、懊恼、失睡的上品，然主药仍归山栀子。

赵云山应用竹叶石膏汤治热性病

老朽之同道赵云山，学验双丰，无派别色彩，起疑难大证，论者叹服。对热性病余邪未退，气液两亏，口干、恶心、乏力、低热、食欲不振，常投《伤寒论》竹叶石膏汤：竹叶9克，石膏30克，半夏9克，麦冬9克，人参9克，甘草3克，粳米30克。水煎，分3次服，每日1剂，病情转好即停止。老朽临床应用，将人参改为西洋参，加石斛9克，红景天9克，炒谷芽30克，收效甚伟。根据临床需要，可以扩大治疗范围，如虚热型肺结核、糖尿病、干燥症、原因不明性口腔唾液减少症。汤中竹叶虽然利水，但作用较小，重点是清上焦、心、肺之热，少量应用，并不伤阴，通过排尿尚能下泄热邪，使津液免受损害，反得其益。

桂枝附子汤加减巧治自汗

自汗常见于阳虚，重者溱溱不已湿透衣衫。老朽之友人公献兆，经验丰富，倾向经方，喜以《伤寒论》桂枝加附子汤调理，功效明显。老朽于此基础上加入大量黄芪益气固表，复上一层楼，有理想疗效，名桂枝加附子黄芪汤：桂枝9克，白芍12克，甘草6克，生姜3片，大枣6枚（劈开），炮附子9克，黄芪50克。水煎，分3次服，每日1剂，连用9～15天，逐渐汗止。改为二日一剂，继续巩固，即可痊愈。或云应加龙骨、牡蛎，杨柳拂面已露春光，不必再寻红杏出墙了。

芍药甘草附子汤应用经验

《伤寒论》所载误治坏证较多，但临床目睹却少。老朽1974年于泰安山东农学院诊一教师，因感冒自投麻黄汤加独活、荆芥、防风，3剂后汗出淋漓，发生恶寒现象，盖三层棉被犹呼冷不已，因其知医，乃与之相商，按坏证处理，给予含附子的药方，遂开芍药甘草附子汤：白芍30克，炙甘草20克，炮附子15克。水煎，分3次服，共3剂，感觉疲劳，精神不振，加入人参15克，又饮4剂，病情好转，症状大减，汗出停止，已不再怕冷，恶寒消失，完全治愈。通过本案可以窥见，汗多确易亡阳，亡阳重点为怕冷，白芍收敛护阴，间接缓解亡阳，真正大补挽回阳与气的主帅，还要依靠附子、人参。恶寒是亡阳呼唤，过后阴亦丧失，"阴阳离决，精气乃绝"的局面，即可产生，保存阳气的目的，也为养阴，切莫忽视。

桃核承气汤治疗妇科炎症

《伤寒论》之热结膀胱，"少腹急结"，皆释为下焦部位，非指实质膀胱，虽有道理，证据不够充分，经方大家陈鹤汀，提出为尿闭，故"其人如狂"，通过大黄泻下二便，芒硝软坚开通肠道，将体内废物排出，压力减去，病即霍然。桂枝、桃仁活血逐瘀，令其他蓄积也随着消散，更助一臂之力，形成四药三治。老朽常把桃核承气汤用于妇科临床，调理急性盆腔炎和月经周期延后、量少、腹痛难下、大腑秘结，其量是桃仁9克，桂枝9克，大黄9克，元明粉6克，甘草6克。每日1剂，水煎，分3次服。1979年在曲阜见一30岁女子，低热，少腹部坠胀、疼痛，诊为急性盆腔积液，炎症较重，邀老朽治疗，遂以本方加蒲公英30克，制乳香9克，炒没药9克，紫花地丁30克授之，连用6天，病情锐减，改为2日1剂，又吃5帖，已转愈。把此汤扩大应用范围，十分有益，能惠及众多患者。

厚朴麻黄汤治咳嗽胀满

老朽临床治疗麻杏石甘汤证兼有咳嗽、胀满，常投《金匮要略》厚朴麻黄汤：厚朴15克，麻黄9克，石膏15克，杏仁9克，半夏9克，干姜6克，小麦30克，五味子9克，收效较佳，应掌握三个标准：一是气逆上冲、喘息、咳嗽；二是胸闷、腹胀，需要运化敦阜；三是保养胃气。1983年诊一老年慢性支气管炎患者，低热、咳嗽、哮喘、有汗、呼吸困难、不能仰卧、感觉腹内膨胀欲裂、乃以本方与之。水煎，分3次服，每日1剂，连用5天，病情已见转化，但减不足言，将厚朴加至25克，继进6剂，症状逐渐消退，才转危为安。说明厚朴不仅祛胀，其健运平喘、调治气机的作用，也不可忽视。

经方合用治疗气结胸痹

医学前辈胡文晖，善理实证，以发汗、攻下为主，人称胡大刀。对老朽讲，凡胸闷痞塞、气短、呼吸不利、俯仰困难、夜不得卧，属气结胸痹，切勿和泻心汤、陷胸汤证混淆一起，可投《金匮要略》茯苓杏仁甘草汤、橘皮枳实生姜汤、瓜蒌薤白半夏汤三合一方，计茯苓9克，瓜蒌30克，杏仁9克，枳壳15克，陈皮15克，半夏9克，薤白9克，甘草3克，生姜12片，黄酒30毫升。水煎，分2次服，每日1剂，3天便能见效。老朽曾师此意，加入厚朴9克，桂枝9克、降气通阳，提升药力，治疗成绩比较显著，乃一首验方。

经方合用治水肿

《金匮要略》论水气，主要指浮肿，虽有风水、皮水、正水、石水之分，在处理时则主张发汗、利尿，兼温阳化水。重点药物为麻黄、茯苓、防己、蒲黄、滑石、白术、黄芪、细辛、桂枝、附子。老朽1970年于莱芜诊一水肿患者，全身虚浮，喘息，大便溏，小便短少，关节疼痛，面部、下肢按之凹陷不起，医院检查，谓原因不明，已拖至7个月余，根据表现即开了麻黄附子汤、防己茯苓汤二方合一，投麻黄15克，炮附子15克，黄芪30克，汉防己15克，桂枝15克，茯苓40克，甘草3克。水煎，分3次服，每日1剂，4天后症状递减，连用10天水肿全部消退。所以经方运用得当，果有立竿见影之效，并非过誉。另外，茯苓泽泻汤（茯苓、泽泻、桂枝、白术、甘草、生姜、大枣）也是一首治疗水肿的良方，要将茯苓增到60克，泽泻30克，功力甚捷。

产后中风用药经验

《金匮要略》所载妇女产后中风，虚阳上浮如戴阳证，老朽只见过一例，1957年于山东省中医进修学校门诊部遇一农家女子，分娩八日，头痛、颜面潮红、哮喘、嗜睡、身上有汗、恶露未停、脉沉无力、感觉发热体温不高，当时考虑虚实交杂，宜内外兼治，遂投予竹叶汤：淡竹叶9克，葛根6克，防风9克，桔梗6克，桂枝9克，人参15克，炮附子9克，甘草6克，生姜6片，大枣15枚（劈开）。每日1剂，水煎，分3次服，连用6剂，未再复诊，经过追访病已痊愈。此案说明：第一产后感染外邪，不可固守皆应疏散，强行解表；第二阳虚上越用附子回原属于正治法；第三人参补气扶正亦起较大作用；第四不加平喘药，同样生效，先圣处方精、巧、妙，达到了三绝的程度。或云淡竹叶令人困惑，实则引虚热下降，使之从小便排出，攻补并施，恰到好处。

三拗汤加减治疗哮喘

《金匮要略》杂疗方所载还魂汤，由麻黄9克，杏仁12克，甘草3克组成，乃麻杏石甘汤去石膏、麻黄汤去桂枝的三拗汤。孙思邈《千金方》中有桂心6克。治客忤猝死，口禁不开，丧失感觉，"奄忽气绝"。因急救应用者少，已经失传。抗日战争时期，北方中医开业考试，曾误为首出《千金方》，"试述《千金方》还魂汤药物和所治之病"，引起考场哗然，大都目瞪口呆，写不出来，监考者亦欲退场，被批难答怪题，未计考分，社会舆论亦加指责，命题考官抱头而去。老朽临床用于哮喘，无论过敏性或炎变性，均可见效，痰多加桔梗、远志、茯苓、桑白皮、石韦，咳嗽加紫菀、款冬花、百部、白芥子，气逆不降加半夏、橘红、旋覆花、代赭石，喘息不停加苏子、葶苈子、炙皂荚、炒莱菔子。

桂枝加黄芪汤治多汗

《金匮要略》治黄汗身重、小便不利，投桂枝加黄芪汤。老朽之医友沈世煜善调虚劳，经验丰富，对老朽说，凡身体虚弱，肌表不固，易津津出汗，严格地讲，与自汗不同，病情较轻，谓之汗多。要调和营卫，符合验、便、廉最佳的处方，就是此汤。其量为桂枝9克，白芍15克，黄芪50克，甘草3克，生姜3片，大枣10枚（劈开）。临床作用，不仅收敛汗液，还有利尿之功，水分下行，也可使汗出减少。

四逆加人参汤治疗阴盛气亏

阳、气两虚，表现口中和、背恶寒、手足发冷、蜷卧、喜温暖、精神不振、感觉疲劳，习称阴盛气亏，常见于卧床过久或大病体衰，此时应速扶阳益气，"虽有他证，从末治之"。老朽经验，要投《伤寒论》霍乱病四逆加人参汤：炮附子15克，人参12克，干姜9克，甘草6克。水煎，分3次服。还可加黄芪30克，增强药力，助人参以提高作用。1972年于新泰诊一农民，因患痛风行动困难，坐躺椅已有四个寒暑，全身酸软，穿棉衣数层犹呼寒冷，尿酸性关节炎日渐转重，即授予本汤加老鹳草30克，每日1剂，连吃10天，处方未变，症状减去大半，阳、气得补，酸软、怕冷现象消失，疼痛也有所改善，说明阳、气合治的优越性，附子、人参的作用应予肯定，临床实践，是最好的检验。老朽用之人参，产于东北长白山一带，性温，微燥，属刚性药物，非陈修园先生批判阴柔之品，台党参平和较柔，但不是阴性滋润药。

四逆散的应用经验

《伤寒论》四逆散调理气郁为主，疏肝、行气、止痛，虽名四逆，和温里扶阳治疗手足厥冷的四逆汤不同。谓咳嗽加干姜、五味子，心悸加桂枝，小便不利加茯苓，腹痛加炮附子，泻下里急后重加薤白，属综合性处方。老朽经验，妇女肝气郁结，胸闷背胀，食欲不振，胁下不舒，打嗝，肋间疼痛，易生烦恼，即投本汤，开柴胡15克，白芍15克，枳壳15克，甘草6克。每日1剂，水煎，分3次服。呕恶加半夏9克；嗳气加代赭石15克，旋覆花9克；烦躁加龙胆草9克，山栀子15克，青黛3克（冲）；坐卧不宁如发狂状，加龙骨30克，牡蛎30克，大黄6克，镇静兼降邪火，效果甚佳。

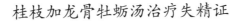

桂枝加龙骨牡蛎汤治疗失精证

失精证，首见于《金匮要略》，有滑脱与梦遗之分，宜投桂枝加龙骨牡蛎汤，亦疗女子梦交。老朽1987年于山东莱芜中医院诊一30岁男子，有手淫史，大学时代开始遗精，数日一次，精神萎靡，记忆力下降，身体疲劳不堪。近来常发生梦交，精液外流，无目眩、脱发、阴头寒症状，脉搏沉弱，情绪低落，懊悔不已。老朽即开本方授之，其量为桂枝9克，白芍9克，龙骨30克，牡蛎30克，甘草6克，生姜12片，大枣15枚（劈开）。每日1剂，水煎，分3次服，长时应用，未有更改，连吃25剂，病况逐渐消失，彻底治愈。该证虽不多见，但此汤的确有效。

薯蓣丸治疗亚健康神经衰弱

《金匮要略》薯蓣丸，医"虚劳诸不足，风气百疾"。组方较杂，实际以补为主，能滋阴、益气、养血、调和营卫，兼祛风、开郁、却邪，对人体有提高免疫力、抵抗力、预防外感风邪的作用，是一首良方。目前所定剂量为薯蓣（山药）300克，甘草200克，当归100克，桂枝100克，生地黄100克，神曲100克，大豆黄卷100克，人参100克，川芎50克，白芍50克，白术100克，麦冬40克，杏仁40克，柴胡30克，桔梗30克，茯苓50克，阿胶100克，干姜30克，白蔹15克，防风30克，大枣100枚（去核），碾末，水泛成丸，每次10克，日3服，对亚健康，神经衰弱，久病气血未复，身体乏力、心悸、失眠、精神不振、四肢酸软、记忆状况日下，都有保健、治疗作用，比十全大补丸单纯蛮补有明显优势。

甘姜苓术汤治肾着

肾着病感觉身重、腰冷，似坐水中，腹沉"如带五千钱"，属寒湿之邪积于下焦，与水肿不同，临床所见较少，《金匮要略》投甘姜苓术汤。老朽1956年秋季在山东省中医院诊一患者，男子，50岁左右，主诉腰痛、怕冷、阴囊潮湿、全身沉重、行走困难、小便不利、下肢无水肿现象，经过考虑按本病处理，即给予此方，开茯苓50克，白术30克，干姜20克，甘草10克。水煎，分3次服，连用9剂，效果明显，又继续一周，症状完全解除。充分说明肾着于现代医学中虽无相应名称，确实存在，甘姜苓术汤是有效之方，应重视其作用。

木防己汤加减治胸膜炎

《金匮要略》治膈间支饮，气喘、胸满、面色黧黑，水热聚停于心下，投苦开、辛散、泻火之剂，用木防己汤。经方派友人贺书翰治疗胸腔积液，主张以人参补、木防己通利二便，常开此方，计木防己15克，石膏30克，桂枝9克，人参15克。水煎，分2次服。1980年老朽在济南诊一胸膜炎，好转后仍有积水，感觉满闷、呼吸不畅，且有隐痛烧灼现象，即授予本汤，加茯苓30克，凡7剂，症状渐减，连用19剂，拍片观察，症状已经消失。木防己汤虽非名药，实有效果。

胶艾汤加减治疗无排卵型功能性子宫出血

《金匮要略》胶艾汤，由四物汤加阿胶、艾叶组成，医妇女崩漏、妊娠出血、半产续下不绝。对月经超前、量多、功能性子宫出血、先兆流产、产后恶露不止、血小板减少性紫癜及各种出血证，均宜应用，是良好的止血方。其中甘草有无皆可，已被后世人们删去，只剩六味。本汤重点治疗月经量多和非周期性出血，即无排卵型功能性子宫出血。老朽所投之量为生地黄15克，当归9克，白芍12克，川芎6克，艾叶9克，阿胶30克。每日1剂，水煎，分3次服。口苦心烦，加黄芩12克，黄连9克；血下不停加鸡冠花15克，仙鹤草15克，茜草6克；色暗夹有块状物，加三七参9克；流血过久吃药无效加贯众20克，生地榆20克，白头翁30克，旱莲草20克，效果良好。

桂枝茯苓丸治子宫肌瘤

妇女子宫肌瘤分浆膜下、黏膜下、间质性三种，黏膜下肌瘤影响子宫收缩，常导致月经量多或淋淋不停，需要治疗，《金匮要略》桂枝茯苓丸活血化瘀，有一定作用。老朽经验，单独投予功力并不理想，医疗时间较长，若将桂枝改为肉桂，再加其他相应药物，就可解决这一问题，所开之量是肉桂200克，桃仁100克，白芍100克，茯苓100克，牡丹皮100克，加三棱100克，莪术100克，丹参100克，红花50克，鳖甲50克，制乳香50克，炒没药50克，大黄10克，碾末，水泛成丸，每次10克，日3服，60天检查一次，半年停药，大都有效。本丸也可给予子宫内膜增生，月经淋漓不止即血失故道之病，能促使内膜脱落，恢复正常来潮。

经方天雄散治风寒痹证

《金匮要略》天雄散，治疗阳虚遗精，后人很少投用，已成绝唱。杏林前辈吴大中善开仲景先师方，对风寒湿引起的痹证，四肢、关节疼痛，屈伸不力，且心慌、便溏，常将本散改为丸剂，以炮天雄300克，白术700克，桂枝400克，龙骨200克，加干姜100克，制乳香100克，炒没药100克，碾末，水泛成丸，每次6～10克，黄酒10毫升和水送下，日3服，两个月为一疗程，颇有效验。其中天雄必须加工炮制，乌头碱破坏后，疗效依然存在，否则易中毒。1952年老朽诊一风湿性肌肉酸痛，兼有关节炎，久治不见好转，幸由此药得以纾困，连吃40天病情大减，改为每次5克，日3服，坚持服用，已化笃为安，基本痊愈。

小承气汤加减治胃病

紫惠轩先生，乐善好施，济人之困，以伤寒派闻名，为古典散文家，组方不越七味，投药量大惊人。调治胃病开小承气汤：厚朴30克，枳壳30克，大黄3克。灼心加黄连15克，泛酸加吴茱萸15克，停食加炒山楂30克，疼痛加延胡索20克，胀气加大腹皮20克，便秘加瓜蒌50克，手足发冷加炮附子30克，嗳气加代赭石50克，不欲饮食加神曲30克，肝郁加柴胡20克，肩背不舒加香附30克，烦躁失眠加山栀子30克，客观检查炎症较重，加蒲公英60克。临床效果显著，然经验不足者，切勿效颦。用法：水煎，分3次服，早、午、晚各饮一杯。

当归生姜羊肉汤治胃肠虚寒证

胃肠虚寒证，经常腹部疼痛，按之则舒，冬季尤甚，宜常吃《金匮要略》当归生姜羊肉汤：当归20克，生姜30克，羊肉150克。水煎，分3次服，把羊肉吃掉，每日1剂，连用8～15天，收效较佳。老朽1985年诊一慢性胃肠炎，已有十年病史，感觉腹痛拘急，大便糊状、日行数次，并不断发生小腿腓肠肌痉挛，乃以本方授之，嘱其长时应用，当饭吃，凡一个月症状均消，下肢转筋现象也停止未再发作。清代官场花翎权贵，在每年大寒季节，即取此汤炖服冬虫夏草5～10克，谓大补阳气，能抵御寒冷，促进身体健康。老朽经验，为了矫味去除腥膻，最好添入红糖15～30克，还可提高补力。

大青龙汤应用经验

《伤寒论》大青龙汤，由麻黄汤加石膏、生姜、大枣组成，宜于外感风寒兼内有火邪，口渴、烦躁、身上无汗、体温升高者。盐山张锡纯先贤提出应把桂枝删去，恐其辛热火上泼油，确有卓见。老朽经验，方中无桂枝，有生姜助麻黄，亦能发挥解表作用，毋庸担忧，同样获效。1976 年于山东章丘诊一军人，感冒身痛，恶寒无汗，口干舌红，烦躁，无法入睡，脉滑数，体温 40℃，打针、吃药 4 天，均乏效果，遂投予本方，开麻黄 15 克，石膏 60 克，桂枝 6 克，杏仁 9 克，甘草 3 克，生姜 15 片，大枣 10 枚（劈）。水煎，分 3 次服，连用 3 剂，汗出热退，已能下床活动，恶寒、失眠症状消失，将药量减三分之二，又饮两剂，恢复健康。汤内重点，功在麻黄、石膏，根据需要量不可少。

猪苓汤应用经验

《伤寒论》阳明病，内热，口干舌燥、渴欲饮水，为白虎加人参汤之证。热在上部，小便不利，属下焦蓄水，用猪苓汤，此证临床并不多见。老朽1955 年于德州遇一 50 岁男性干部，感冒后口渴，日饮两暖瓶水，腹内膨胀，小便不利，其他皆无异常，吃西药十天未见功力，转老朽接诊，踌躇再三，即以本方试之，投猪苓 15 克，茯苓 15 克，泽泻 15 克，滑石粉 15 克，阿胶 15 克（烊化）。每日 1 剂，水煎，分 3 次服，4 剂后口渴减，小便通畅，嘱其继用，又 6 天症状解除，已基本治愈。目睹此案可以得知，蓄水证出现口渴现象，乃唾液分泌减少，是一种水液代谢障碍，为上下格拒，采取利水排尿是好的方法，有阿胶护阴，无伤津之弊，和调理尿闭、尿潴留不同。说明这一怪证确实存在。经验证明，猪苓汤对营养不良性水肿，亦有作用，但要加人参、黄芪、白术补益之品。

桂枝甘草龙骨牡蛎汤加减经验

心悸、易惊、恐惧常常并见，属于精神异常表现，调理方法不一。《伤寒论》以投茯苓、炙甘草、桂枝、龙骨、牡蛎为主。老朽除上述药物，常开远志、茯神、酸枣仁、珍珠母、人参、当归、五味子，也加全蝎、僵蚕、蜈蚣，通过养心、补血、镇静，便可解决此种症状。老朽1990 年于济南诊一老年妇女，因花蛇入室，恐慌万分，听到蛇在屋中鸣叫，心惊肉跳，日夜不安，烧香拜佛，无有宁日，即给予茯神 30 克，当归 9 克，龙骨 50 克，牡蛎 50 克，桂枝 9 克，炙甘草 9 克，全蝎 15 克。每日 1 剂，水煎，分 3 次服，连用 10 天，情况好转，症状逐渐消失，尔后未再饮药，已恢复健康。实践证明，此证和痰邪不同，吃控涎丹、礞石滚痰丸无效，反增病情。

大承气汤应用经验

《伤寒论》大承气汤临床应用，与小承气汤变化一样，目标不同，投量各异，老朽的遣用方法是若以行气散结为主重用枳壳；以破气消胀为主重用厚朴；通利三焦以泻热导下为主重用大黄；以调理肠道便秘软坚为主重用元明粉。然方中主药仍以大黄为君。所开之量，枳壳 15～30 克，厚朴 15～30 克，大黄 10～20 克，元明粉 10～20 克。内火炽盛者，可加黄芩 10～15 克，黄连 10～15 克，山栀子 10～15 克，石膏 20～30 克，能默收良效。但黄连不宜多投，因厚肠胃关系，涩脱止泻，影响大黄发挥降下及排出大便的作用。

桂枝汤应用经验

蒲桂南前辈，读书极博，年近九旬仍手不释卷，临床经验非等闲可比，被尊称人瑞。对老朽说，《伤寒论》《金匮要略》所载之方，大都从实践而来，切合应用者约占百分之七十，桂枝汤系统加减的居十分之三。在误治坏证内，组成处方占五分之一强。投予过程中要注意三点：一是开此方须按其遣药规律出入损益，如胸满去白芍，汗出恶寒加附子；二是寒热、补泻同方合治，如病发似疟疾开桂枝、石膏，下后谵语开人参、大黄；三是局限范围，不能滥施，即固定疗法，如胸膈痞塞用干姜、黄连，咳嗽用干姜、细辛、五味子。乃仲景先师心传，绝对不可忽视，否则便背离经方特色。

合用桂枝甘草汤、桂枝加附子汤或真武汤

《伤寒论》载发汗过多，伤及心液，阳气能随着丢失，出现"叉手自冒心"，投桂枝、甘草两味，扶阳补中，名桂枝甘草汤。严重时明显亡阳，四肢厥冷，甚至"振振欲擗地"，则投桂枝加附子汤或真武汤，易见功力。1957 年于山东省中医进修学校诊一长清县农民，感受风寒吃解表药盖被发汗，身上淋漓如水，心慌不宁按之则止，肌肉跳动，喜蜷腿而卧，老朽即给予上方合剂，开桂枝 15 克，炙甘草 9 克，白芍 9 克，制附子 15 克，生姜 6 片，大枣 15 枚（劈开），茯苓 6 克，白术 9 克，加人参 9 克。每日 1 剂，水煎，分 3 次服，连用 6 天痊愈。通过本条可以看到汗多不仅伤阴亦能亡阳，亡阳气也亏损，因此

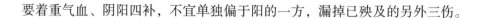

要着重气血、阴阳四补，不宜单独偏于阳的一方，漏掉已殃及的另外三伤。

白虎加人参汤应用经验

《伤寒论》指出发热无汗，其表未解，不可与白虎汤。若口渴说明病邪入里方可应用，由于伤阴津液亏耗，添入人参，即投白虎加人参汤，研究本证时，需考虑白虎汤治有汗的里证，这一点至关重要。然经验证明，表邪未除、内火炽盛，开白虎汤加发散药，亦非禁忌。老朽临床常以本方增入苏叶、藿香、浮萍、薄荷进行表里双解，疗效比较满意。1959 年在山东省中医院诊一患者，感冒高热，吃药、打针不退，烦躁，口渴，脉搏浮数，汗出不畅，时有时无，大小便无变化，已经 7 天，即授予白虎加人参汤：石膏 60 克（纱布包），知母 20 克，党参 12 克，甘草 6 克，粳米 60 克，加浮萍 15 克，藿香 9克。水煎，分 3 次服，每隔 5 小时一次，日夜不停，连用 9 剂，病情消失，已经痊愈。古方运用得当，确能立竿见影。

小建中汤加减经验

《伤寒论》小建中汤，由桂枝汤加饴糖组成，为补中益气汤的缩影，补中益气汤是小建中汤的扩大应用，二方药味虽异，但治疗却异中有同。老朽常于小建中汤内加人参 6 ~ 12 克，黄芪 15 ~ 30 克，能提高功效。其中饴糖又名胶饴、麦芽糖，补虚缓急、养脾润肺、止咳镇痛，只宜烊化，不入煎剂。1953年于德州医一肺结核，临床表现乏力、咳嗽、潮热、精神不振、身体疲劳不堪，无吐血、多痰，乃以此方与之，投桂枝 9 克，白芍 20 克，甘草 6 克，生姜 3 片，大枣 15 枚（劈开），饴糖 30 毫升，加人参 9 克，黄芪 15 克，地骨皮 20 克，银柴胡 9 克，胡黄连 9 克，川贝母 9 克，炙百部 12 克。每日 1 剂，水煎，分 3 次服。处方未变，连用 15 天，病情大减，将药量削去一半，又继续 3周，已转重为安，并可从事轻体力工作。

小柴胡汤加减调畅气机

《伤寒论》小柴胡汤，老朽习惯投量为柴胡 15 克，黄芩 9 克，人参 6 克，半夏 9 克，甘草 3 克，生姜 9 片，大枣 12 枚（劈开），用途广泛，能医多种疾患。在妇科方面，通过疏泄肝、胆、脾、胃，降逆行气，调和营卫，可治精神不舒、胸闷胁痛、呕恶打嗝、食欲欠佳属于气机不畅的功能性郁结病。方内柴胡为主，可开至 20 克，过多会发生出汗现象。黄芩乃半君半臣药，除外感高热与柴胡同等，一般都低于柴胡之量。此方用诸忧郁、焦虑、精神激惹、更年期综合征，临床加减，约占百分之七十。应当说明一点，老朽所推荐的柴胡，乃北柴胡，即大柴胡，和南柴胡、韭叶柴胡并非一个品种，升发性较弱，无助湿热之嫌，切莫混淆。

五苓散加减治疗尿潴留

《伤寒论》五苓散乃治疗蓄水第一方，以小便不利为主，与尿短少相似，虽有口渴、吐水现象，并非津液亏乏或肾水不能上济，而属格拒的水逆证，和气化功能障碍有密切关系，关键在中焦，三焦通利，症状即可解除。尽管由发汗、下后转来，却不宜按虚象处理，内实占三分之二，鼓动气化、下利小便为重点，方中桂枝起催化作用，如投猪苓汤，则毫无意义。老朽1956年于山东省中医院遇一临沂患者，因吃感冒药过多，口渴、心烦、饮水即吐、小便较少、淋漓不畅，初诊为反流性食管炎、神经性呕吐、尿潴留、泌尿系统感染，大便不干仍然下行，一周后功效不显，遂延老朽诊疗，当时亦甚棘手，就试以五苓散调之，开猪苓9克，桂枝15克，泽泻9克，白术9克，茯苓15克，加半夏12克，天花粉15克，大黄2克。每日1剂，水煎，分3次服，连用6天，病情逐步消失，要求停药，已回家恢复健康。从此窥见，既往本汤皆认为难用，但其效果颇为可观。

黄连阿胶汤缓解精神焦虑

《伤寒论》黄连阿胶汤，治疗阴虚内热，心烦失眠，人所共知，投于其他疾患亦有较好的作用。老朽经验对阴亏阳旺精神不安之焦虑症时常应用，也获效果。1998年诊一男子胸怀狭窄，易生烦恼，因外界刺激胸闷、失眠、疑神疑鬼，思想混乱，担心屋倒被砸，坐卧不安，形成杞人忧天症状。由于一般药物乏效，即授予此方，通过清热宁心、滋润养肝、泻阳补阴，水升火降，病情得到缓解，最终治愈。所开处方为黄连15克，黄芩15克，阿胶30克，白芍15克，鸡子黄3枚（冲），加石决明50克。水煎，分3次服，每日1剂，药味、用量未变，连饮18天，临床表现逐渐退去，疗程便告结束。

大承气汤使用注意

伤寒、温病"热结旁流"，并不多见。因肠内停有燥屎，后来含有过多水分的稀便先行排出，才能形成这种现象，临床要掌握两大要点：口燥咽干、六七日无大便下行，方可开泻药用大承气汤。不然等于落井下石了。《伤寒论》少阴篇所言"自利清水，色纯青"，不一定尽皆如此，但心下痛应视为准则。开大承气汤时，着重放在大黄、元明粉上，元明粉投量第一、大黄居次。经验证明，急攻速下就是疗病，也属保阴护液、避免热邪进一步耗伤的施治方法。

调胃承气汤治外感邪入阳明

《伤寒论》所载之病，因汗、吐、下、温针误治造成的约占百分之四十，并包括坏证和转化证，太阳最多。处理时观其脉证，"知犯何逆"，随着病情调理。但亦有发汗不解、邪气入里，传至阳明"蒸蒸而热"的，则给予调胃承气汤。此方以元明粉为主，大黄次之，甘草居后属一般点缀品。老朽1966年于山东省中医院诊一30余岁男子，开始感冒喝红糖姜水，不久出现烦躁、口渴、腹内胀满疼痛、大便四日未解，当时考虑投予白虎汤、大承气汤，因石膏不通肠道、枳朴破气伤正，遂果断开用本方，计大黄12克，元明粉18克，甘草9克。水煎，分3次服，每日1剂，连用3天，燥屎下行，排出12枚，如羊粪样，患者感觉疲倦，症状全部消失。嘱其注意休息，增加膳食营养，未再吃药，恢复健康。

麻黄附子细辛汤应用经验

表里、寒热、攻补、涩通配伍同用，《伤寒论》已开端倪，如麻杏石甘汤中的麻黄、石膏，半夏泻心汤中的干姜、黄连，附子泻心汤中的大黄、附子，小青龙汤中的细辛、五味子，乃物理性综合，临床都有妙用，不宜下定义称"杂"。《千金方》《外台秘要》延续而来的更多，数不胜数。老朽幼年曾见一秀才，皓首穷经，家贫，以奔走集市悬壶为业。众皆尊呼"杏林仙翁"。曾会诊一少女，头痛、心慌、好嬉笑，办事丢三落四，逢人羞涩藏入屋内，月经未有来潮，久治不见起色。他竟开用上述"杂"方，据当地医家传说，有麻黄、附子、石膏、黄芩、细辛、大黄、升麻、白芷、龙骨、泽泻，投量不详，都曰奇证。先生巧出怪方，连吃20剂，居然药到病除，记此资料，以供同道研究。《伤寒论》一百一十三方，以存津液为主，又有所倾斜，不是芭蕉分绿上窗纱了。

旋覆代赭汤治神经功能紊乱

凡上、中二焦气郁热结，常表现"心下痞"，投《伤寒论》五泻心汤。若有"噫气不除",则开旋覆代赭汤,为了升清降浊、浮沉分利,根据实际情况,还应加入上下同治法,对提高疗效,甚为有益。老朽1980年遇一月经初断妇女,感觉胸闷堵塞、嗳气、打嗝、烦躁、精神易惹、稍食便饱、阵发性出汗、大便下行不爽,曾诊为植物神经功能紊乱、更年期综合征,吃药数月未见好转,乃延老朽调治,要求先解除嗳气、打嗝、胸内痞满的痛苦主证,再考虑其他。当时即给予旋覆代赭汤:代赭石40克,旋覆花(纱布包)15克,人参6克,半夏12克,甘草3克,生姜9片,大枣10枚(劈开),加升麻3克,大黄6克。水煎,分3次服,每日1剂,连用7天,症状大减,排便已趋向正常,将药量压缩一半,又饮10剂,基本治愈。其中,升麻、柴胡二味,功力显著。

桂枝汤加减治疗病证多

桂枝汤在《伤寒论》为群方之祖,不只针对中风,通过扩大应用,还可调理许多疾患,如胃炎腹痛以白芍为主15~30克,加香附、高良姜;中气不足心悸气短以甘草为主9~15克,加茯苓、龙眼肉;阳虚寒盛手足发凉,以桂枝为主20~30克,加当归、附子;身弱易汗、乏力,以生姜9片,大枣30枚(劈开)为主,调和营卫;补益气血,加人参、黄芪。

经方合用开、通、泻

《伤寒论》小陷胸汤由半夏、枳壳、瓜蒌组成,专医结胸证。临床投用可扩大治疗范围,如恶心呕吐、痰涎多、食管反流,以半夏为主12~18克,加橘红、竹茹、大黄;胸闷、腹中胀满、食后转剧,胃炎发作以枳壳为主15~30克,加厚朴、黄连、石菖蒲;阴虚内热、口干便秘、肠道燥涩以瓜蒌为主30~60克,加玄参、麦冬、元明粉。老朽常将此方同大承气汤合为一体,治疗气、火、痰、食、粪形成的上、中、下三焦阻塞,呈现痞、满、燥、实、坚症状,突出开、通、泻三字,皆见功效。这一疗法除师从张机先师,也受浙江先贤王孟英影响,深望同道研究参考。

炙甘草汤加减治老年痴呆

《伤寒论》炙甘草汤为气阴双补方,除医心动悸、脉结代之心脏期前收缩外,尚能调理其他疾病,如神经衰弱、支气管炎干咳无痰、心律失常频发怔忡、身体虚弱精力减退、大病体衰气短消瘦,老年脑萎缩功能不全,记忆下降，甚至痴呆，都可应用。老朽1995年遇一50多岁男子，8个月来精神不佳，说话迟钝，见亲友不知所云，昨日事第二天就失去记忆，常发生小便尿裤现象，诊为老年性痴呆，医院委托老朽诊治，即投予本方，计炙甘草12克，人参9克，生地黄30克，桂枝9克，阿胶9克，麦冬9克，麻仁9克，生姜9片，大枣30枚（劈开），加远志12克，石菖蒲9克。每日1剂，水煎，分3次服，连用2周，病况转好，嘱继续服用，凡45天，即减去大半。因吃药困难，未再饮用。说明此汤实验有效，值得深入论证。

泽漆汤加减治疗气虚痰涎壅盛

老朽临床经验，若咳嗽较久，内停水饮，吐痰量多，常投《金匮要略》泽漆汤去泽漆、将紫参改为紫菀，再加茯苓，收效颇好。对慢性支气管炎、肺结核、间质性肺炎、肺气肿，只要气虚、痰涎壅盛，就可应用。1987年于福州诊一肺源性心脏病，当时咳嗽、气喘、心慌、脉沉滑，每日吐痰约一中碗，因体力不支杖而行。由同道委托给予施治，遂开本方，计半夏12克，白前15克，紫菀15克，人参15克，黄芩12克，桂枝9克，甘草3克，生姜9片，茯苓30克。日饮1剂，水煎，分3次服。连用4天，功力显著，继续未停，症状逐渐减退，电话告诉已转危为安。此例化险返夷，重点归于祛痰作用，其他皆属次要。

牡蛎泽泻散治腰以下实性水肿

《伤寒论》阴阳易差后劳复病所载之牡蛎泽泻散，因方杂药毒，老朽临床未有试过，颇感遗憾。同道金宝昆善理疑难大证，曾对老朽讲，若属实性腰以下水肿，脚面如瓜，按之凹陷成坑，可以启用，其中药物炮制减毒，量不越规，一般无副作用。处方为牡蛎50克，泽泻50克，蜀漆（开水泡两次去腥味）50克，炒葶苈子50克，商陆（面煨去毒）50克，海藻（开水洗去腥、咸味）50克，天花粉50克，碾末，把散剂改为水泛小丸，每次5克，日3服，连用7～15天，均见疗效。要注意少吃盐类，喝一杯乌龙茶。

茯苓甘草汤治头眩心悸

老朽经验，凡头眩、心悸，俗名"二联症"，如血压、血脂、黏稠度无异常，虽亦和缺氧有关，但神经性者占多数，临床并不少见，可给予《伤寒论》

茯苓甘草汤：茯苓 30 克，桂枝 15 克，甘草 9 克，生姜 9 片。水煎，分 3 次服，每日 1 剂，连用半个月，能有显效。若见功缓慢，再加天麻 15 克，龙骨 30 克，即行解决。或认为应添入介类潜阳，如牡蛎、珍珠母、龟板胶之类，事实证明，本病非肝风内动，用之无益。

杂病选方用药经验

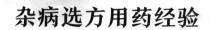

肝硬化用化积丹

山西太原商人魏兰谷兄介绍其家藏验方化积丹：鳖甲 100 克，人参 50 克，郁金 50 克，三七参 60 克，炒山楂 30 克，白术 30 克，川芎 20 克，鸡内金 20 克，水泛为丸，每次 5 克，日 4 服，医肝硬化、脾大，胃与食管静脉曲张吐血，牙龈溢血。如有腹水，配合利尿剂，可获良效。

银屑病用药

家父生平勤苦好学，对皮肤病亦有研究，治牛皮癣常用蝉蜕、补骨脂、全蝎、徐长卿、苦参、蜈蚣、生首乌、土茯苓（煮水入药）、苍耳子、雷公藤（水煮两小时破坏毒性入药），制成水丸，每次 9 克，日 3 服。其中剂量，可依据病情而定，药量变化较大，连用 2~6 个月，功效显著。

降糖医病益寿丹

《袖中方》为老朽所辑，载有医糖尿病一首小方，名益寿丹，由黄芪 200 克（煮水入药），苍术 100 克，玄参 100 克，山药 200 克，玉竹 200 克，桑叶 200 克（煮水入药），黄精 200 克组成，水泛为丸，每次 10 克，日 3 服，可降血糖、尿糖。长时服用无不良反应，且效果甚佳。

陈玉林治脚癣方

家父的同窗陈玉林，府试落第转而经商，学识渊博，精考据，攻校勘、训诂、版本学，"以货殖"为生。曾言《内经》起源较早，到唐代仍加补充，道家味浓厚，乃养生书。他藏有治脚癣方，取狼毒 90 克，百部 90 克，苦参 90 克，白矾 90 克，水煮外用趁热泡洗，数次即可见效，且能延缓复发。

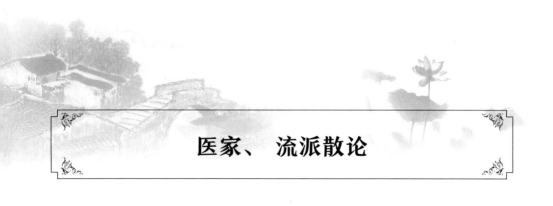

医家、流派散论

经方与时方

经方与时方派别之分，随着历史演变而形成，各有春秋。老朽站在经方派立场上，认为经方医家无繁琐理论，组方短小精悍，遣药一针见血，易于学习掌握，不足处固守《伤寒论》《金匮要略》，以百味药物应对多种疾病，比较呆板、思路狭窄，没有吸收后世经验成就，甚至孤芳自赏，拿正宗身份否定时方医的发展创新，被指为抱残守缺，无进取精神，使人痛心。老朽已逾耄耋之年，希望经方、时方丢掉派别，二家汇合一处，以老促新，以新补老，不断增加新鲜血液，能为患者益寿延年，为人类解除疾苦，屹立时代前列。古圣先贤所留遗产，要科学继承，把创新发展置于首要地位。

经方时方不宜对立

梅峰前辈段启光，精研岐黄，被尊为济世老人。认为学习中医、临床诊疗，因地理、环境不同而处方遣药不同，可分南北流派；对经方时方虽有所侧重，却不应有门户之分，师法仲景者不一定呆守《伤寒论》《金匮要略》，亦用后世名方；时方家推崇刘、张、李、朱、叶、薛、吴、王，他们也常投白虎、青龙、柴胡、泻心、承气、麻杏石甘汤。以上举例，足以说明经、时方派别不宜对立。人们忽略的杂方派能择优而取，无偏倚成见，发展较快，竟受到称赞，占据上风，抱残守缺自高其位者，大都门可罗雀，无人敢就诊了。语重心长，非久于战场、识多见广者，不会道此。老朽领教，以为座右铭。

经方亦如时方杂

张机先师临证遣药，打破寒热、攻补藩篱，各立门户界限，《伤寒论》

《金匮要略》二书所载方剂如大黄附子、干姜黄连、桂枝石膏同用，便窥见其非凡施治经验。这一组合，体现泻火升阳、辛散苦降、清热温通之效，功能开痞宽中、疏张利结、宣化驱邪，具有时方医家常言"杂"的特色。

探讨经方学以致用

同道马华锋，师法《伤寒论》《金匮要略》，投经方娴熟易见奇效。对老朽讲，如白虎汤证有心悸现象，加桂枝9克便止，汤中桂枝与清热药同用无碍，《金匮要略》内与石膏二药并用，就是例子，不必拘泥寒热界限，墨守时方派医家的杂说。老朽对此倡议似醍醐灌顶，感触良深，但秉性谨慎，然马兄经验值得充分研究。根据仲景医圣遣药规律，以龙骨或茯苓代替桂枝，最为适宜。

时方派益胃生津补充汗源

时方派益胃生津补充汗源，先与糜粥，疏瀹枢机，灌溉汤水，邪气松达，可食梨汁、荸荠汁、麦冬汁、芦根汁、藕汁、西瓜、米汤，令水同汗并，热放腠开，以利战汗。

蒲辅周论时方杂方派

时贤四川蒲辅周，在家乡业医，组方价廉有效，求诊人众多，调至大城市投平淡药、开量减少，因治疗对象不同，走向明哲保身、拙中藏智，经验未能充分发挥，识者叹息。他认为时方、杂方两派，乃后世自然形成，与经方并无对立屏障，所谓矛盾，由人为导致的，这一芥蒂从吴门叶桂开始，演化为二个阵营，势如水火，甚则发出"既生瑜何生亮"的声音，将学术问题转归杏林内战。曾说吾非伤寒派，运用时方、杂方得心应手，效果易见，就可屹立于医界，故应以"效"字为主。理当如此。

时方乃进化产物

江苏友人曹鸣高，吴门曹沧州之后，热情好客，一见如故，于南京对老朽讲，他岐黄世家，自认属于时方学派。因受时代、地理、环境、气候、疾病变化的影响，其先人确实应用《伤寒论》《金匮要略》原方较少，大多经过化裁而投入临床。时方乃进化产物，是辨证施治的需要，也为推陈出新的发展，不

167

能轻视其作用，同经方一样，应继承发扬，相信随着社会发展，还会有更多的时方陆续出现，可遵循这一规律而发展。观点透辟，颇富远见。

经方时方不占优势，唯有杂方居首位

老朽客居山东济南，已近甲子年，医界人士似雨后春笋，层出不穷，经方、时方二派不占优势，唯有杂方家鳌头首位。缘无门户之见，灵活运用前人理论、经验、方剂，吸取众家之长，随着社会发展广纳新知，不断壮大自己，因此治疗效果良好，备受赞誉，就诊者多，甚至门庭若市，所以要远避抱残守缺，开拓新天地，增强生命力。

杂方医家十分可贵

1950 年前，上海中医界除丁甘仁、谢利恒、曹颖甫三家外，在学术领域大致分经方、时方、杂方三派，经方以恽铁樵、祝味菊、陆渊雷为代表，时方以秦伯未、程门雪为代表，杂方人数众多，无明显旗帜，难举领军人物。经方、时方门庭各异，在所办刊物上论战激烈，但于争议中却产生了新的临床见解，扩大方剂应用范围，促进了学术发展。如投小青龙加石膏汤治肺炎，归脾丸治神经衰弱，银翘散治流行性感冒，都属化古为新例证。杂方派无门户之见，吸取多方面知识经验，偃旗息鼓，常占上风，不偏不倚，保持中立，为公众称道。老友沈仲圭说，当一个杂方医家，反成全科派，十分可贵，能"龙蟠橘井，虎守杏林"。

中医南派北派

中医学派，既往据时代分经方、时方，此后又从黄淮地域划分南、北两派。南派临床处方清灵，投量较小，个别轻描淡写；北派浓重，量大，长矛巨刃，一味药开到数十克，甚至过百克。北方人体质硕大，耐受力也强，这是一大特色，东北地区比华北居民更高一筹。

益火壮水新说

《素问》次注有"益火之源以消阴翳，壮水之主以制阳光"之说，温阳补益命门，宜用乌头、附子、肉桂、干姜、仙茅、吴茱萸；滋阴育火濡养真髓，宜用熟地、山茱萸、何首乌、白芍、女贞子。过去以六味、八味丸来注释，实际不妥。张景岳先辈左、右归丸亦欠恰当。

济南四名医善用时方

1960年前山东济南有四位名医，除扬州人王兰斋已故去，长清王玉符、北京韦继贤、杭州吴少怀，均与老朽相识，亦有交往。他们的学术观点、处方特色，上承叶、吴、王三家，喜投清凉、宣化、润养、淡补，量少平妥，不开重浊、峻猛、毒性药物，见功缓慢，多服也可获效，基本属于时方体系。1962年老朽同西医内科专家高耀宗兄受省中医院委托，编辑王玉符医案，通过整理资料得知，四贤虽非儒生出身，却有丰富实践经验，但由于不擅长写作，未能升华雪泥鸿爪。

丹波氏为中国汉代皇室刘氏后裔

日本汉医学家丹波元简，祖上为中国汉代皇室刘氏后裔，因战乱东渡封于丹波地区，遂以为姓。与子丹波元胤、丹波元坚，均悬壶济世，博学多识，重考据，乃《伤寒论》派著名人物。

北京四医家方药特色

民国时期，北京有四医家说，四川萧龙友出身拔贡，治学严谨，喜投验方。江苏汪逢春师法叶桂，代表南派风格。施今墨在贵阳习医，参加辛亥革命，鉴于世态炎凉，下海改攻岐黄，好用对药。孔伯华乃曲阜孝廉孔伯坚胞弟，以用大量石膏而闻名，与盐山张锡纯先生共誉为"北方石膏王"。他们之间常有争鸣，活跃学术空气，推动临床药理研究，从其《医案》来看，留下了宝贵经验。

黄元御治病大法

山东中医学理论研究骈体文名家黄元御，总结"伤寒阳盛入腑，阴盛入脏，杂病木火宜升，金水宜降"十六字经验。依据阳动而运、阴止则郁，认为阴虚者千百之一，阳虚者尽人皆是，注意阴盛易病，阳旺体康，把握内在阳虚、水寒、土湿、木郁、气陷特点，制定了补火、温里、燥脾、疏肝、升举助化的五种治疗方法，可用人参、白术、干姜、柴胡、附子、吴茱萸、黄芪、炙甘草之类。

"贵阳贱阴"学说有偏颇

中医学尊重阳气，由来已久，《扁鹊心书》"保阳气为本"，道家练功养阳，因而在保健、治疗方面，产生"贵阳贱阴"学说，论点有偏颇倾向：一是忽视人身阴平阳秘，形体与功能关系；二是不了解亢害承制机理，破坏内在相互依存关系；三是对《素问》木郁达之、火郁发之、土郁夺之、金郁泄之、水郁折之缺乏研究，滥开附子、乌头、干姜、天雄、肉桂，丢掉辨证特色，导致阴阳离决，后果严重。

叶香岩成就斐然

时方南派医家叶香岩虽属争议人物，然其学术成就、对后世影响，非常深远，不能轻易抹煞。他先后得到十七位名师指教，据文献记载，有徐时进、马元仪、周扬俊、祁正明、王晋三、张璐、柯韵伯、金山寺僧人，的确是一位成功的学者。

万全重视中州

明代万全尊崇钱乙，认为小儿生理特点肝、心、阳三有余，脾、肺、肾、阴四不足，此非病理现象。擅长调理中州，重视"医中王道"，他说"脾胃虚弱，百病蜂起"。

葛洪《抱朴子》

葛洪著述达五十余种属多产作家，因杂有脱离实际内容，故洪煨莲批评为"博学能文之士，妄信、妄说、妄引、妄辨之人"。其《抱朴子》内编金丹（朱砂、雄黄、硫黄、胆矾炼丹）、仙药（五芝、茯苓、麦冬、地黄延寿）、黄白（黄金、白银）三部分，专门论述炼丹、金属应用，对火药的发明也有影响。所制水银软膏，医疗癣、恶疮，比欧洲水银油脂合剂，要早六百来年。

用药不必偏热，也绝不可过寒

清贤杨存耕说，《周易》以阳喻君子、阴为小人，若阴道长阳道消，何以相辅相成共登寿域，五谷利在东南，百卉敷荣春夏，天包乎地，气先于血，元阳乃生生之本，极当保护，用药不必偏热，然也绝不可过寒。宜作参考。

方有执研究《伤寒论》具卓见

先贤方有执研究《伤寒论》，继承王叔和、孙思邈风伤卫、寒伤营之说，认为太阳乃疆界，不是经络，风、寒、风寒之邪侵入人体，属三寇犯边，即人们所说的三纲鼎立。指出传足不传手，毫无道理，邪气侵袭不会只传一半而止，谓传一半不传一半，一身之中焉有"病一半不病一半"的事，实具卓见。

成无己论发热

《伤寒论》注释第一家金代成无己，通过对发热的分析，指出潮热按时而发，如潮水然；寒热谓往来相继，发作不已；发热乃体温上升持续不降。翕翕发热属表邪，蒸蒸发热为里证冒出，此不同点。汗出发润外现似油，或如贯珠不往下流，均是难治之证。

刘完素防风通圣散体现学术进步

表里双解大家刘完素，取《内经》"火郁发之"，主张开玄府调畅气液，祛风治标、泻火除本，创立防风通圣散（防风、麻黄、川芎、大黄、连翘、滑石、桔梗、黄芩、石膏、当归、薄荷、芒硝、白芍、白术、山栀子、荆芥、甘草），摆脱了清一色处方规范，适于流行性感冒内热炽盛者，体现了学术上的进步。

张从正有反潮流精神

攻邪论先贤张从正认为，养生当以食补，治病应用药攻，提倡"贵流不贵滞"，见解独特，有反潮流精神，谓"病之一物，非人身素有之，或自外至，或由内生，皆为邪气"，邪气伤人速攻勿留，邪去元气即复。对实证而言，确属良法。利用汗、吐、下驱逐病邪，虽系古调重弹，却适应范围广泛。

朱震亨用药为实践升华

滋阴抑阳先锋朱震亨对杂病研究十分深入，临床医案令人啧啧称奇，在用药方面，常以人参、白术益气，韭汁、牛乳润燥下噎，荆沥、瓦楞子、蛤粉、半夏、陈皮、竹沥、姜汁涤痰，三棱、莪术、五灵脂、大黄、延胡索、香附散郁。治胃酸过多用黄连、吴茱萸，乳房胀痛用青皮、瓜蒌仁、没药、橘叶、皂角刺、银花，阴虚发热用龟板、炒黄柏，都为实践经验的升华。

李杲学术精华

金元四大家之一李杲认为元气乃人身之本，依赖脾胃水谷营养，脾胃健康者则"邪不可干"。反之，内伤脾胃，水谷下流，元气不足，阴火旺盛上乘土位，"百病由生"，可见倦怠无力，气高而喘，身热，头痛、口渴都会出现，所谓"火与元气不两立，一胜则一负"。治疗要升元气，降阴火，师法张元素山顶之上唯风可到之说，"譬犹鸟集高巅射而取之"，投补中益气加用风药，如升麻、柴胡、川芎、防风、藁本、羌活、细辛、苍术、白芷、蔓荆子、葛根刚燥腾发之品，含义升清降浊，元气上升，阴火下敛即能潜藏。

温病理论之核心

明代温热病、疫病经常流行，入清未止，涌现许多研究温病的学者，如叶桂、吴瑭、章楠。他们认为伤寒伤阳，从皮毛而入，自表及里，先犯太阳，初起以恶寒为主，用仲景法投麻黄、桂枝可解；温病则否，乃热邪伤阴，由口鼻而入，从上焦开始，不循六经传遍，沿中、下焦发展，有卫气营血四个类型，初起就有口渴症状，可出现战汗、逆传心包，尤其身发斑疹、白痦、吐衄三证，治疗重点清热生津、凉血解毒、化浊开窍。

张景岳回天赞化救本培元第一要方

温补派名宿张景岳，著述等身，反对寒凉攻伐，谓"实而误补，固必增邪，犹可解救，其祸小；虚而误攻，真气忽去，其祸大"。驱邪一法，受益者四，被损者六。创制大补元煎，由人参、山药、熟地黄、杜仲、当归、枸杞、山茱萸、炙甘草组成，阴阳同补，比人参、熟地黄之两仪膏效果更佳，称回天赞化救本培元第一要方。

石芾南论虚

石芾南《医原》谓，阴虚甚时阳亦虚，如油干灯残，不能大发其光；血虚甚时气也虚，如水浅舟停，难以向前奔放，虽有道理，仍应辨证对待。

戴天章论阴证阳证

戴天章为上元名家，擅长治温热疾患，临床诊疗十分慎重，曾说"通体见有余，一处见不足，从阴证治；通体见不足，一处见有余，从阳证治。"对学者来讲，虽能参考，但非依据。

叶天士论儿科热证寒证

叶天士既精温热，亦属儿科大家，强调小儿纯阳之体，热证居多，提出七种表现，面色红、大便秘、小便黄、渴不止、上气急、脉洪数、足胫热。同时也论及寒证面㿠白、粪色青、腹虚胀、眼珠清、呕奶乳、脉微沉、足胫冷七种现象。并说遇大便内结，开上启下，通过润肺令源头之水下行入肠，即可解除。

张洁古倡药不执方，医无定格

张洁古老人认为，气候不同，体质差异，则病情表现不一，提出"运气不齐，古今异规，古方今病，不相能也"。强调因地制宜，"自为家法"，只有掌握证候，"治异其方"，令"药不执方，医无定格"，才可恰到好处。

吴瑭、叶桂、仲景实无二致

温病发展衍化有一定规律，吴瑭以上中下三焦论，叶桂卫气营血是从外到内，实际都属阶段、层次划分，无必要深入研究。一个竖，一个横，皆属人为，这和《伤寒论》六经分治，名称不同，但区别门类与施治则无二致。

徐灵胎亡阴亡阳之论

徐吴江先贤，对久病、失血、热极、寒盛、汗吐下过度，引起亡阴、亡阳之变者，师法缪仲淳先防亡阴、后防亡阳，将二者分界线归纳为"脉微、汗冷如膏味淡、手足厥逆、舌润"属亡阳，"脉洪、汗热不黏味咸、手足温和、舌干"，即亡阴。亡阴不止，阳从汗出，元气散脱，则成亡阳证，亡阳是从亡阴而来。其理为阳无所附，"如盏中油干火随灭"。亡阴时口渴引饮，阳热正炽，不可投热药，宜收敛，乃关键一环。处方选药须注意，亡阴之药宜凉，亡阳之药要热，"一或相反，无不立毙"。

祝味菊扬热抑寒有偏颇

伤寒派大家祝味菊，从四川学医，执业上海，以经方问世，深受好评，主张温补扶阳，突出麻、桂、姜、附作用，为仲景学说继承人。曾提出温、热、补类药物激发阳气、振奋人身抵抗力，助命门火，充实体内先天所赋保护功能，宣散外邪，温通经络、驱逐寒湿、消除病源，谓之"自然疗能"。这一特色于阴性、寒凉、泻下之品中，均不存在。因此，应把扶正就易却邪施治法则，置诸重要地位，和强调"贵阳贱阴"并不雷同。老朽对祝氏论说给予首肯，但扬热抑寒的观点，不仅偏颇，也带来不良后果，令人难以全面接受。

杜方舟评王叔和得失

同道杜方舟，喜考据、善分析、精学理探索，认为《伤寒论》六经分篇，因王叔和整理编次，留有若干缺失，显得杂乱无序，如太阳内有里证、阳明中有表证、太阴内有实证、少阴中有表证，后人责其功难抵过，不无道理，虽属历史问题，却导致许多纷争，影响继承发扬。厥阴篇要重新订正，删易大半。他说应将白虎汤放在阳明，与治疗腑证的承气汤并列，阳明虚寒条文移到太阴之中。老朽支持这一建议，肩负前无古人的工作，可惜杜氏于1953年辞世，留下遗憾。

吴桐轩客观评医派

吴丈桐轩，知识面广如渊海，青年联捷考取解元，厌恶仕途以医卜为生。老朽少时得其熏陶。先生说，南方医家开桑、荆、菊、薷、银、青、翘、荷，不归偏倚，与气候不同、疾病需要有关，且药后能愈，乃天人合一观念的反应，无可厚非。若授之寡效，谁敢再服，理法方药已失效，其道难行，焉有此派。叶、薛、吴、王为医界先锋，属有功之臣，思想、观点、治法，是历史发展的必然，否则，已成"吾不复梦周公"了。提出桑叶、银花、贯众、黄芩、连翘、板蓝根、青蒿、浮萍等，清热、透表、凉血、解毒。水煎，当茶饮之可预防流行性感冒、热性疾病发生。

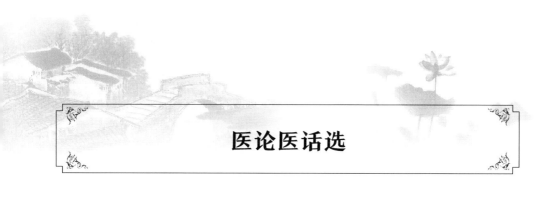

医论医话选

向前看切忌回头瞧

考据学起源很早，盛行于清代乾嘉年间，医界受其影响，亦群起效尤，以辨伪、校讹、勘误、研究版本为重点，虽有一定作用，却因"崇古"限制了学术发展，形成钻牛角尖甚至无聊考据的现象，老朽亦曾沾染过此类专业，不久即"金盆洗手"，牢记业师和父亲训教"向前看，切忌回头瞧"，倒退的治学方法无生命力，消耗光阴，浪费人力，得不偿失，难以长存。

发展祖国医学要有创造精神

山东平度马君随老朽受业，好学深思，举一反三，悟性突出。曾说发展祖国医学，要有创造精神，不能守株待兔老困林下，应通过总结临床经验，上升为理论，再回到实践，进一步验证、提高认识，如此反复不已，即可获得更新的成果。这一过程仍以辨证施治为准绳，须经过几代人来完成，虽非朝夕间事，却是必走之路。

研究伤寒应以类证为标准

《伤寒论》六经分篇，众说纷纭，言人人殊，实际乃按表、里、寒、热划分类型，厥阴较杂，疑有后人滥行增入者。研究时应以类证作标准，切勿为经界所囿，活学活用，才可掌握实质精神，否则死于句下，脱离临床，纸上谈兵，反被书误。医林中时方派高明之处，就是重视现实，能摆脱旧说，化古为新，"跳出伤寒六经圈子"。

研究古典文献须能进能出

老朽青年时喜填词，读元曲、道情，常同文友写诗钟，遭父制止，乃以医为业。受年伯冯墨林教诲，专心诵读《伤寒论》原文，不参考析释本，避免先入为主，产生偏见，被注家所误，吾曾获益良多，感激其名。冯又说，研究古典文献，应打进去身临其境，还要退出来通过实践反观他的真正作用，这样才能取精得宏、继承发扬，不然怀抱花瓶，看似珍宝却无价值。可谓语重心长，是贤者经验语。

《素问》《伤寒》《千金方》

《素问》成书非一个时代，非出自一人之手，至唐代王冰仍有补充，七篇大论运气学说，明显为后世所加。《伤寒论》397法，版本各异，无必要追究，113方只有112首，缺禹余粮丸。《千金》二方收载不精、配伍庞杂，医学家受时方派影响，敬而远之不敢问津，然其中辑入许多经验良方，对证应用确有疗效，如耆婆丸，恽铁樵先生就曾吃过，佛门药使他恢复了健康。

《金匮要略》版本

东汉末年兵燹相接，朝野文集遭受毁灭，张机先师《伤寒论》幸由王叔和整理编次得以流传。北宋王洙从翰林院发现《金匮玉函要略方》，将上卷伤寒部分删去，中下两卷汇成一书，即《金匮要略》。今之《金匮玉函经》，杂病内容比《金匮要略》少，无妇产科三篇，是北宋校正医书局辑出的另一个版本。

进食九九七延年益寿

老朽经验，每天吃饭要掌握九九七，即早餐九分饱、午餐九分饱、晚餐七分饱。能保护胃肠、延年益寿。反之，吃饱后，尤其是晚餐超过八分饱，可导致腹内胀满、矢气多；心律失常、期前收缩（间歇脉）多；夜间睡眠梦多；肠道积粪，大便失常多；消化系统炎症、溃疡、肿瘤发病多。

变通医理自拟方剂收效著

柴胡气味苦平，内清外表，有双向作用，能和解少阳、疏肝散郁、升气举陷、清热退烧，调理感冒、胸胁苦满、肋间疼痛、耳鸣目眩，治疗胃、肛门、子宫脱垂，乃一味良药。张景岳先贤受《伤寒论》大小柴胡汤的启发，喜投本品，应对时令病，常开正柴胡饮（柴胡、防风、陈皮、白芍、生姜、甘草），临床按照天一生水、天二生火、天三生木、天四生金、天五生土，结合人体内脏，组成一柴胡饮（柴胡、黄芩、白芍、生地、陈皮、甘草）、二柴胡饮（柴胡、陈皮、半夏、细辛、厚朴、生姜、甘草）、三柴胡饮（柴胡、白芍、陈皮、当归、生姜、甘草）、四柴胡饮（柴胡、当归、人参、生姜、甘草）、五柴胡饮（柴胡、当归、熟地、白术、白芍、陈皮、甘草），用于肾、心、肝、肺、脾诸种疾患，均有效果。老朽经验，他的主要功能，表现在三个方面，一是外除感冒发热；二是中和少阳祛寒热往来；三是疏肝解郁，改善胸胁胀痛，最好要同黄芩配伍，否则其真实功力难见显著。

流行性热证治疗验案

家父与业师二老研医承传不同，门庭各异，然调理流行性热证，皆欣赏清热解毒，重用二青一板，老朽记忆根深蒂固。1966 年于山东省中医院门诊，医家韦继贤遣其弟子转来一 40 余岁男子高热不退，体温 38～40℃，已持续数十天，身汗时出时止，昼夜无变。当时经过反复考虑，乃仿照山东先贤黄元御、河北前辈张锡纯、南派时方名手王雨三经验，投以大量石膏加二青一板治之，计生石膏 90 克，大青叶 30 克，板蓝根 40 克，青蒿 30 克，浮萍 15 克，黄连 9 克，石决明 30 克，因恶心、大便不爽加大黄 2 克。水煎，分 4 次服，每 4 小时一次，日夜不停。3 剂后症状见减，又饮四剂，改为 24 小时一剂，仍分 4 次用，共 12 天，完全治愈。方内石决明，能泻肝火、镇静、潜阳，防止风动抽搐，岭南大家谭次仲说，有护脑作用，故加入免其发生不测。此案曾载诸拙著《蒲甘老人医札》。

内外双解治温病

中医传统辨证施治规律，先解表，后疗里，刘河间已打破此限，投防风通圣散就是例子。老朽遵其意调理温病，采用内外双解法，既无邪陷亦未见漏底下泻不止，临床常用香薷、浮萍、青蒿、银花、大青叶、连翘、黄芩、山栀子、黄连、石膏、贯众，大便不爽加大黄，肠停燥屎加元明粉，却收到理想效果。因而不必拘泥旧规，要有创新精神，也是"有故无殒亦无殒"的深刻体现。

小儿疾患"内伤饮食，外受寒凉"八字当头

家父临床，精治儿科，认为小儿疾患以"内伤饮食，外受寒凉"八字当头，七情所致者少。对伤食、厌食、食欲不振者，常开平胃散、四消饮加减，突出半夏、陈皮、厚朴、苍术、枳壳、山楂、神曲、石菖蒲、槟榔、麦芽（或谷芽）、砂仁的作用。虚弱者加西洋参、白术、脱臭胎盘粉。因人参温燥、升浮，不宜于小儿阳气偏旺之体，故较少应用。

蒙古医人治扁桃体肿痛

老朽青年时，于河北东光连镇遇一蒙古医人，乃走方郎中，精针灸，对急性咽炎、喉炎、扁桃体炎红肿剧痛，水也难下，均用针刺少商穴出血。无效则取内关透外关、合谷透劳宫，见功极佳。

大补阴丸乃"金镜"第一大宝

35年前，山东流传一毛边纸手抄本无名氏《医言》，字体秀逸、潇洒，观点明确。其中处方师法丹溪翁抑火养阴，重视清润甘凉，但不用苦寒直折药物，认为其能伐生生之气，易于化燥，反令相火上升更加伤阴，乃物极必反现象。朱氏大补阴丸，就是滋水涵阳控制火邪，堪称"金镜"第一大宝。此论对临床者来说，值得深入研究。

功能性低热甘温除热无功可言

老朽临证经验，发热持续不退，体温在 37～37.5℃者，属于功能性低热，常运用清虚热法，投赤芍、牡丹皮、青蒿、地骨皮、白薇、胡黄连、银柴胡、十大功劳，普遍有效。按甘温除热治疗，则如水落石无功可言。

《难经》之见

《难经》为古医经别本，将《内经》切脉上中下三部九候之法，移至手上桡骨动脉专诊气口寸关尺。将人体消化系统分成七道栏闸，称唇为飞门，齿为户门，会厌为吸门，胃为贲门，太仓下口为幽门，大肠、小肠之会为阑门，下极为魄门。五脏积聚证，肺名息贲，心名伏梁，肝名肥气，脾名痞气，肾名奔

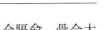

豚。针灸以腑会太仓，脏会季胁，筋会阳陵泉，髓会绝谷，血会膈俞，骨会大杼，脉会太渊，气会三焦，提出八会学说，开创虚补母、实泻子治疗方法。

《中藏经》实系伪书

《中藏经》托名华佗所作，实系伪书，所言银州柴胡、川乌、天仙子、何首乌、山药、太平钱、文莹，以及术分苍白、罂粟壳治痢，疑为宋代人汇集。从载有原始药物香鼠皮、蝙蝠、兔粪、五灵脂看来，亦存留三国前的遗物，内容较杂，非一个朝代完成。

《神农本草经》编纂时间

《神农本草经》之名，首见于南梁阮孝绪《七录》，重视养生、服石、炼丹、神仙，受东汉道家影响。陶弘景鉴于此书年远，经汉献、晋怀之乱，"字义残缺"，草石、虫兽不分，于是进行了整理，发现采药季节以建寅为岁首，所出郡县乃后汉时设置，"疑仲景、元化"手辑，禹余粮、王不留行，非古代之语，且载大豆、葡萄、胡麻、鬼督邮，也是到汉朝才出现。它的编纂大概起自战国后，完成于东汉末，一直到宋、齐之间。

《肘后救卒方》以杂、小问世

葛洪《肘后救卒方》以杂、小问世，有使用价值，于今常用之青蒿退热、截疟，麻黄止喘、嗽，大葱治感冒，密陀僧防腐，赤石脂收敛，松节油涂关节痛，莨菪子疗狂，雄黄、艾叶、朱砂消毒，水肿忌盐，大豆、牛乳治脚气；解表葱豉汤、止呕吐干姜吴茱萸汤、清热黄连解毒汤、温里开痞厚朴汤、疗疥癣恶疮的水银软膏，均出自此书。

仲景非长沙太守，坐堂更不足信

老朽考证，史书无论正史、野史，长沙太守无张仲景先师之名，《后汉书》《三国志》载公元187年孙坚始为长沙太守。192年，"袁术以苏代领长沙"。198年长沙太守张羡鼓动零陵、桂阳二郡背叛刘表，羡死，子怿继任。208年曹操推荐刘巴招纳长沙、零陵、桂阳三郡。刘备征江南四郡（有武陵），长沙太守韩玄降。209年"备领荆州牧"，令廖立为长沙太守。215年孙权夺取长沙、桂阳、零陵，太守一官皆东吴所委任。后人怀疑南阳张羡即仲景，实属臆测，毫无根据。或言其每月初一、十五在官府诊病，谓之坐堂，更不足信。《伤寒论》序："长沙守"三字，乃后世为了提高其身价或旁注，侧写植入正文。

王叔和为山东高平人

西晋王叔和，为山东高平人。山西高平乃南北朝北齐时设置，由汉泫氏县改称。王叔和先贤家乡在今鱼台县东北、邹县西南部，以高平山命名。宣统三年《山东通志》卷一百三十六艺文部已收入其著作，正式归档山东籍。

叶桂常用之淡菜与薛雪所用之方诸水

叶桂翁常用淡菜，即蜃菜之讹，又名海红、东方夫人。薛雪老人所用之方诸水，为大蚌壳内液体，明目止渴，去小儿烦热，也称玄酒。

陈修园注《伤寒论》为科普善本

福建长乐陈修园注释《伤寒论》，采用衬注形式，分读连诵，均可上口，便利初学，为科普善本。医界个别同道，挑出陆渊雷所写《伤寒论今释》是持枪扎陈氏之眼，超越学术范围，贬低了修园先生的衬注。这一言论，不符合客观实际，应当纠错以正视听；同时也应抛弃将陈氏著作看成庸俗化的偏见。

六味地黄丸三泻清里引邪下行

一般而论，临证治法，补阴壮水、制火平抑阳亢，增加物质营养以填亏损之法，与益阳平分秋色。阴虚者常有火气遏伏、内热稽留，在治疗过程中，若加少量凉血、利水药，令"血凉阴自足"，火热从尿窍排出，可收事半功倍效果，六味地黄丸所含茯苓、泽泻、牡丹皮三泻，清里引邪下行，就属明显的例证。

《本草纲目拾遗》新增药物

清乾隆时代，杭州赵学敏所著《本草纲目拾遗》新增许多药物，皆为以前医籍所未载，为治病提供了新的选择。如西洋参、倭硫黄、白松香、鼻烟、刀创水、烟草、葛仙米、红海粉、羊哀、藏红花、金果兰、千年健、凤头莲、化橘红、走马胎、绿萼梅、臭梧桐、水安息、翠羽草、木蝴蝶、橘饼、青盐、陈皮、藕粉、范志曲、海龙、延寿果、仙鹤草、蚌水、茶菊花、枫果、老鹳草、鹧鸪菜、法落梅、金莲花、普洱茶、浙贝母、雪荷花、胖大海、铁树、冬虫夏草、鸦胆子、太子参、番打马、金刚藤、龙涎香、万年青、金鸡勒、鸡血藤、仙半夏、吕宋果等。其中若干已成为今日常用品。

谵语神昏，阳明、心包有别

患者谵语、神昏，有两种情况：一为《伤寒论》热入阳明，内结燥屎，属胃家实之腑证，宜攻下，投大承气汤；二是温邪陷入心包，火气蒙蔽神明，应清热解毒、芳香开窍，用紫雪散、至宝丹、安宫牛黄丸。二者不同，要予以区别。

太师自了翁医训

太师（业师耕读山人之师）杜公，同治进士及第，精研文、史、哲、医，成就卓然。因家境贫寒，厌恶仕途，乃执刀圭为生，号"自了翁"。曾对业师说，执行济世活人之术，要注意三个方面：一品行端正，道德高尚，进首相府，到婆人家，同样对待，不能媚上骄下，见权、钱罗拜；二凡富豪须索取高额诊金，贫穷者要免去诊费，馈送方药，穷人求医，财主付钱；三效法摇铃郎中（赤脚医生），深入群众，一把伞、一双草鞋、举着药卷爬龙竿，不辞劳苦走千门万户，为病友服务，尽力做到普度众生。

执业者不可有门户之见

苏州元和世补斋陆懋修，为医学评论家，所持观点虽有所偏颇，然公允常为人称赞。其子陆润庠考取清末甲戌状元，亦通晓岐黄术，由于从政生涯而被淹没。其后人观虎、观豹客居天津，均以医为业，未授身宦海。二陆兄弟除师法其高祖崇拜南阳张机学说，对近代成熟的理论经验，也比较赏识，广泛采纳，应用到临床。陆懋修曾说执业者以救人为目的，不可有门户之见，经方派与时方阵营之争，是人为的划分，囿于眼界狭窄、知识面局限，甚至不学无术所致，宜消除之。

辨证施治不是对号入座

友人西安米伯让，供职陕西中医药研究院，为人正直，曾将其师黄竹斋

（出身铁工，刻苦力学，知识宏富，近代良医）所编《伤寒论集注》木雕书版赠送河南南阳张仲景纪念馆，其尊师重道，有程门立雪风度。他于孙思邈学术讨论会上曾对老朽说，中医"辨证施治"四个字，乃科学的总结；时下对号入座的处理方法，不符合辩证法，是机械的见物言物、就事论事，二者道不同不相为谋，应区别开来。中医院也切莫套用西医模式划分科室，如泌尿、神经、内分泌等，这样，丢掉了传统特色，又走上了余云岫提倡的废医存药的老路子，最后自行毁灭。

下海厍生善于按诊

抗日战争时，山西榆次商人在山东开办汇票钱庄，亦常邀请同乡医家来鲁会诊，其中有一厍生下海的老翁，技术精湛，善于按压胸肚，触腹诊病。凡胸膈满闷用半夏、枳实、瓜蒌、桔梗，肋间胀痛用川芎、柴胡、青皮、白芍、川楝子，脐下发硬压之益甚、大便困难用厚朴、大黄、郁李仁、元明粉，都能获取一定效果。

学医力戒混昏

老朽青年时代，受到河北吴桥朱蕴如前辈栽培教育，乃老朽良师。他勤学苦读，知识渊博，乡试落第，转任家庭、中学古文教师。曾说医本仁术，非道德高尚、品行端正、学源丰富，并不断总结经验者不能为，能将成功与失败者加以研究，善于从中汲取教训，总结疗效、规律，才可发展前进，不然，混、昏一世，绝无成就。《周易》道穷则变，见功迟缓，改弦更张，也是"辨证施治"之义。

文 献 考 证

家父考证，《伤寒论》方中所用枳实、瓜蒌实，均指成熟之果，乃现在的枳壳、大红瓜蒌。唐人佛、道两教信奉者孙思邈的"邈"字，应读"莫"，当深邃讲，不可读"秒"音。

厥证预防，三降一减；社会舞台，少做演员

业师、家父二老经验，食厥、气厥、痰厥（指一过性脑梗死）初次发作，易于调治，再次复发能转为半身不遂，疗程延长，超过六十岁极难恢复原状。

凡一生用左手工作者，则很少发生偏瘫。老朽临床预防此病，主张三降一减，即降血压、血黏、血脂，减体重，釜底抽薪，从根本上除去这一原因。同时要少吃咸，戒烟，淡泊名利，避开烦恼，在社会大舞台面前，多当观众少做演员。

濡　脉

"濡脉"之"濡"字，应读"软"，与"软"义同，临床所见，多为体弱或内有湿邪者。

小儿病应注意内停饮食外受寒凉八字

河南汤阴铃医赵五福老人临床数十年，阅历甚多，经验丰富。他曾对老朽讲过，诊小儿常见病，应注意八个字"内停饮食、外受寒凉"，一属内伤，一为外感。其他疾病则为传染者，的确如此。

医林"四天然"

医林有"四天然"说，以梨为天然甘露饮，西瓜为天然白虎汤，甘蔗为天然建中汤，白萝卜为天然三子养亲汤。

舞台上的三花脸

数百年来戏剧舞台上的医生，以三花脸出现，失掉了本色。老朽曾询问过梨园界人士，均不悉此中缘故。据从前东吴大学一硕儒说，一因历史原因，医生身份隶于匠人，地位低下；二是在阶级社会属下九流，所以扮成丑角。

临床应回归中医本色

老朽早年临床，因缺乏经验，怕出事端，常将《伤寒论》麻黄汤药量加减化裁施治于不同对象，简单易行，方便掌握。如感受风寒频发咳嗽，增加杏仁之量，投 9～12 克；支气管哮喘，增加麻黄之量，投 9～12 克；兼有湿邪侵袭，身体沉重、疼痛，增加桂枝之量，投 15～30 克。尔后用药水平又进一步提高，咳嗽加细辛、干姜、五味子，哮喘加苏子、莱菔子、葶苈子，肌肉、关节疼痛加独活、炮乌头、汉防己。小型处方，连续服用，均普遍见效。回忆既

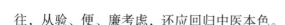
往，从验、便、廉考虑，还应回归中医本色。

他人治学经验值得借鉴

老朽研医，思想比较保守，反应迟钝，对新生事物敏感性低下，所有经验成就，大都来自杏林前辈和同道贤友，若寻觅优点，就是能遵守家教、业师训诲，认真学习，广采众家之长，来武装自己，为患者服务。史学名宿董乐天告诫老朽远离四大误区，一是不要以经方包揽一切，对时方派要深入研究；二是过多考据能掉进陷阱，得不偿失；三是有个人的人生与进化观，切忌随波逐流，学术上应独树旗帜；四是意志不坚，易堕落名利场中。虽牢记先生教言，但亦有所违规，三省吾身，十分愧疚，当决心纠正，以补此过。老人为探讨《内经》《难经》专家，曾说半夏秫米汤，即用半夏 10 克，高粱米（或黄黏米）60 克。水煎，分 2 次服，下午 6 点、10 点各一次，每日 1 剂，连用 7 天，疗效良好，也可加入牛奶半杯，更佳。

脉证并举重在辨证论治

老朽自谓诊病于望、闻、问、切中，以听取主诉为主，配合望、闻，综合分析，据临床表现参考其脉，虽然证脉并举，却把重点放在辨证论治上。先调猝发，后治痼疾，随证立方，不分经、时学派，取精用效，但倾向《伤寒论》《金匮要略》二书，次则《千金方》《外台秘要》，有信古喜梦周公色彩，故将书房名为寒舍抱拙山房。上承家父、业师训导，认真读书不怀偏见，凡古今医籍、诸子百家、经史稗记、报刊杂志，均阅读涉猎，约万数千种。而今年及九旬余，始知所学仅沧海一粟，人生有限，知识无涯，谚语云"人外有人，天外有天"，个人成就太渺小了。常以此言勉励后昆。造物者若赐寿龄，老朽准备将坎坷杂忆，写成《涅槃廻生》，贡献社会。

杏坛传道创新医论

同道戚人瑞，学博资深，以讲授《周易》《内经》有特殊见解闻名杏坛。曾对老朽说，从古籍重点内容看，《素问》属养生经典，《伤寒论》为时令病处方学。六气风、寒、暑、湿、燥、火内应加"疫"，为七气；八纲阴、阳、虚、实、寒、热、表、里中加"燥、湿"为十纲；七情喜、怒、忧、思、悲、恐、惊内加"郁"，改为八情。这些创见虽不新颖，亦非老生常谈，值得进一步探讨。他晚年严重失眠，只用夜交藤 30 克，莲子心 10 克。水煎，当茶饮，收效很好，即自命安睡汤，并将经验不断写成帖子广赠亲友。

医乃仁术，勇于担当

老朽临床遵照细诊断、慢开方，复审二遍的家训，然后将药方交与患者取药。业师又增加三言，效或不效，追踪观察，勇于负责。同门兄衣世廉治一温热证，高热持续不退，出现神昏谵妄，他投白虎汤加味，内放紫雪、至宝、亲自守护在床前，给患者一勺勺喂药。因大便数日未解，冒着风险改用大承气汤，诸医家哗然，群起责难，根据辨识无讹、力排众议，连服二剂体温下降、燥屎竟涌出半桶，症状大减，已能识人。又调理十天，基本恢复健康。其家人感激，送木匾一方，写有"司命医神"。救死扶伤，乃执业天职，"济阴"而不居功，世廉为景仰榜样。

三折肱方得真学问

同门兄卞抱朴，治学刻苦，探讨岐黄术精益求精，备受医界赞扬。他父、祖三世均悬壶，经验十分丰富，既过五关斩六将，亦有夜走麦城。对老朽说，任何药物不宜久服，滋阴可引起胸闷、饱满、食欲减退、大便稀薄、身体乏力；补气可头痛、耳鸣、烦躁、失眠、引发阳邪上升。壮阳可导致阳强、早泄，相火旺盛，梦中遗精。风药升阳宣散则易发生眩晕、出汗、精神恍惚、足下无力、全身懒惰。川芎气味恶劣、阿魏极臭，令人恶心、呕吐，也在难吃品种之内。这些都是三折肱的良语，值得注意临床参考。

治学以研究实用为本

家父曾对从游诸兄说，《伤寒论》存有伪作不必追究，以研究实用学术为本，切莫浪费宝贵时间钻进考据堆中作茧自缚。如序文所言才"秀"，因光武帝讳已改为"茂"；"汉"南阳张机撰，当代人无有在头上加"汉"字的，都是后世冒名的代写。厥阴杂凑成篇，其中个别内容孤立无援，与厥阴风马牛不相及，乃经外之证，应移至杂病门，对此只粗看不要深究，放弃背诵。

用药三因制宜，心小不可胆小

上海青浦陆士谔，初为新闻记者，中年后改业岐黄，崇拜王孟英学说，成绩卓著。认为附子、乌头、干姜、肉桂辛热称雄，均属良药，巴、蜀、沪、滇地区湿度较大，故重点投用，与吃辣椒一样。然华东滨海前沿，也是潮气袭人，却畏之如虎，这和传统习惯有很大关系，除了体质、家传、师授外，由于悬壶者明哲保身、爱惜羽毛，恐病变遭受指责，被迫退避三舍，这个因素约占首位。要扭转局面，绝非朝夕所能解决。老朽对此深抱同感，但处方偏颇，影响治疗，亦属不良行为，希望得到纠正。

学医悟道贵在灵活

同道林竹亭，在无锡从承淡安受业，热心刀圭，精针灸艺术。对老朽说，学习岐黄要独立思考，刻苦钻研，《伤寒论》注释者众多，阅读时应深入浅出，发挥自己见解，切忌矮子看戏随人喧喝。如所谓太阳病皆为表证，桂枝汤不能治里，少阴病皆为里证，麻黄附子细辛汤不能解表，都和临床背道而驰，并非依据。老朽亦有同感，徒读书，死于句下，一事无成，均属失败的教训，只有掌握灵活、运用启发，才可探骊得珠。

临床辨证灵活，"悟"字当头

老朽在学医过程中，遵家父训教，要善于选择、研究前人经验，着重揣摩，重视信息反馈，辨证灵活，"悟"字当头。师法《伤寒论》突出六经，抓住表、里、中间，分有汗、无汗，决定投麻黄、桂枝、小柴胡汤。清热用黄芩、黄连、石膏，温化寒邪用附子、干姜、吴茱萸，降逆气用半夏、代赭石，开痞散结用瓜蒌、枳壳、厚朴，祛饮利水用茯苓、防己、猪苓、甘遂、葶苈子，通六腑排便用大黄、芒硝（或元明粉）。掌握这些关键内容，再延伸其他，即易融会贯通，得到启发，是简易入门法。

中西医理念不同，都不可寒凉过度

中西医对人与疾病有不同看法，但并非存在不可逾越的鸿沟，要逐步走向共识。西医盯着细菌、病毒，突出外来之邪，从中药提出麻黄素、黄连素之类，用于哮喘、肠炎等。中医以人为本，强调保护气、血、阴、阳，"正气存内，邪不可干"，所遣药物着重四气、五味、引经报使，麻黄透表发汗、黄连清热解毒，其中虽也包括平喘、厚肠胃止泻作用，但临床投予的对象却大相径庭。西药治疗单枪匹马，中医组方君臣佐使合围战术，炮兵、骑兵、步兵、工兵一齐上阵。现状是中西医都关注炎症，滥用大量抗生素，因此寒凉过度摧残了阳气，导致阴阳失衡，天长日久抗药性增强，也影响人的寿命，形成无药可治的局面。要解决此难题，还要靠中医的治疗模式。

师法不必泥方

知识界所言"近人情就是真学问，知书味方为活神仙"，研究岐黄事业亦应如此，对前贤著述要灵活看待，深入浅出，了解其时代背景，有选择性继承，师法不必泥方，用方切莫全守该药，最怕一成不变，死读圣书，难以实现去粗取精发扬光大目的，如《备急千金要方》"上极文字之初，下迄有隋之世，或经或方，无不采摭"，尽管博大精深，也存庞杂之弊，从齐州荣姥方、西岳真人灵飞散、蛮夷酒、苍梧道士陈元膏的组成，便可窥见说明这一问题。

继承古人需甄别

佟文翰老人，孔孟显学研究家，论点独到，精通医术。曾对老朽讲，中医玄奥，重视养生，受道教影响较深，其次杂有佛门思想，具东方特色，含黄老学说，划分八十一难。《素问》五行、运气专篇，亦非儒家理念。探讨刀圭之术，必须接受这些古老的学说，孙思邈就属典型代表，并说真人活命饮（天花粉、炮山甲、乳香、甘草、白芷、贝母、防风、没药、皂角刺、当归尾、陈皮、银花，黄酒与水各半煎服）、仙方活命饮（真人活命饮加赤芍），为外科良方，因缺蒲公英、天葵子、败酱草、蜀羊泉、石打穿、大黄、野菊花、连翘、黄连、紫花地丁清热、泻火、解毒药物，治疗疮疡疔疖化脓性炎症，效果并不理想，实践证明，比五味消毒饮（银花、野菊花、蒲公英、紫背天葵、紫花地丁）逊色一筹。

补泻双调的中药应用经验

中药有不少良品具补泻双向调治作用，如黄芪益气利水，宜于蛋白缺乏、营养不良水肿；黄连泻火固肠，宜于湿热痢疾、肠炎；三七参止衄化瘀，宜于肿瘤、肝硬化出血；全蝎镇静通络，宜于四肢屈伸麻木、疼痛；当归养血润肠，宜于体虚、羸弱便秘；大黄降下破积，宜于胃、肺、鼻中出血；升麻提陷解毒，宜于肝炎伤气，酶大量释放，降低转氨酶过高。将上述所举，掌握特色，运用到临床，可取得一药兼疗的效果。

食药配合治疗糖尿病

糖尿病属三消证，从饮食方面调理，不沾糖类，少用咸盐，宜吃山药、胡桃、苦瓜、小米粥、豆制品；药物治疗要考虑气、液两虚，重点投予黄芪、人参、生地黄、玄参、黄精、枸杞、山茱萸，其次护阴驱热加牡丹皮、地骨皮，保脾加苍术，兼以利尿加泽泻，都有一定作用。

气短有虚实，混淆祸不旋踵

老朽临床观察，气短有两种，一是胸内闷满，呼吸不利，如物堵塞，属实证，痞气用干姜、黄连组成之泻心汤；结胸用瓜蒌、枳壳组成之陷胸汤；胸痹用郁金、川芎、丹参组成之冠心汤。二是大气下陷，体弱无力，精神萎靡不振，表现一派虚象，可与人参、黄芪、刺五加、红景天配伍，加升麻2克，柴胡3克组成的返本汤，补中提升，益气当先。若病证混淆，祸不旋踵。

肌肉萎缩从脾论治易收效

中医所言之脾，主要与消化、吸收，其次与四肢、肌肉相关，并非"谏议之官，知周出焉"，与现代医学解剖的脾脏本质不同。老朽调理肌肉萎缩，从脾论治，易收效果。一男子两腿肌肉萎缩、酸痛、无力，走路困难，按风湿、缺钙、麻痹、营养不良治疗，均似水投石，由山东大学转老朽会诊，授予人参12克，黄芪15克，炒白术30克，千年健15克，木瓜15克，怀牛膝20克，当归9克，川芎9克，生姜3片，大枣3枚（劈开）。水煎，分3次服，吃了1个月，症状大减，已弃杖行走，继用20天，未再复查，据云又上班工作了。

六味地黄丸方义

钱乙六味地黄丸含山药、熟地黄、山茱萸三补，茯苓、泽泻、丹皮三泻，组方奇妙。或谓补内有泻，减去补力、降低滋阴功能，使热邪上升。实际养阴药中加入丹皮，可凉血护阴、抑制相火妄动；小量茯苓、泽泻引热下行，从小便排出，反起保护作用，邪退火去，病即霍然，其义在此。

日本汉医仿仲景墨守呆板

日本称岐黄为汉医，执业者多是西医兼通或下海之人，重点研究仲景先师学说，投药出自《伤寒论》《金匮要略》与衍化处方，依据临床表现往往二方合用，如苓桂术甘汤加四逆散、五苓散加真武汤，消除并发症状，有一定成就。由于墨守旧规、十分呆板，属一大缺失。对新的发展、广谱药物的补充，报道甚少，尤其近年来处于停滞状态，明显落后于其他学科。

鉴真东瀛传法传医

唐僧淳于禅师鉴真，应邀东渡日本传法，携有许多名贵药物，如人参、沉香、大黄、阿魏、檀香、木香、乳香、荜茇、龙脑、胡椒、安息香、肉桂、厚朴、零陵香，有的产于国内，有的来自西亚、东南亚地区，至今奈良招提寺仍有余存。大师还口述治病经验，辑成《鉴上人秘方》，称"神州上药"。

温病伤寒治疗次第不同

抱独山人王筱认为，温病自内达外，与伤寒由表入里不同，投辛凉苦寒，清热第一，虽有表证，治里而表即解，每见世人医此病，攻其里无大害，发表则变不可言。此论对温病治疗学的发展起了推动作用。

巢氏也是一位食疗家

巢元方，陕西华阴人，隋太医令，生平事迹所留甚少，唐代韩渥《炀帝开河记》谓大总管麻叔谋在宁陵患风痒，起坐不得，杨广命他前往诊视，言"风入腠理，病在胸臆"，用嫩肥羊羔蒸熟，同杏仁、五味掺合吃之，称食酥脔，未尽剂而愈。可见，巢氏也是一位食疗家。

五实五虚五不吉

《素问》以脉盛、皮热、腹胀、瞀闷、前后不通为五实；脉细、皮寒、气少、饮食不入、泻利前后为五虚。外观色泽，青如草兹、黄如枳实、黑如炱、赤如衃血、白如枯骨，属预后不吉之象；并说"得神者昌，失神者亡"。

古代医生地位不高

从历史看，医生属于服务人员，在太医院虽有职称，无社会地位，列为匠人。元代允许参加科甲考试，按社会地位排序：一官、二吏、三僧、四道、五医、六工、七猎、八民、九儒、十丐，位归五级，算中等阶层。

胃气充盛之脉

胃气是人体生存之本，除饮食、精神、活动表现，在脉搏上亦可查出，张景岳《脉神章》引蔡西山语，胃气充盛者，其脉"不长不短，不疏不数，不大不小，应手中和。"

人中穴名由来

杨瑀《山居新语》引前人言，人中穴之上眼、耳、鼻为双窍，此下口与尿道、肛门皆单窍，成一泰卦，故曰人中。郎瑛《七修类稿》谓天气通于鼻，地气通于口，天食人以五气，鼻受之，地食人以五味，口受之，此穴居中，则名人中。可资参考。

局方不应因其香燥而一笔抹杀

宋代《太平惠民和剂局方》，为国家官药局制药厂处方依据，乃世界首创的方典。缘于所用金、石、脑、麝辛热香燥、发汗药物较多，伤阴耗液，且固守呆方医无限之病，朱丹溪就曾批判此弊"误人不少"。其实也有效果可靠的经验良方，如青州白丸子、四君子汤、三拗汤、紫雪丹、凉膈散、五皮饮、平胃散、至宝丹、甘露饮、逍遥散、活络丹、苏合香丸、藿香正气散，极负盛名，不应一笔抹杀。

眉州史堪用药有地方特色

眉州史堪喜收集医方，因给奸相蔡京用紫菀开提肺气、通导表里，治愈便秘，声闻皇都。依据蜀地寒湿，善投肉桂、附子、川芎、独活、细辛、白术、硫黄、防风、白芷、麻黄、羌活、三棱、莪术，发汗温里、通利血脉；巴戟、狗脊、萆薢、桑寄生强健筋力，形成地方名医特色。

应由实践找疗效

山东文登宋洛川君，在山东省中医院与老朽同事，现已驾鹤西游。认为习医不必多读书，应由实践中找疗效，总结经验。书读多了反而无所适从，缺乏主见导致思想混乱，"尽信书不如无书"，是过来人语，乃一句锤炼的话。

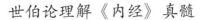

世伯论理解《内经》真髓

世伯禩又陶，乡试不利，屡困场屋，遂以执教为生，性豪放，知识渊博，喜研究诸子百家著作，论点独特，听者如食雪藕冰桃，无不称奇，老朽从前辈受《周易》，兼学《卜筮正宗》。他曾对老朽言，业医要阅读文、史、哲等文献，旁通儒道教义，才能理解《内经》真髓，师法其养生、延寿、防病奥妙。七篇大论，虽系后人羼入，亦应探讨，其所载时令、物候、气象变化等属于五运六气学说的内容，为探讨自然界对人身影响的一门学问，均属值得参考的资料。

研究《神农本草经》莫被考据障眼

家父认为，《神农本草经》所载常山、朱崖、真定、冯翊、堵阳、奉高、豫章，为汉代设置，判断此书乃刘氏皇汉之后作品，并非依据，一是郡县命名时整理成书；二为后人抄写时将郡县植入留下笔误或有意识添加的，均在情理中，绝不可以地名问题否定内容，无论出于什么年代，都应研究其实质作用，这样，方不致被考据障眼，坚定信心学习先贤遗术。

"先见《素问》，《灵枢》晚出"之说无据

《内经》包括《素问》《针经》两部分。《针经》在《伤寒论》序、《脉经》均言《九卷》，皇甫谧改为《针经》，亦称《九灵》《九墟》。从王冰提出《灵枢》二字，唐代之后传本，均呼《灵枢经》。有人认为《灵枢》文字浅陋，不如《素问》古奥，推断先见《素问》《灵枢》晚出，实则《素问》之引经言，却能于《灵枢》内找到其文，《素问》"针解""离合真邪"的注释语，都见于《灵枢》"九针十二原"中；且"方盛衰论"合五诊、调阴阳之说，也是依据《灵枢》"经脉"篇。因此，该说无据。

《鹪鹩会约》论仲景配方，"六无"有理

翁汉溪《鹪鹩会约》对仲景先师处方配伍深有体会，提出祛实热用大黄，无枳实不通；温经用附子，无干姜不热；发汗用麻黄，无葱白不发；吐痰用瓜蒂，无淡豆豉不涌；竹沥无姜汁不能行经络；蜜可润肠，无皂角不易通秘结，很有道理。

五苦六辛的不同说法

《汉书·艺文志》所言五苦六辛，后世有不同说法：《医古微》谓苦温、苦热、苦甘、苦平、苦咸；辛温、辛酸、辛热、辛甘、辛平、辛寒。《儒门事亲》指五脏居里属阴，用苦剂上下涌泄，六腑为表属阳，用辛剂外宣发散。姚明辉注释说，苦是黄连、苦参、黄芩、黄柏、大黄，辛为干姜、附子、肉桂、吴茱萸、蜀椒、细辛。可资参考。

家传师授乃第一捷径

同窗翟雨村兄，天资独厚，学问称雄，与老朽友谊最笃。其祖父精医，声震四方，认为学习中医家传师授乃第一捷径，由于临证亲眼目睹、身言双教，进步较快，又加之与传道长辈形影不离，故提高迅速，这一方式对启蒙者来说，十分适宜。

四大经典与药王

中医四大经典有四说，一指《内经》《难经》《伤寒论》《金匮要略》；二言《素问》《灵枢》《伤寒论》《金匮要略》；三谓《素问》《灵枢》《难经》《伤寒杂病论》（包括《金匮要略》）；四是《内经》《难经》《神农本草经》《伤寒杂病论》。就学术界现状来讲，大多以第一为主。药王有二说，一尊神农；二为孙思邈，各地药王庙泥塑，也树此二家，据历史而论，应由神农称王。

师往者三，迎今者七

老朽自谓幼时鲁笨，曾染热疫痉挛两次，因而愚痴叠合，雪上加霜，蒙业师不弃收为弟子，感戴难铭。每回忆之，不禁泫然。老朽研究《伤寒论》，主张熟读、背诵，不墨守六经死套原方，认为厥阴有杂证植入，应灵活应用。前贤所言"钻进去，跳出来"的观点，值得考虑。学医者要多看后世著作，其中有继承、发展，新内容丰富，由于历史、时代限制，古人不可能包揽一切，常有"后来者居上"。故老朽头脑内，师往者三，迎今者七。

慢性肝炎患者宜食品——面、醋

河南诗友沈君对老朽说，慢性肝炎肝功易于浮动，主要为双酶升高，建议吃山西面食，如饸饹、剥鱼子、刀削面、猫耳朵，加蔬菜、大量陈醋。由于老醋降低转胺转肽酶，收敛冲发逆气，二是面粉比米谷含糖量多，可以保肝增助营养，一举两得。

长寿老人养生法

家父学友韩丈晓月常说，长寿老人大多素食为主，不吸烟喝酒，低盐饮食；居住空气清新山区农庄；心胸宽阔，名利淡泊，为人忠厚，不计小事。了解人从出生步步走向死亡的规律，故而——淡然为主，此乃最佳养生法。与追逐酒色财官无休，自泯其寿者，形成鲜明对比。

久病入络理论的应用

温热大家吴门叶香岩，指出患者身体胀、痹、麻、痞、癥、痛、脉涩，屡医不愈，为久病入络，应投辛温、香窜药，忌开咸、苦、酸、甘滞腻之品，主张活血、行气、通络疗法，常用桃仁、乳香、泽兰、老苏梗、延胡索、安息香、新绛、没药、川芎、小茴香、薤白、麝香、阿魏、漏芦、韭根、当归须、青蒿茎、苏木、细辛、旋覆花、郁金、香附、桂枝、丁香、青松针、桑枝、绿葱叶。效果不佳，则加"血肉飞走诸灵"虫蚁搜剔，如地龙、全蝎、䗪虫、水蛭、穿山甲、露蜂房、鳖甲、鼠妇、蜣螂虫，升上潜下，松透病根，追拔"沉混之邪"。夹湿、痰者，加苏子、半夏、苍术、苡仁、橘红、白芥子、天南星、降真香。老朽曾师其意，施治顽固性痛风、关节炎、手足麻痹、腰肌纤维炎、坐骨神经痛、末梢神经炎、不宁腿综合征等，均有明显的效果。

调理冠心病突出一个"开"字

老朽调理冠心病突出一个"开"字，缓解冠状动脉痉挛，扩张血管，增加血流量，降低血脂，解除疼痛，以通不伤正为原则。常投药物以葛根、川芎、三七参、黄芪、丹参、水蛭做主方。心痛如刺或似刀割，加山楂、血竭、郁金、桂枝、降真香、红花、没药、延胡索、五灵脂；胸闷气短，加香附、砂仁、木香、瓜蒌、青皮、枳壳、麝香、乌药、苏合香、苏梗、白檀香；感觉有物阻塞，睡中憋醒，呈窒息状，加半夏、橘红、薤白、石菖蒲、浙贝母、皂刺、沉香、藏红花、三棱、莪术、厚朴、大量丹参、大量瓜蒌、极小量大黄。高血压持续不下，增黄芪至 50～90 克，也助力气帅血行，改善供血不足。

附子、桂枝、干姜、吴茱萸治疗阴盛阳虚

医友王绍先，喜投经方，为杏林高手，师法《伤寒论》《金匮要略》遣药规律，对阴盛阳虚之病，常开四味立竿见影良品，以附子回阳，桂枝温通血脉，干姜、吴茱萸暖里散寒，属抗虚救阳的圣品。认为除此并无他药可施。老朽临床为了提高疗效、避开毒性，将桂枝改为肉桂，附子改为炮制者，这样可放心应用，缩短医治时间，能一举数得。若寒邪较重、身体疼痛，把附子换成乌头，收效更佳。事实证明，吴茱萸量小其功难显，要用10克以上。

雷鸣春用辛热药经验

友人雷鸣春，刻苦读书，阅历丰富，具有多学科知识，临床诊疗喜投辛热药物。认为附子、乌头、干姜、肉桂、葱白、韭子能扶阳、温中、散寒，通过抑阴而调节内在动态平衡，提高抗病能力，修复亏损，激发、活跃人体免疫。若与阴寒、柔腻之品配伍，可令效果下降。同人参、白术、黄芪、甘草一起，无有大碍，不产生相互影响。此说独到，值得参考，并非准则，不然《伤寒论》大黄附子细辛汤、《金匮要略》崔氏八味丸就不伦不类成禁药了，还是以病情所需灵活对待为佳。

陈紫东寒凉护阴经验可鉴，需依据病情

同道陈紫东，嗜读《医贯》《景岳全书》，称赞赵养葵、张介宾二家学说，技艺精湛，有口皆碑。对老朽说，大自然载物地为主，八卦基数坤符起重，引申到临床治疗应以寒凉护阴、保液、生津占主导地位。辛热药物伤阴助火、损气耗血，摧残有形之体，令人身自焚，且头痛、烦躁、失眠、风邪内动、精神异常，高血压、高血脂、高血糖、慢性炎症复发，层出不穷。阴寒之品则否，除调节内在平衡、补充营养，还可清热、抗菌、消炎、解毒，有广谱用途，非附子、干姜、乌头、肉桂所能匹比。玄参、白芍、生地黄、黄芩、柴胡、黄连、大黄、女贞子、山茱萸、银花、何首乌、黄精、枸杞子、知母、黄柏、板蓝根、石膏、山栀子、金果兰、贯众等，应拔头筹，列为上宾。此见别出一格，老朽十分推崇，不过仍据病需，采取辨证论治，绝不宜只诵一页贝叶佛经，误掩全局。

颜启寿补气药物应用经验

医友颜启寿，文医双茂，乃岐黄界诊疗高手，与老朽过从较密，曾告诉老朽，汪石山、张景岳、李士材调理人体与治疗关系，突出以补气为重点的学说，值得研究。因气为生命源泉，气帅血行循环全身，是一种动力、能量、缺乏该气则生机熄灭，生命就终了。所以益气即延长生存时间，俗言称"增寿"。此外，还可提高人体免疫、抵抗、修复三力，防止病邪入侵，"正气存内，邪不可干"，否则即是"邪之所凑，其气必虚"了。常服人参、黄芪、白术、刺五加、紫灵芝、红景天，就属护身佛，得了保命伞，恐世间轻视补气作用，故揭出相告。对这一论点老朽虽表示赞同，也持保留意见，不然以偏概全，其他温阳、滋阴、养血药物，都无用武之地了。

曲衍海针灸之术

友人曲衍海，1957 年与老朽同时供职山东省中医进修学校，精针灸，技艺娴熟，堪称名家。认为学习针刺、艾灸，要以滑寿《十四经发挥》为基础，按经络循经取穴，二者都应如此。把握前胸深似井、后背薄如冰特点，操作快，无明显痛感，练习烧山火、透天凉医术，反复演绎手法。而痛处即针的阿是穴，只能作为临时救助采用，不可当作一门简易疗法。

郇文亮新解达原饮

药材鉴定家郇文亮，精通医术，因工作繁忙谢绝求诊，以研究《本草纲目》《本草纲目拾遗》为乐事。曾对老朽讲，吴又可达原饮（厚朴、槟榔、草果、黄芩、知母、白芍、甘草）宜于感受不正之气、疟疾、湿浊之病，非治瘟疫标准处方，一则清热退烧之力不足，缺乏抗生药物，二是无有解毒排泄之品，只能投予杂病恶心、呕吐、腹痛、胀满证。论点明确，很有道理。

桂云乡热证喜"五戎"，清里解毒还应有贯众

温病专家满族桂云乡前辈，为叶、吴派系良医，经验宏富，学究天人。曾对老朽讲，在外感热证中，银花、黄芩、连翘、板蓝根、蒲公英，称五大元戎，应别垂青睐，其能透表、清里，又抑火解毒，非一般药物所及。临床验证，十分可贵，因此即大量投予，获益匪浅。另外尚有贯众，也应发挥其与五

大元戎同样的多靶点抗菌、抗病毒作用，放出异彩。

补气诸参辨

补气之参有多种，首选为人参，主产吉林、朝鲜寒冷地区，蒸晒后名红参，即人参；白糖浸泡者名糖参；参须补力甚差；其芦含苷颇多，并不催吐，作用不低于人参，切莫抛掉。次则西洋参，甘平润肺生津，益气力小。太子参，又称童参、孩儿参，补力很小，非支柱药物。台党参产于山西，虽有补气功能，和人参相比，差距大。

金银花、石膏之应用

谢海亭先生，为时方派良师，学识渊博，阅历丰富，精天文、历法。对老朽讲，银花清热解毒，属广谱抗菌药，用途广泛，非大剂不易见功，要开至30～90克，否则效果难显。贫寒之家可改用其茎部，即忍冬藤，投量该超过一倍，才可获得满意的治疗效果。并说，石膏水煎，应同他药相伍，增加溶解度，单方一味，投量再大，也不会发挥全面作用。

段奎元用附子有专长

医林高手段奎元先生，有非常丰富的临床经验，在药店坐诊时，擅长调理虚寒疾患，人送绰号大附子。他喜投《伤寒论》四逆汤、白通汤、真武汤，专门突出附子的作用。每剂开生附子20～60克，先用蜂蜜30毫升加水煮两小时，谓之清燥、去毒，增加润养，再入其他药物同煎30分钟，让患者分3次服下，胆大、心细、技巧，老朽亲眼目睹所治患者，无副作用，效果甚好。对老朽说，处理乌头、天雄，也采取这一方法，药的质量不变，疗效却显示斐然。

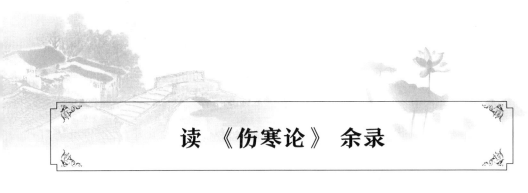

读 《伤寒论》 余录

《伤寒论》 不能包罗一切

1957 年老朽执教于山东省中医进修学校，门生招远王君对老朽言，《伤寒论》应为流行病学专著，所列处方虽能治杂证，但与《金匮要略》不同，应予区别。不可将大论包罗一切，视作神圣，否则就入茧自缚了。孤家寡人不能代替百花齐放，也谈不到推陈出新。

《伤寒论》 传本与著家

《伤寒论》传本不一，以明代万历乙亥赵开美篆刻、沈琳同校者为佳，所开处方一至五味组成者占三分之二，汤剂九十八方，占百分之八十八，投予次数较多的药物有甘草、生姜、干姜、桂枝、大枣、白芍、半夏、人参、茯苓。注释本从辽金成无己开始，约有四百余家，日本人居十分之一，张卿子、柯琴、尤在泾、丹波元简、曹颖甫、恽铁樵、陆渊雷诸家所著简明而实用。

研习《伤寒论》重实用

辽宁医友刘渡舟，精研《伤寒论》多年，学理丰富，堪称大家。在河南张仲景学说研讨会上，提出的观点与老朽相同，认为学习大论理法方药，要从实际出发，落脚点是应用，避免搞成贵族化高不可攀或庸俗化通治万病，注释多分析临床价值，少写空中楼阁与纸上谈兵之文，浪费笔墨、自误误人。如书内开宗明义：群方之首桂枝汤，虽有治疗感冒伤风作用，但近代投予该方的很少，因此就不宜推为重点，和麻黄汤、白虎汤、承气汤、青龙汤、柴胡汤、四逆汤、陷胸汤、泻心汤相比，已显得十分逊色了。

伤寒金匮方小药少是处方学的典范

《伤寒论》收方 113 首，《金匮要略》263 首，除去二书重叠的 62 方，统共 314 方。前者使用药物 93 种，后者 202 种，减去复出之 68，共有 227 味。方小药少，主次分明，配伍严密，易于掌握，是处方学的典范，为经方学派之一大特色。

学《伤寒论》不要拘于注家之说

老朽于山东省中医进修学校执教，在讲述《伤寒论》时，认为书中对外感寒邪解表，体现了两型治疗方法，有汗者名中风投桂枝汤（桂枝、白芍、甘草、生姜、大枣），无汗的名伤寒用麻黄汤（麻黄、桂枝、杏仁、甘草），很易学习理解，无奈后世又从风寒伤卫伤营问题上大做文章，将理明义显的感染性疾患，反而缚上绳索复杂化，好像虞人假道伐虢，最后也把自己的功勋给送掉了，毫无意义。所以有识之人建言，看《伤寒论》只读白文本，原质原味，历代注家书仅可供作参考，非学习依据，应当如是观。

经方处方遣药规律

中医处方重视综合遣药，从仲景先师已经开始，直至金元依然继续。表里同治用麻黄、附子，如麻黄细辛附子汤；上下同治用升麻、茯苓，如麻黄升麻汤；寒热同治用干姜、黄连，如黄连汤；补泻同治用人参、大黄，如柴胡加龙骨牡蛎汤；阴阳同治用生地黄、附子，如崔氏八味丸；虚实同治用白术、枳壳，如枳术汤；通塞同治用白术、泽泻，如泽泻汤；气血同治用人参、当归，如温经汤；风寒同治用桂枝、麻黄，如麻黄桂枝各半汤；水血同治用甘遂、大黄，如大黄甘遂汤；痰、饮同治用半夏、茯苓，如小半夏加茯苓汤；行固同治用厚朴、诃黎勒，如诃黎勒丸；温、清同治用桂枝、石膏，如白虎桂枝汤。

伤寒处方与道教有关

《伤寒论》处方，曾按方位采用四方神名，如南方朱雀汤（桂枝汤）、东方青龙汤（大、小青龙汤）、西方白虎汤、北方玄武汤（后改"玄"为"真"），与当时道教和习俗有关。

研习伤寒心得

《伤寒论》六经学说，谓指经络、界线、证候、气化等，言者不一，实际为阴阳分证。由于整理、编辑人不够严谨，张冠李戴，误阳入阴、阴证入阳，将虚入实、实证入虚，引起注释家的纷争。老朽观点，应重新分证，以证类方，方中药物，按规律取舍，不只有利学习，亦便于临床掌握。要突出简明，淘汰恼人的繁琐，才能古为今用，发扬光大，使仲景先师成就流传后世。凡麻黄、桂枝汤类列入太阳，大、小柴胡汤类列入少阳，白虎、承气汤类列入阳明，四逆、白通、真武、吴茱萸汤类列入少阴、太阴。青龙、陷胸、五苓、白头翁、泻心、当归四逆、芍药甘草、抵当、炙甘草、栀子豉、桃花、茵陈蒿、黄芩、理中、葛根、乌梅、黄连阿胶汤，根据所治，改排五经内。厥阴杂乱无章，将有效方剂归至其他门类。一隅之见，详记《涅槃廻生》中。

刘彤云老人讲《伤寒论》

抗日战争前，山东郝云衫于济南创办中医学校，刘彤云老人讲授《伤寒论》，培养了不少人才。其弟子周自毅兄讲，刘氏主张方小药少，随处可觅，有利患者，突出"廉"字。曾告诫说，附子、乌头毒性较大，不宜信笔投用，宜先煎方可口服，经方医家尽皆知之，以免发生副作用，时方派常给水漂泡过的淡附子，就是避开这一危害，但治疗功效降低了。

经方药少易记

家父的老友卢丈松南认为《伤寒论》《金匮要略》经方，如关羽过江东吴赴会，单刀匹马，药少易记，随手可得，学者欢喜接受，时方、杂方则否，药多庞杂，牛黄、羚羊、麝香、犀角，物稀价昂，非一般人能够服用，所以仲景学说与世长存，其书也会流传不衰。

经方药物配伍经验

《伤寒论》突出保护阳气，在治疗过程就可看出，只要阳气来复、厥逆挽回、漏汗停止，表示病机向好的方面转化，以重用附子、干姜二味为依归。还强调坚阴、存津液，通过清热、泻下抑制阳邪，减少伤阴，也是重大措施，用白虎汤、大承气汤，而且桂枝汤内亦有白芍、大枣取其酸甘养阴，黄连阿胶汤中的阿胶、鸡子黄均属此类。实际阴阳双理，并非人们所言"贵阳贱阴"或"扶阳抑阴"，学者思想、意识存在偏见，但仲景先师学说则未倾向一侧，应该纠正这种盲论。福建科普作家陈修园先生说，《伤寒论》一百一十三方，以存津液为主，又有所倾斜，不是芭蕉分绿上窗纱了。

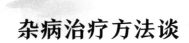

杂病治疗方法谈

慢性炎症治疗大法

老朽临床观察，逢急性炎症，投清热、泻火、解毒剂，的确有效，然慢性则否。慢性炎症只有行气散结、温通经络、活血化瘀、祛痰利水、搜风胜湿、祛寒固脱，方可奏效，反之不仅无功，还会加重病情。如医慢性胃炎、肠炎、气管炎、肝炎、胆囊炎、关节炎、肾炎、间质性肺炎、脉管炎、前列腺炎、末梢神经炎、乳腺炎、淋巴结炎、视神经炎、口腔炎、骨髓炎、盆腔炎、睾丸炎、结肠炎、十二指肠炎、结缔组织炎等，辨证施治都有捷效。

以开为主治忧郁

医友冯宝钧，临床半个世纪，以调理精神病闻名，所治忧郁证大都以开为主，用丹溪越鞠丸加减，老朽在其启迪下，拟有解脱丸，由郁金150克，香附50克，半夏曲30克，山栀子30克，柴胡30克，苍术30克，黄连30克，甘松30克，胆南星30克，丹参30克，川芎30克，芦荟15克，青黛15克，大黄10克组成，碾末，水泛为丸，每次6～10克，日3服，连用20～50天为一疗程。对心悸、多疑、易激惹、焦虑、杂念纷纭，思想不集中、小事纠缠不已，失掉自我控制力，皆有效验。配合心理疏导、每日大笑十次，外出旅游、转移视线，收益更佳。1990年又加入九节菖蒲30克，开窍化浊、宣发气机、散泄郁结，改称大解丹。

宣开化降调忧郁之病

老朽调理忧郁之病，以宣、开、化、降为主，一般不投固涩药。本病习称类神经衰弱或神经官能症，常伴有睡眠不佳、多梦、健忘、厌食、情绪低落、记忆减退、精力不集中、遇事悲观表现，时间日久，性格改变，易转成颓废状态。通过临床总结，给予小草（或远志）、石菖蒲、郁金、茯神、半夏曲、百合、桂枝、珍珠母、灵芝菌，加少量人参益气、稳心、焕发大脑功能。水煎，口服，坚持应用，效果甚好。也可水泛成丸，长期服用，以愈为度。

肾虚腰痛如折治法

老朽经验，肾虚腰痛如折，投六味地黄丸功力不显，加木瓜、牛膝、狗脊、续断、杜仲等药物，可提高其效，既补肾壮腰，还能温通健运止痛，这是受《周易》启发，依照太极图阴内抱阳、阳为阴用体会出的特殊用药方法。

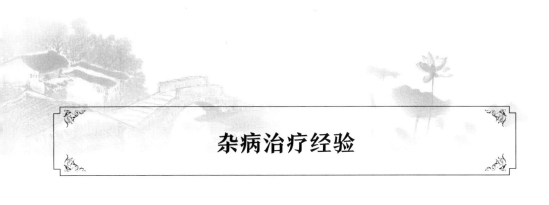

杂病治疗经验

心悸分型证治经验

老朽调理心悸不宁，分三个类型，一为水饮内停，投茯苓、白术，用苓桂术甘汤（桂枝、白术、茯苓、甘草）；二为阴虚热扰，投酸枣仁、知母，用酸枣仁汤（酸枣仁、川芎、知母、茯苓、甘草）；三为心阳与气不足，投桂枝、人参，用桂枝人参汤（桂枝、干姜、白术、人参、甘草）。其中茯苓、酸枣仁有镇静功能，三方均可选择应用。1992 年于山东中医学院门诊部组一处方，治疗神经衰弱心悸、失眠、易梦、有恐惧感，计桂枝 9 克，酸枣仁 30 克，茯苓 15 克，知母 6 克，人参 6 克，甘草 3 克，龙齿 9 克，紫石英 15 克。每日 1 剂，水煎分 3 次服，连续 10 天，都见效果。因遵循仲景先师遗传所定，命名三汇汤。门人贺春光君已在武汉公诸于世。

治疗急性咽喉病经验

老朽治疗急性咽炎、喉炎、扁桃体炎、口舌糜烂，常用《金匮翼》方锡类散（由象牙、珍珠、牛黄、冰片、青黛、壁钱、人指甲组成）吹入患处，功效良好。内服药物，则开四金（金果兰、金灯笼、金莲花、金荞麦）加玄参、桔梗、牛蒡子汤。水煎，口漱，频频饮下，数剂即愈。

狂躁型精神分裂症用药经验

调理躁狂型精神分裂症，随着病机转化，多数以祛痰、破血、清热、镇静为主，突出"实邪"二字。1950 年见一 80 岁医家被邀会诊，患者夜间不睡，白天到处乱走，登墙上屋，逢人怒目而视，且破口辱骂，虽遭乡邻痛打，仍旧不改行为，所服中西药物，如水投石。他授予龙骨 90 克，牡蛎 90

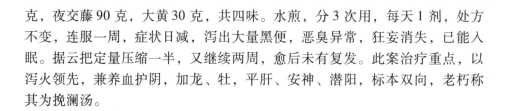
克，夜交藤 90 克，大黄 30 克，共四味。水煎，分 3 次用，每天 1 剂，处方不变，连服一周，症状日减，泻出大量黑便，恶臭异常，狂妄消失，已能入眠。据云把定量压缩一半，又继续两周，愈后未有复发。此案治疗重点，以泻火领先，兼养血护阴，加龙、牡、平肝、安神、潜阳，标本双向，老朽称其为挽澜汤。

内伤发热用药经验

内伤发热与外感不同，一般表现似发热而体温正常，老朽经验，阳气弛张或外越，除体温不超过 37.5℃，伴有自汗、脉微弱、倦怠、精神不振、怕冷、懒于活动、嗜睡、面色㿠白，宜投人参、附子、桂枝、白术、刺五加、干姜、红景天、黄芪、炙甘草、鹿茸、胎盘、冬虫夏草。阴虚发热则否，手足心热、体温不升、口干舌红、喜凉恶热、烦躁失眠、脉细数、下午夜间明显，常见于更年期妇女与消耗性疾患，可用生地黄、白芍、山茱萸、何首乌、当归、阿胶、地骨皮、麦冬、牡丹皮、女贞子、龟板、旱莲草、十大功劳、知母、五味子、枸杞子、葡萄干。老朽临床用于甘温益气、助阳者，欣赏人参、附子、黄芪、桂枝、干姜、炙甘草。用于滋水、补阴、养血者，习开白芍、生地黄、山茱萸、女贞子、知母、龟板、牡丹皮，吃苹果、茄梨、茭白、龙眼肉。

休息痢内服药配合灌肠

中医所认识的休息痢，和现在所谓溃疡性结肠炎相似，大便干稀、次数不规则，夹带脓血，时发时止，复发率高于一切慢性肠炎，属于顽疾。老朽调治常以仙鹤草 20～40 克，三七参 3～6 克，白头翁 9～15 克，穿心莲 3～6 克组方。水煎，分 2 次服。外用锡类散配合黄连、乳香、没药、蒲公英煮汤灌肠，连续 1～2 个月，甚有功效。

皮肤病煎汤外洗药

对于湿疹、荨麻疹、无故性皮肤瘙痒，应寻找过敏原，要戒烟酒、海鲜、鱼虾、花粉、刺激性食物，可用药物煮水浸泡、外洗，功力较佳者为徐长卿、苦参、蛇床子、浮萍、硼砂、雄黄、百部、萆草、夜交藤、狼毒、仙鹤草、苍耳子、土茯苓、菝葜、野菊花、川椒，坚持数日，均有效果。同时远避灰尘和羽毛。

高血压治疗经验

老朽临床经验，凡肝阳上亢、内风萌动高血压证，头痛、脑胀、烦躁、易怒、梦多、耳鸣、麻木、抖动、脉弦，常用天麻、钩藤、野菊花、夏枯草、黄芩、白蒺藜、石决明、槐米、珍珠母。眩晕加羚羊角，大便干燥加决明子、茺蔚子，心中烦热加黄连、山栀子，失眠加莲子心、百合花、酸枣仁，食欲不振加山楂，心悸加茯神，视物昏暗加青葙子、谷精草，胸闷憋气加瓜蒌、海蛇、丹参、枇杷叶，下肢浮肿加黄芪、汉防己，腰痛加杜仲、牛膝，痰多加半夏、橘红、竹沥、胆南星，呕恶加黄连、竹茹，舌謇语涩加远志、石菖蒲，手足震颤加全蝎、蜈蚣、地龙，心力衰竭加人参、附子、葶苈子，麻似触电加豨莶草、桑寄生，口眼㖞斜加僵蚕、白附子，半身不遂加大量黄芪、川芎、桃仁、红花、当归、水蛭，流口水加益智仁。严重者出现目合、口张、手撒、遗尿、汗出不止，谓之五绝，最难挽救。

叶友亭治疗带下病经验

同道叶友亭，为民间乡医，善以单方、验方调理内、妇、儿科疾病，执业50年，经验十分丰富。对老朽讲，妇女溢出大量白带或夹有血性物，一般与炎症有关，日久不愈，超过35岁，应检查排除外阴、阴道、子宫、宫颈恶变肿瘤。津津而下之分泌液，只要无特殊臭味，都可取银杏治疗，每天以白果30克，打碎。水煎，分2次服，连用10天便见其功，乃历验不倒的小方。老朽也经常投用，确有效果。

胃病处方遣药经验

老朽临证，凡胃病吐酸、灼心、嘈杂，乃胃液增多上泛所致，除少吃醋、糖和酸性食物，在服药过程中，一律不开青皮、陈皮、橘红、乌梅、五味子、山楂、龙眼、饴糖、大枣、枳实等酸、甜诸品，以免加剧病情。只有同他药配伍，才可投用。

痹证用药经验

《金匮要略》指出"风中于前，寒中于暮，湿伤于下，雾伤于上"。对风、寒、湿侵入人体发病表现归结为发热、恶寒，突出身重、不渴、关节疼痛、屈伸不利。所投药物以麻黄、桂枝、附子、白术、乌头、黄芪、汉防己为重点，宣散止痛用细辛。老朽按着经方施治规律，处理四肢痹证，即风湿或类风湿关节炎，常开桂枝 15 克，白术 15 克，乌头 15 克（先煎 2 小时），细辛 6 克，汉防己 9 克，加千年健 20 克，老鹳草 30 克，称七物汤。水煎，分 3 次服，每日 1 剂，一个月为一疗程，易见功效。无汗，加麻黄 9 克；汗多，加白芍 15 克；气虚乏力，卧起困难，加黄芪 30 克；小便不利，加茯苓 15 克；恶心呕吐，加生姜 6 片；痛时剧烈，加制乳香 9 克、炒没药 9 克；病情转向稳定，则将药物减半应用。

黄疸用药经验

《伤寒论》调理黄疸病有三治：一为解表散热，用麻黄连轺赤小豆汤（麻黄、连轺、杏仁、赤小豆、梓白皮、甘草、生姜、大枣）；二为清热凉里，用栀子柏皮汤（山栀子、黄柏、甘草）；三为攻下实热内结，用茵陈蒿汤（茵陈蒿、山栀子、大黄）。重点药物茵陈蒿，其次为山栀子、黄柏、大黄、连轺、梓白皮。老朽经验，方中加入田基黄，不论表里，在退黄方面皆有良效，对各种传染性肝炎，只要谷丙转氨酶、胆红素升高，降下作用显著，黄疸易于消失。大黄投量不宜过多，一般 3~6 克恰到好处，否则白蛋白转低，甚至倒置，仅在大便秘结的情况下，才可超越 10 克，这一点至关重要，切莫等闲视之。同时还该注意，黄芪能升谷丙转氨酶，暂且禁服。

前列腺疾病用药经验

前列腺疾病，是影响中老年男子健康的祸患之一，发生率高达百分之五十以上，甚至恶变成癌。炎症表现排尿灼热、涩痛、会阴不适、腹股沟区放射隐痛，宜清热解毒，投银花、白蔹休、蒲公英、鸭跖草、半边莲、土茯苓、败酱草、柴胡、紫花地丁、瞿麦、黄芩、紫背天葵。年龄日高转为增生肥大，尿频、淋漓、夜间增多，或尿出无力、困难、分叉、变细、阴囊潮湿、射程缩短，严重者尿潴留，注意益气补虚兼活血散瘀，用人参、黄芪、茯苓、丹参、三棱、红花、莪术、川芎、三七参、肉桂、桃仁、刘寄奴、制乳香、泽泻、炒没药，严重失禁，加金樱子、益智仁、桑螵蛸、覆盆子，普遍有效。

治疗不孕症用药经验

老朽调理不孕症，活血化瘀解除盆腔炎，投少腹逐瘀汤（炒小茴香 2

克，炒干姜 3 克，延胡索 6 克，没药 9 克，当归 12 克，川芎 6 克，肉桂 4 克，赤芍 6 克，蒲黄 12 克，炒五灵脂 9 克）；下焦虚寒排卵障碍，用艾附暖宫丸：熟地黄 120 克，当归 120 克，白芍 60 克，川芎 60 克，艾叶 60 克，制香附 60 克，续断 80 克，炙吴茱萸 60 克，黄芪 60 克，肉桂 40 克。碾末，水泛成丸，每次 5 ~ 10 克，日 3 服。治内分泌失调，子宫较小、月经量少、闭经、停有寒邪。可于丸内加炒杜仲、菟丝子、细辛、罗勒促进排卵，提高疗效。

痰饮病用药经验

仲景先师所言痰饮，水走肠间沥沥有声；悬饮，水流胁下咳唾引痛；溢饮，水归四肢，无汗身痛；支饮，咳逆倚息不得卧，其形如肿，谓之四饮。饮邪停留常见气短、胸闷、恶心、泪多、心悸、眩晕、脉沉弦、吐涎沫、背寒冷如掌大。治疗"以温药和之"，宣散用麻黄、细辛、杏仁；降气用半夏、厚朴、枳壳；温化用白术、桂枝、干姜、橘皮；利水通下二便用茯苓、椒目、葶苈子、甘遂、猪苓、芫花、大戟、防己、泽泻、芒硝、大黄。老朽临床调理饮证，也投予以上药物，重点为桂枝、白术、茯苓、半夏、细辛、干姜、葶苈子，即苓桂术甘汤加味。

胃肠病用药经验

内科医家调治脾胃疾患，食欲不振，消化障碍，兼有腹泻或大便次数过多，喜投平胃散、五苓散合方胃苓汤。治疗胃肠病高手梁栋臣师法清代陈莲舫经验，将此方进一步精化，改称健胃固肠汤，即半夏 6 克，陈皮 9 克，苍术 9 克，猪苓 9 克，泽泻 9 克，甘草 3 克。水煎，分 2 次服。方小药少，用于小儿最佳，无苦涩气味。老朽临床经常用之，疗效甚好，不逊于其他丸、散、膏、丹。也可碾末，水泛为丸，每次 6 ~ 10 克，日 3 ~ 4 服，同样能见功力。如加入炒山楂 6 克，神曲 6 克，还起雪里送炭、赠人以渔的作用。或曰应加干姜、黄连辛散苦降，有利开胃固肠，毫无意义。

治疗狂躁型精神分裂症用药经验

"发狂"属于躁狂性精神分裂症，俗称"疯子"。表现坐卧不宁，到处乱走，哭笑无常，骂詈不论亲疏，夜间难以入睡，便秘数日一行，甚至装神弄鬼、幻听、幻视、幻觉，都可发生。老朽调治此病，以开郁、豁痰、清心、泻火为主，兼加镇静品，如半夏、枳壳、石菖蒲、郁金、胆南星、天竺黄、黄连、山栀子、龙胆草、大黄、青黛、元明粉、芦荟、莲子心、夜交藤、金礞石、铁落、珍珠母、朱砂、琥珀、龙骨、牡蛎，随着情况需要，选择应用。重点药物为黄连、山栀子、龙胆草、郁金、芦荟、大黄、元明粉。投量一般12～20克，芦荟3～9克冲服，大黄15～30克。水煎，分3次饮下，忌吃肥肉、动物油、辛辣、烧烤食物，保持大便通畅，日行1～2次。彻底治愈，约40天。

月子病治疗经验

妇女产后腰、腿酸痛，除感受风寒外，大都因身体虚弱、脱钙、营养不良、缺乏充分休息有密切关系，俗称月子病。应补益气血配合食疗加调理筋骨药。老朽常投人参、当归、川芎、白术、茯苓、白芍、黄芪、杜仲、续断、千年健、牛膝、老鹳草、独活、秦艽、汉防己，吃山药、胡桃、扁豆、黄精、龙眼肉、阿胶、肉苁蓉、枸杞子、木瓜、羊肉、海虾、红糖、大枣、芝麻、鸡蛋、蜂蜜、白鳞鱼。加强保暖，避开风、寒、湿三邪，不要盲目发汗。分娩十二日之内，每天喝红糖与生姜煮水1～2杯。乳汁分泌较少，取猪蹄四个同穿山甲、王不留行炖服，分4次用；或可以牛鼻代猪蹄，均有效果。华北民间习俗，一日夜需吃鸡蛋3～5枚，也可参考。

郭雨樵治疗便秘用药经验

郭雨樵前辈，以孝廉而业医，执教余暇为患者服务，乃伤寒派名家。对老朽说，凡阴寒阳虚大便不通，因硫黄有毒对人体不利，不宜开半硫丸，可用炮附子15～30克，大黄3～6克，如燥屎内结加元明粉3～9克，收效较好，此仲景先师遗法。虽然瓜蒌、麻仁能濡润泻下，但时间太慢，贻误病机。巴豆属热性药，毒性大，后遗症多，灼痛难忍，切勿乱用。实践表明，纯系经验论言。本方皆取水煎，分2次服，1～3剂即把病情解除。

治冬季胸闷喘嗽

苏州天士翁之友易医大家魏荔彤，对《伤寒论》深有研究，并作注释。他在河北柏乡家中遗存一首验方，由麻黄、半夏、杏仁组成，治冬季胸闷、哮喘、咳嗽。老朽常投予因气候变化、风寒外袭而致过敏性哮喘、支气管扩张、老年慢性支气管炎、轻度肺气肿发作者，均起作用。痰多加茯苓、白芥子，气逆不能平卧加地龙、射干、旋覆花，津液少、干咳加瓜蒌、蜂蜜、竹沥水。原方无剂量，可依据病况需要自行拟定。

民间秘验方录

护 阴 丹

老朽青年时代，认识一古玩鉴赏家，他藏有一首验方，取山楂肉 1000 克，冰糖 100 克，碾粉，水泛为丸，装瓷罐中，名护阴丹。用于夏季伤暑恶心、多汗、食欲低下，每次 9 克，日 3 服，其效非酸梅汤、梅苏丸可比。尚可降血压、血脂、血黏稠度，连用一个月，三高现象迅速缓解，小方能医大病，令人信然。

卢见曾风寒感冒验方

清人河北献县纪昀在《阅微草堂笔记》中常言及卢雅雨，即山东德州之卢见曾，雅雨孙媳即纪氏最小女儿。卢见曾在扬州任两淮盐运使，好结交文人墨客，并主持江北诗坛，被奉为盟主。其后人存有他抄本验方，以苏叶 9 克，前胡 9 克，杏仁 9 克，葱白 3 段，生姜 5 片，红糖 15 克（冲），治一般风寒感冒，症见无汗、身痛、咳嗽、流涕。水煎，分 3 次服，很有效果，可推广应用。

书商所传治疗四肢麻木疼痛验方

天津郑老书商，年七十余，有真才实学，因乡试落榜下海，喜纵横古今，谈天下轶事，对功名利禄嗤之以鼻，为宋、元、明、清版本研究家。能从纸料、颜色、字体、水墨、印泥、填空、鱼尾、序跋、印刷、刻工姓名鉴定出版时间。老朽欲求其熏陶，师礼侍之，以年少乏知、学疏才浅不具备条件，只可旁听，拒绝立雪程门。此后二位同窗严止入见，遂和先生关山阻隔了。老人说从胜芳得一小方，由黄芪 60 克，肉桂 9 克，独活 30 克，大黄 2 克组成。水煎，分 3 次服，治疗四肢麻木、疼痛，连吃 15～30 剂，效果甚好。经过临床验证，也适于颈椎病、末梢神经炎。

杂技艺人孙大力士治跌打损伤方

六十年前，老朽认识河北沧州一杂技团艺人，武功很高，能演二郎担山、童子拜佛、天宫偷桃高难度节目，观众叫绝。他告诉其师吴桥孙大力士，藏有一首治跌打损伤方，计田州三七参 500 克，川芎 30 克，西藏红花 30 克，穿山甲 30 克，真血竭 30 克，制乳香 60 克，炒没药 60 克，白芷 30 克，碾为细粉，放瓷瓶内，每次 5 克，日 4～8 服。外敷止血，防止感染，促使伤口愈合。内服镇痛作用最佳，称江湖第一丹。

东坡谪居获秘方治女子色素沉着、黄褐斑

五十年前，客居济南的陈老先生，因诊病相识，他藏有元代刻本《良方集》残卷，内载苏东坡被贬南方时获得的一首秘方，以桃仁、丹皮、当归、川芎、红花、大黄、水蛭、桂枝治女子眼圈发黑、面色晦暗，即色素沉着、黄褐斑，颇见功效。通过验证，确有疗效。

游方道士小验方

抗日战争时期，一游方道士，操江西口音，以化缘、变魔术生活，曾出示所藏验方，用炒大黄、炒山楂、炒神曲、炒黄连各 100 克，碾粉，水泛成丸，每次 3 克，日 2～5 服，治胸闷、烦躁、忧郁、焦虑、呕恶、厌食、大便不畅，均有效果。孕妇禁忌。

悬壶郎中明目丹

老朽幼时随同学赶地方庙会，遇一悬壶郎中，售有一种药丸，名明目丹，由枸杞、菊花、蜂蜜三味合成，专治眼疾，凡看物昏暗、视力下降、云雾遮睛、久用疼痛，都可口服，酸甜略带辣味。尔后老朽照方各占三分之一配置一料，让患者服用，果然有效。

道院防疫验方

六十年前，社会上一慈善机构，名曰道院，提倡"愿修功行，愿造上乘，

悉得真谛，愿度众生"，佛、道色彩比较浓厚，重视修真养性，参禅打坐，广开布施。其院中流传一首防疫验方，有藿香9克，石膏12克，荆芥6克，紫苏6克，苍术3克，半夏6克，白豆蔻3克，柴胡6克，陈皮6克，白芷6克，贯众6克，苍耳子3克，麻黄3克，杏仁6克，神曲6克，治感冒头痛、发热、咳嗽、鼻塞、流涕、食欲不振，疗效良好，老朽实践证明，宜于初起者。

马二嫂秘法秘方

马二嫂，字云芳，沧州人，其父举孝廉，家贫，课徒、占卜一生。她出身知识分子家庭，古典文学造诣深邃，性仁慈，信奉佛教，以助产接生为业，人称刘大脚。曾说怀有两招，一是临盆前孕妇中指两侧血管搏动明显，表示产道开放，做好迎新准备；二为分娩后无病不要吃药，生化汤也不宜服，只用当归6克，山楂6克。水煎，连用3剂，对促进子宫回缩、排出恶露，非常有效。这些经验，一语千金，无菩萨心肠不易传人。

王大乐烧烫伤涂敷秘方

七十年前，吴桥一条龙饭店厨师王大乐，烹饪技术在当地首屈一指，喜搜集民间验方。曾对老朽讲，将枣树老皮去掉，取二层皮碾成粉末，外涂烧烫伤，也可用鸡蛋油调成糊状，敷于疮口上，能防止感染，促其早日愈合，效果甚好。通过实验，确属良方。

头痛眩晕孙先生汤

河北白洋淀一老医来景县开业，因生天花面部留有瘢痕，自命名孙麻子诊疗所，精内科杂证，喜投"风药""升降混合药"，蜚声遐迩。据友人赵鸿斋介绍，他藏有家传秘方，由天麻15克，川芎18克，白芷15克，全蝎9克，大黄3克组成，专治头痛、眩晕，功力很佳。老朽按图索骥，用于神经、血管性头痛，的确有效，遂改称孙先生汤。

父传臁疮验方

凡下肢静脉曲张所致之臁疮，即小腿溃疡证，愈合很难，且易复发。老朽遵父亲经验，用醋炒乳香、没药各100克，白绵糖100克，调匀，厚敷疮口上，3～5天换药一次，持续应用，均可收效。

民间验方治疗偏瘫效显

偏瘫，俗名半身不遂，常有高血压、血脂黏稠史，因脑梗死、血栓、出血形成，临床表现打哈欠、口眼㖞斜、吐字不清、吞咽困难、一侧手足不能活动，与脑积水、瘀血停留压迫大脑神经元细胞有密切关系。调治时间较长，恢复原状难度很大，非短期所能解决。传统疗法，投大活络丹、补阳还五汤、大承气汤加独活等，见功甚慢。1955年遇一陈姓老太婆，在乡镇从事医务工作，经验丰富，屡起沉疴，人送绰号大菩萨，掌握此病验方，每日口服一剂，两个月为一疗程，有明显效果。含川芎15克，水蛭15克，益母草15克，丹参9克，三七参6克，大黄3克。水煎，分2次饮下。老朽曾验证，无不良现象，值得应用。

屈伸自如丸、大开门

陕西渭南铃医赵老德，为人忠厚，富江湖义气，来山东行医，牵一雄火鸡，在集市上架起帐篷卖药。他掌握不少灵验秘方，据老朽所知，一方屈伸自如丸，其中马钱子，有剧毒，必须土炒去毛或油炸后方可应用，对风寒湿导致的肩胛、腰膝、关节疼痛，十分有效；一方大开门，含有干姜、黄连、枳实、大黄、小量巴豆霜，投予胸膈痞满、停食、郁结、胀痛、便秘不通诸证，针对性强，能药到病除。

无念禅师释门腰痛方

民初河北吴桥静化庵一老尼，人呼无念禅师，精佛、道经典，并研究《圣经》《古兰经》，慈眉善目，以济世为怀。曾献出释门所藏一首验方，计续断15克，狗脊15克，炒杜仲15克，怀牛膝30克，生姜3片，大枣5枚。水煎服，治疗成年人肾虚腰酸、疼痛如折，甚至无法行走，效果很好，在当地流传已十余年。

宪东兄治水肿方

同门兄孟宪东，家贫，有奇才，对事物的分析和认识与众异，评三国令人叫绝，讷于言，与世无争。工山水、翎毛，大学毕业后，以卖画为生。拜家父为师，学《周易》，喜占卜。他在聊天时讲，其伯父藏有一首秘方，即《金匮要略》当归芍药散（当归、川芎、白芍、白术、茯苓、泽泻）加黄芪100克，人参10克，治身体营养不良、蛋白低下、贫血性水肿，日服1剂，30天为期，功效十分明显，特点是精神增强而睡眠减少。

书法大家华世奎与铃医止咳方

清末翰林院编修天津书法大家华世奎，卧笔藏锋，颜柳合体，骨劲肉硕，以写南皮《双烈女碑》驰名，老朽早年亦师法过这一"华体"。据津门药肆人员讲，他感冒咳嗽，由摇铃医生开了紫菀、百部、鱼腥草三味即予治愈，从此该方广泛流传，皆称奇药。物美价廉，值得在辨证基础上推广。

董庆云两仪汤

山东齐河董庆云，与老朽友善，爱读《景岳全书》，将人参、熟地组成两仪汤，医气阴双亏，补天地造化，能继承张介宾处方的真髓。对过度劳伤、营养不良、严重身体衰弱、卧床日久急须恢复健康者，都可应用。唯服后易出现食欲减退、胸膈饱满，为其缺点，若加入砂仁6～12克，即会免除此弊。

闪腰岔气疼痛方

抗日战争时期，河北衡水一卖毛笔的生意人，因诊病相识，他出示其外祖父所遗一首处方，专医闪腰岔气，胸、胁、腰痛，不论新久都有疗效，愿公诸于世。内含三七参120克，白芷60克，川芎40克，制乳香30克，炒没药30克，血竭20克，大黄10克，水泛为丸，每次6克，日4服。老朽临证用之，果有灵验。

五寿饮治老年痰喘秋冬发作

既往唐山王姓老学究，有超人记忆，来鲁北寄居，善写作，逻辑性强，年七十余，以教书为生。曾收集若干验方，其中一首名五寿饮，由麻黄9克，厚朴9克，地龙9克，石韦9克，细辛3克合成，治老年痰喘，秋冬发作，不能平卧。老朽常用于过敏性、支气管哮喘，都有疗效，今推出以广流传。

"王母娘"治胃肠疾患方平中见奇

安庆一老妪，在吴桥专业正骨、推拿，手法灵巧，有一触即愈的本领，人送绰号"王母娘"。她出示一首秘方，有厚朴 70 克，焦山楂 30 克，神曲 30 克，广木香 20 克，大黄 15 克，大腹皮 50 克（煮水），碾粉，以大腹皮水配制为丸，每次 6 克，日 3～4 服。治胃肠道疾患，症见胸腹胀满、食欲不振、大便困难，以通利气机为主，疗效显著，老朽曾数用之，平中见奇。

半臂僧刀创散

清代末年，德州徐长泰、吕华峰二武师因门徒积怨双方发生械斗，沧州水月寺半臂僧出于正义，力挺徐教头，携有刀创散为其疗伤。该药由煅龙骨、孩儿茶、皇冠血竭、麝香、乳香、没药、冰片合成，剂量不详，涂伤口上，防止感染、缓解疼痛，效果甚好，很少流传。

太师公治胃寒验方

太公陈雪樵，为家父应考荐卷房师，精岐黄术，曾对门生讲，业医要怀抱仁慈，处方以价廉居上，《伤寒论》《金匮要略》无名贵药品，属于典范。常用一首验方，治胃寒泛酸、灼心、腹胀、疼痛，由法半夏 9 克，吴茱萸 9 克，大腹皮 9 克，白芷 9 克，小茴香 3 克，丁香 3 克组成。水煎，分 2 次服。治疗胃炎、食管炎、十二指肠炎及其溃疡病，都有较佳的效果。

道光宫廷迎春糕

清道光年间，宫廷御厨逢春节蒸制年糕，据《百事文钞》载其方为：糯米 80 斤（先煮半熟），大枣（去皮核）5 斤，山楂（去皮核）5 斤，葡萄干 5 斤，金橘饼（切碎）5 斤，炒花生仁（打碎）5 斤，桂圆肉（切碎）5 斤，白砂糖 10 斤，胡桃仁（打碎）5 斤，调和均匀，摊在竹篦上，上笼蒸熟，切成块状，分而食之，增强营养，祝福添寿，抬头见喜，称迎春糕。

高僧传授徐大椿暖脐垫

家父传授：高僧圣来禅师说，尊经派先贤徐大椿曾制暖脐垫，其中药物由乌药、吴茱萸、小茴香、附子、丁香、干姜、檀香、肉桂、川芎、白芷、麝香、木香配成，利用其芳香行气化浊、辛热温里活血，穿透力强的作用，可疗寒邪所致腹痛、内冷、泻下，布包敷于肚脐上，十分有效，是保健兼外治的一大效方。

南宋药商四斤丸

南宋时代杭州药商配有四斤丸，由木瓜、牛膝、天麻、肉苁蓉各一斤合成，治肾虚外感风寒，腰腿疼痛，行走困难，属一首名方。老朽用之确有效验，若加入醋炒乳香、没药 30~60 克，收效更佳。碾末，水泛为丸，每次 10克，日 3 服。

学友验方三神丸

老朽之学友沈源，艰苦朴素，忠厚传家，喜读古文，研究历史、地理，以"货殖"经商。因患肺结核不幸玉楼赴召，遗有祖传良方数十首，其中治疗关节、肌肉久痛不止者，为三神丸，取三七参 200 克，羌活 300 克，独活 300克，碾粉，水泛成丸，每次 5~8 克，日 3~4 服，可见卓效。

戈大姐半身不遂汤

湖北戈大姐，家传世医，五十岁无子女，转为走方郎中，抗日战争时期于冀南驾返瑶池，由受其恩惠之患者集资殡葬之。曾留有验方一首，称半身不遂汤，由黄芪 100 克，川芎 15 克，桃仁 9 克，生首乌 30 克，葛根 15 克，天麻10 克，䗪虫 9 克，当归 15 克，地龙 9 克，大黄 2 克，水蛭 9 克，藏红花 6 克组成。水煎，分 3 次服，连用 2~6 个月，疗效颇佳。若偏瘫已过 3 个月时，则见功十分缓慢。

姜爷庙壁录验方

老朽幼年随家父晋谒州建孔夫子庙，在灵星门旁边有一间小庙，供奉蜀将姜维，称姜爷庙，除天旱求雨外，平时参拜者极少，其中墙壁上写有一首验方，有半夏 15 克，大黄 6 克，神曲 9 克，重点为降逆气，治恶心、呕吐、水谷难下，属急救良剂，录出以广流传。

张伯驹治夏季暑热验方

民国四大公子之一张伯驹，为袁世凯姻侄，开办银行，用 100 条黄金买古画，富甲全国，新中国成立后任中央文史馆馆员。喜爱京剧、古玩、医术、宋元版本。先生在天津收有一首验方，据云来自其家，由西洋参 9 克，黄芪 9 克，麦冬 9 克，五味子 9 克，冬虫夏草 3 克，乌梅 3 个组成。水煎，分 2 次服，治夏季暑热头昏、乏力、口渴、汗多，连吃 6～10 剂，效果良好。

内府集灵膏

治疗男子身体虚弱女方不能怀孕之古方内府集灵膏，载于《六砚斋笔记》《医学广笔记》，由人参、枸杞、天冬、麦冬、生地黄、熟地黄、牛膝组成，王孟英所用之方有当归、仙灵脾、黄酒、西洋参，无人参、牛膝，大概为加减方。对精子缺乏，活动力低下、液化时间长，均可应用。宜水泛小丸，每次 8～10 克，日 3 服。

蒙汗药组成

中药麻醉剂，最早有麻沸散、睡圣散。民间正骨所用者则称蒙汗药，内含山茄花（亦名风茄花、醉心花、曼陀罗花）、火麻花（大麻花）、草乌、坐拿、木鳖子、川椒、没药、乳香、白芷、洋金花（即曼陀罗花）。

当归丸治疗不孕症

老朽经验，当归具有辛、甘、苦、温三味一性，为血中气药，妇、产科广泛应用，有"十医九归"之说，能补养冲、任二脉，抗维生素 E 缺乏，促进胞宫发育，治疗不孕症。山东民间习用的当归丸，就是一味单方制成的，若再加入鸡胚、鹿角胶、胎盘、菟丝子、仙灵脾、熟地黄、枸杞、山茱萸，效果更好，投量按需要来定，水泛剂型，每次 9 克，日 3 服，连用 3～6 个周期，半年检查一次，情况转佳，可将用量减去一半。

无名方治急性肠炎

老朽于 1986 年赴南京参加古代文献整理会议，有一代表患急性肠炎泻下不止，因脾弱气虚，劝其吃炒扁豆 30 克、山药 50 克、炒白术 15 克、芡实子 30 克、茯苓 30 克、猪苓 15 克、诃子 10 克。水煎，分 3 次服，3 剂即愈。此方无名，乃宋丈雷春所传，方药平淡，乏人重视，却效果良好，值得临床应用。

巫师药方治疗精神错乱

古人对大自然出现的狂风、暴雨、地震、日落、月缺、雷鸣、闪电、冰雹、洪水、磷光、疾病、死亡，无法理解，逐渐产生宇宙空间有特殊力量支配万物，为神鬼作怪的认识。从而祈祷请求饶恕，委托巫师执行此事。巫师在解除疾病方面，除祝由外，也掌握药物疗法。老朽见一秉业者，他说这些方法只起心理安慰作用，破除障碍治疗，仍须吃药调治。曾出示一方，有茯神、石菖蒲、远志各 200 克，大黄 30 克，碾末，水泛成丸，每次 10 克，日 3 服，专治精神昏糊，语言失控，幻想妄见，如邪祟附体，功力良好，投予精神异常患者确有效验。

旋风丹治神经血管性头痛

越医裘吉生，喜搜集未刊过抄本文献，辑有《珍本医书集成》九十种，同上海陈存仁《皇汉医学丛书》并称两大巨编。其友山东洪乐丰老人对老朽讲，他尚有数十册未交书局待梓出版的书稿，尔后下落不明，甚感可惜。吉生翁在通讯中赠与洪氏验方一首，专治神经、血管性头痛，疗效良好，有白芷 200 克，川芎 100 克，藁本 100 克，羌活 100 克，全蝎 100 克，神曲 30 克，碾末，水泛为丸，每次 5～10 克，日 3～4 服，初病一料即愈，名旋风丹。

养阴化火汤治妇女肝火旺盛

石丈雅臣，与家父同受业于陈太公海亭之门，研究哲学、历史，成就赫然，喜读《绛雪园古方选注》，常用雪羹汤：海蜇 100 克，荸荠 100 克，加白芍 20 克，龙胆草 9 克。水煎，分 3 次服。治妇女肝火旺盛，易惹、烦躁、失眠、大便干燥、神识不宁，称养阴化火汤，效果很好，为药食两用方。

实效火牙汤

业师少时参加童子试，同年宋竹涛患肝、肺、胃火牙痛，无法入场应考，乃到药肆求诊，一老医信手开出龙胆草 9 克，白芷 9 克，石膏 60 克，怀牛膝 30 克。水煎，分 2 次服，3 剂即愈。为了纪念此事，遂命名火牙汤。老朽亦习用之，实有疗效。

涤 癣 汤

羊蹄属蓼科植物，又名土大黄，药用地下根，清热、凉血、通便、解毒，每次 300 克，与楮树叶 300 克，狼毒 50 克，水煮外洗、泡局部，称涤癣汤。专治湿疹、顽癣、秃疮、荨麻疹、脂溢性皮炎、银屑病、神经性皮炎、原因不明之皮肤瘙痒，均有疗效，本方由陇东传来，未悉出自何处。

陆云林治胃病经验

陆丈云林，熟读岐黄文献，执业数十年，以治疗消化系统疾患为主，处方严谨，有丰富经验。其调理胃炎、胃溃疡，除健脾运化、制酸、消胀、镇痛外，着重行气、化浊，慎投燥热药物，如干姜、吴茱萸、草果、川椒、荜茇、木香、苍术、厚朴、高良姜之类，常给予气味平和不影响胃阴之品，喜开砂仁、佩兰、白蔻仁、藿香、石菖蒲、枳壳、香附、大腹皮、采云曲、乌药、甘松、马牙槟榔，去邪而勿伤正；对魏玉璜一贯煎之专事滋水抑肝、兼涵阳土，则提出质疑，认为应付不了多种胃病。

赵秋晖中运汤

老朽对胃炎、溃疡病打嗝、嗳气、腹胀、隐痛，多食肥胖，喜投襄阳赵秋晖先生中运汤，有代赭石 20 克，半夏 9 克，香附 9 克，旋覆花 9 克，厚朴 9 克，高良姜 9 克，槟榔 9 克，砂仁 9 克，木香 9 克，瓜蒌皮 30 克。水煎，分 3 次服。兼胆囊炎加枳壳 9 克，柴胡 9 克，茵陈 9 克，鸡骨草 20 克；结石加郁金 15 克，姜黄 12 克，大黄 9 克，金钱草 40 克，元明粉 9 克，扩张胆管、溶石、泻下，易见功效。

壮水养阴制火可退烧

1992 年 9 月，老朽于山东中医药大学门诊见一患者，体温 38.5 ~ 40℃，高热已经月余，打针、吃药、理疗，毫无起色，予清热解毒加大量石膏，亦如水投石。尔后回农村诊治，一 70 岁医家按温病邪入气分调理，外邪与阴虚阳盛相合，给予玄参 20 克，生地黄 30 克，知母 15 克，香薷 10 克，大青叶 30 克，银柴胡 15 克，板蓝根 30 克，大黄 2 克，具宣、清、滋、下四法。水煎，分 3 次用，连服十天症状消失，患者即能下田秋收了。此案表明，壮水养阴、制火，也为退烧一大法门，农村同道，技巧艺高，老朽自谓甘拜下风。

秘方止痛丸有神效

同门师兄何元涛对老朽说，民初江南白云观道家传出秘方名止痛丸，由金铃散、良附丸、失笑散加味组成，计醋延胡索 100 克，炒川楝子 100 克，蒲黄 100 克，炒五灵脂 100 克，醋香附 100 克，高良姜 100 克，白芷 100 克，制乳香 50 克，炒没药 50 克，大黄 20 克，碾末，水泛为丸，每次 5～10 克，日 3 服，重点镇痛。治胃炎、胆囊炎、睾丸炎、前列腺炎、静脉炎、盆腔炎、乳腺增生、肋间神经痛。临床用之，确有疗效。

吴寿山秘方四仙丸

老朽的同学胞弟吴寿山，乃饱学人物，兼通医术，其家传有秘方四仙丸，由阿胶 200 克，龟板胶 200 克，黄明胶 200 克，鹿角胶 200 克，人参 200 克，当归 200 克，熟地黄 200 克，枸杞子 200 克，山茱萸 200 克，肉桂 100 克，龙眼肉 100 克，怀牛膝 100 克合成，碾末，水泛为丸，每次 5～10 克，日 3 服。治疗气血两虚，宜于神经衰弱、贫血、脑缺血等，表现为健忘、倦怠、精神不振、视力减退、头眩耳鸣、腰膝酸痛、肌肉萎缩、阳痿遗精、出汗过多、四肢麻木，或劳伤损害、久病未复、化疗后白细胞下降、妇女冲任失调崩漏不止者。老朽验证，皆见功效。再加红景天 200 克，菟丝子 200 克，提高免疫功能，增强补肾益气之功，改善体质健康状况，效果更为突出。

乌蝎丸治疗关节炎

郭元戎与老朽同窗，执教为业，兼攻医学，长于调治风湿、类风湿关节炎和大骨节病。在小活络丹基础上创制乌蝎丸：制川乌 50 克，制草乌 50 克，全蝎 50 克，当归 50 克，肉桂 50 克，乳香 50 克，没药 50 克，麻黄 10 克，白芷 50 克，怀牛膝 50 克，苍术 30 克，独活 50 克，五加皮 50 克，神曲 20 克，细辛 20 克，碾末，水泛成丸，每次 5～10 克，日 3 服。对风、寒、湿痹，四肢拘挛，腰、背、腿、足筋骨肌肉疼痛，步履艰难，大都有效。曾说川乌、草乌炮制后毒性已减，无副作用；唯马钱子不可轻投，能祸不旋踵；乳香、没药小量或同他药配伍，醋炒与否并不重要，张锡纯先生处方就是例证，恶心现象不会发生。

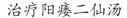

治疗阳痿二仙汤

阮丈咏月，医文双茂，晚年以岐黄酬世，被称当代卢扁。曾对老朽说，阳痿证大多由少时手淫、或体弱久病、或房劳过度而致，组成二仙汤：韭子15克（打碎），仙灵脾30克。水煎，分3次服，1个月为期。若恐方小药少，其力不足，加巴戟天15克，仙茅15克。临床实验，效果显著。

消瘀化湿丸应用经验

魏文彬先生为妇产科专家，对女性下腹部气聚血积疼痛、包块，善于调理，曾制有消瘀化湿丸：肉桂50克，赤芍50克，川芎50克，香附50克，乌药50克，三棱50克，刘寄奴50克，莪术50克，苦参50克，猪苓50克，细辛20克，大黄10克，碾末，水泛成丸，每次7～10克，日3服，应用于慢性盆腔炎、输卵管积液、卵巢囊肿，均有疗效，比《金匮要略》桂枝茯苓丸，功力超倍。不少患者愈后怀孕，喜得贵子。

头风汤治疗顽固性头痛

顽固性头痛，俗名头风，现代又称神经性、血管性头痛，阵发性发作，一般血压无变化，严重时有如刀劈。常由风火上扬、阳不潜藏引起。老朽汲取同道王少峰兄经验，投川芎15克，白芷15克，羌活15克，全蝎10克，白芍15克，石决明60克，命曰头风汤。水煎，分3次服，15～25剂为一疗程。口苦加黄连，便秘加大黄、眩晕加天麻、钩藤，功效较好。对三叉神经痛也有一定作用。

刘子珮通气治胸闷

刘子珮学兄，从名禅受业，声震杏林，喜投人参、黄芪，人称参芪王。医胸间痞闷有阻塞感，不以热郁、食积、痰结论治，投小陷胸汤、半夏泻心汤，而按胸痹治疗用瓜蒌薤白半夏汤：瓜蒌30克，薤白9克，半夏9克，黄酒20毫升，与水同煎，分3次服，另加降真香10克，厚朴20克，郁金15克，桔梗10克，很有效果。他说只要不是冠状动脉硬化性心脏病，以通气为主，痞结即开。

保本护阴丸治疗五心烦热

纪丈广原，满腹经纶，因厌恶八股文放弃乡试，乃钻研岐黄之术，以医为业。曾对老朽讲，五心烦热，手足心灼热明显，常见于妇女，中年占半数，投大补阴丸、知柏地黄丸，功力不够，最好以此为基础进行加减，其拟有保本护阴丸：熟地黄 80 克，山茱萸 80 克，女贞子 80 克，牡丹皮 50 克，胡黄连 50 克，银柴胡 50 克，地骨皮 50 克，知母 50 克，黄柏 50 克，龟板 50 克，白薇 50 克，麦冬 50 克，五味子 50 克，碾末，水泛成丸，每次 5~10 克，日 3 服，连用 15~30 天。老朽临床实践，确有良效。

谢幼馥善化古方组新剂

学兄谢幼馥少习法律，嗜好《伤寒论》《金匮要略》二书，转医后成为经方派临床大家，善于化裁古人经验组织新方，曾将麻杏石甘汤：麻黄 9 克，杏仁 9 克，石膏 30 克，甘草 3 克；同三子养亲汤：苏子 9 克，白芥子 9 克，炒莱菔子 9 克，合在一起，加地龙 9 克，葶苈子 15 克，命名还阳汤。水煎，分 3 次服，治疗热邪犯肺过敏性哮喘、支气管哮喘、肺气肿哮喘都起作用。老朽发现细辛、枇杷叶，也是两味妙药，宣散、降气、行饮，收入此汤中，在止哮定喘方面，获益更佳。

金不换方治妇科病

石少庸前辈，幼习儒，因困于场屋，转而业医，精考古、篆刻、金石学，为出类人才。治妇女月经延期、量少、闭而不潮，或盆腔炎、积水、输卵管粘连不通，少腹部有硬块疼痛，以桃仁承气汤、抵当汤、下瘀血汤、大黄䗪虫丸加减组方，名金不换，计大黄 40 克，䗪虫 60 克，虻虫 30 克，水蛭 50 克，桃仁 40 克，桂枝 50 克，当归 60 克，川芎 30 克，红花 30 克，没药 30 克，丹参 30 克，牡丹皮 30 克，细辛 15 克，碾末，水泛成丸，每次 5~8 克，日 3 服，老朽临床频繁用之，功效甚佳，只是患者大便稀薄。

仲毅公新化汤治丹毒

老朽之族伯父仲毅公，精内科杂病，亦通理疮疡，喜投清火解毒汤药，对下肢丹毒红肿热痛，常以五味消毒饮加减，取名新化汤，由银花 90 克，蒲公英 90 克，紫花地丁 60 克，野菊花 60 克，川牛膝 20 克，大黄 3 克，连翘 30 克，败酱草 30 克组成。水煎，分 3 次服，连用 6~10 天，逐渐消退，不超过 15 剂便可收功。

卢凤鸣新五皮饮治水肿

津沽医家卢凤鸣应邀来山东开业，学识与经验均拔头筹，调理肾炎、肝硬化水肿常开五皮饮，投量很大，言人体抗药力增强，量少无济于事，反会激发耐受力，欲明反晦。所制新五皮饮：桑白皮 90 克，陈皮 25 克，生姜皮 30 克，大腹皮 30 克，茯苓皮 90 克，白术 60 克，猪苓 30 克。水煎，分 3 次服，其效甚好。曾对老朽说，若药力不够显著，加黄芪 90 克，牵牛子 9 克，一补一泻，均利尿，作用更佳。

辛又梓用秘红丹经验

辛又梓从老朽受业，精明善悟，理解能力超人，重点研究消化系统疾病，对食管、胃中出血，因老朽影响，喜投秘红丹：大黄 30 克，肉桂 30 克，碾末调匀，每次 5 克，代赭石 30 克水煎送下，屡见功效。15 年后老朽已改变本方，将肉桂、代赭石去掉，只口服大黄粉 4 克，疗效不减，嘱其如法用之，临床治疗多人，效果颇佳。

民间验方治疗白癜风

棋友王会卿兄，热爱岐黄，喜搜集民间验方，曾藏有一首白癜风方，由何首乌 150 克，川芎 100 克，当归 100 克，红花 100 克，桃仁 50 克，丹参 100 克，紫草 100 克，白薇 50 克，刺蒺藜 100 克，黄药子 50 克，苍术 50 克，刘寄奴 100 克，大黄 10 克，䗪虫 50 克，肉桂 50 克组成，碾末，水泛为丸，每次 7～10 克，日 3 服，连用 1～2 年，都能取得较好的效果。

姜宝珍老人强调经方亦要活用

医学评论家姜宝珍老人，谓经方短小精悍，得失经验随时可结，易于掌握。但治疗范围较小，乃其缺点。并说组方攻、补、寒、热合投，学者难以探寻规律，《伤寒论》庞杂的麻黄升麻汤，就属典型代表。因此对时方、杂方不宜贬斥，应将呆药化裁为活方，力求实用。见解公允，说理充分，杏林尽皆赞赏。

桂梦尧三仙汤治胃病

老朽之同学的胞兄桂梦尧，因家贫辍学，转习陶朱事业，有奇才，喜探讨医药方技，曾对老朽说，从《伤寒论》内抽出二味良品，治疗胃病寒热交杂灼心、疼痛、胀闷、吞吐酸水等，用黄连9克，炮附子9克、加甘松15克。水煎，分2次服，称三仙汤，收效甚为理想，方小药少，随处可觅，值得推广应用。老朽又加香附9克，增强行气开滞之力，进一步提高此方功能，改名四味献寿汤。

顾春来治病良方

同道顾春来，喜读《景岳全书》，为温补派大家，对老朽说，诊病以保本居先，强调元气与脾肾功能，重点用人参补、白术健、熟地黄滋，三味各9克组方，治疗亚健康属体质虚弱者，既可做保健品，也为治病药，服后可使阴平阳秘、气充血盈，命曰爽身饮。老朽又加入龙眼肉30克，养心、益脑、安神，效果较好，更名长寿汤。

健脾丸改理胃汤治疗脾虚胃弱

商品成药健脾丸可加味改作汤剂：人参9克，白术9克，山楂9克，炒麦芽9克，枳壳9克，陈皮9克，加茯苓9克，神曲6克，生姜3片。水煎，分3次服。专治脾虚胃弱之胸脘满闷、灼心嘈杂、消化不良、停有水饮。宜于胃下垂、慢性胃炎、胃扩张、胃功能障碍、胃神经官能症。本方应用多年，疗效颇佳，乃更名为理胃汤。

东方化裁汤治外感痰鸣咳喘

文字音韵学家莫剑昆，兼通医术，成就斐然。曾对老朽言，《伤寒论》小青龙汤治外感痰鸣咳喘，虽能见功，但不尽如人意，根据临证需要，仍师法仲景遣药规律，又拟出一方，由麻黄9克，杏仁9克，干姜6克，细辛6克，五味子9克（打碎），半夏9克，茯苓9克，桔梗6克，紫菀9克，旋覆花9克，白萝卜100克组成，名东方化裁汤。水煎，分2次服，其效如响。老朽常用于临床，确实青出于蓝，药力有过之而无不及。本方特点，将细辛开至6克，打破了传统投量不过钱（3克）的禁区。

侯国栋疏方治卑慄

同道侯国栋，临床数十年以善医顽证著称。一患者就诊，自感心惊胆怯，精神不安，夜间噩梦纷纭，"如人将捕之"，每闻大声呼叫即四肢震颤不已。断为心理障碍，属卑慄证，遂开龙眼肉50克，当归15克，全蝎10克，茯神30克，龙齿30克，珍珠母30克。水煎，分2次服，7剂后症状缓解，又继用15剂，病情逐渐消失。据说此人由惊吓所致，按心血不足施治，兼予镇静，从而得愈。老朽将本方取名养心荡惊汤。

毕胜元创开声汤治疗喉科疾病

医家毕胜元，世传喉科已历三代，有独到经验，告诉老朽治热性病后遗症声音嘶哑或不能发音，创有开声汤：蝉蜕15克，射干9克，石菖蒲15克，玄参12克，天竺黄12克（冲），诃子3克，连翘15克，麦冬12克，山栀子6克，桔梗6克，生地黄15克，竹茹15克，知母6克。水煎，分3次服，连用10~30剂，功力甚佳。老朽投本方时，又加西瓜霜3克（冲），野荞麦15克，并每日吃蜂蜜50毫升，对改善声带麻痹有一定效果。

席达飞治运动系统疾病方

同道席达飞，擅长医治运动系统疾病，极有成就。对老朽讲，凡风湿、类风湿关节炎，腰椎间盘突出，坐骨神经痛，可投老鹳草15~30克，制乳香6~12克，炒没药6~12克，生姜5片，大枣10枚（劈开）。水煎，分3次服，连用20~60天，远期疗效十分显著。

健壮补力汤治疗腰痛腿酸

上海中医界流传一首验方，称健壮补力汤，治腰痛、白带、腿酸，常用于多汗、尿频、先兆流产、功能性子宫出血。由五味子15克，仙鹤草30克，菟丝子15克，覆盆子15克，金樱子15克，桑寄生20克，阿胶15克组成。老朽常常用之，见功较好。如自汗过多加麻黄根15克，黄芪30克，龙骨10克；夜尿频繁加桑螵蛸15克；预防流产加续断9克，炒杜仲12克；控制子宫出血加三七参6克，鸡冠花15克；白带溢下不止加白果15克，芡实子30克，效果更佳。

治疗不孕症验方

老朽赴陕西参加孙思邈纪念会，西安医家传给老朽一首调治妇女腹中虚寒、非炎症性痛经多年不孕方：白术9克，党参6克，红花6克，香附9克，吴茱萸5克，丹参6克，当归9克，川牛膝6克，小茴香5克，乌药6克，赤芍5克，肉桂5克，炒五灵脂6克，益母草6克，枳壳6克，甘草6克。水煎，分2次服，言疗效极好，老朽照此汤用之，未予加减，已有十一人怀孕，生下六男五女。

破伤风验方

破伤风乃临床险恶之证，由皮肤、肌肉外伤，破伤风杆菌侵入所致，小儿初生四六风之抽搐也为此恶魔引起。东北两位医友送来一首验方，据云疗效颇好，因此公告如下：黄芪60克，草乌1.5克，附子3克，地龙6克，川芎9克，人参6克，桃仁6克，蝉蜕12克，红花1.5克，白芷9克，白附子6克，肉桂6克，川乌4.5克，全蝎3克，乌梢蛇6克，天麻6克，当归9克，甘草6克。水煎，分3次服。老朽自谓对本方缺乏经验，可否不敢置喙，录出就正同道。

夏纯朴治疗中风验方

药商夏纯朴，热心中医，经营药业，乐于助人，以济世为怀。他藏有验方一首，由黄芪30克，人参10克，当归15克，川芎15克，藏红花6克（冲），大黄2克组成。每日1剂，水煎，分3次服。能降血压、扩张脑动脉，活血逐瘀，增加血流量，专治脑血栓所致口眼㖞斜、语言不利、四肢麻木、半身不遂。老朽临床多次验证，30~60天为一疗程，无副作用，功效可观。最佳时间，仅限于从发病开始不足半年者。

验方六九汤治疗痢疾

慢性非特异性溃疡性结肠炎乃一种顽证，属中医慢性痢疾范围，以中年人为多见，与精神刺激、劳累、遗传、肠道变异、免疫力低下有密切关系，以腹泻、脓血便、里急后重为三大症状。老朽在上海中医药大学讲学时，曾治疗一患者，用民间验方六九汤：黄连9克，干姜9克，木香9克，延胡索9克，诃子9克，罂粟壳9克。每日1剂，水煎，分3次服，凡40天，而获痊愈。实践验证，本汤不只能推迟复发时间，且可治好。饮食方面，少吃油腻、牛奶、刺激性食物，防止诱因性连续发作。

唐万福治疗肝硬化腹水经验

医友唐万福，调理肝胆病，积有丰富经验，成就显著，主张"辨证明、投药确，沉疴立起"。治肝硬化腹水常以炒白术30～150克，黄芪30～120克，茯苓30～90克，人参15～30克为主，再据症加药，用于腹胀满、小便少、蛋白倒置，均能逐渐改善，利用大补运化脾阳，不强调排尿而积水转退，塞因塞用，洵属良法。老朽于此基础上将黄芪增至200克，炒白术增至200克，加猪苓15克，命名芪术有效汤。每日1剂，水煎，分4次服。呕恶加半夏10克，生姜5片；食欲不振加炒山楂15克，神曲15克，鸡内金15克；大便秘结加麻子仁15克，瓜蒌仁15克，连续应用，收效良好。

赵世康清淋汤治疗泌尿系疾病

同道赵世康，聪明好学，善解人意，博古通今，以治泌尿系统疾病闻名。他治疗尿道炎、膀胱炎、肾盂肾炎，主要掌握尿急、尿频、尿热、尿痛急性发作四大症状，其次腰痛、尿血。老朽将其诊疗处方予以筛选，简化命名为清淋汤：土茯苓30克，鸭跖草30克，蒲公英30克，败酱草15克，瞿麦9克，萹蓄9克，黄芩9克，穿心莲9克，大黄3克。水煎，分3次服，每日1剂，连用7～12天，皆能痊愈。治疗期间避免劳累、辛热食物、精神刺激，戒烟酒、少房事，防止复发。

中暑病可寻六一散加减

民间医家田毅夫善以"草野"验方调理疾病，收效良好。曾对老朽讲：夏季身上灼热有汗，体温稍高，头昏神疲，喜卧嗜睡，为中暑之病，可给予六一散6克加青黛2克，天竺黄2克，薄荷霜1克合匀，凉开水送之，日3服，2～4天即愈，如功力不佳，则开白虎汤：石膏12克，知母9克，粳米20克，甘草3克，加紫苏3克，薄荷3克，西洋参6克，黄连3克。水煎，分2次饮下，并多吃西瓜。切忌滥用热药。

山楂丸配方及其适应证

山东民间流传的山楂丸，专治胸膈饱满、食欲不振、厌食、消化不良、饭后恶心，经家父改制更名助餐丸，由山楂100克，炒神曲40克，鸡内金30

克，炒麦芽 30 克，陈皮 10 克，砂仁 10 克，白豆蔻 10 克，厚朴 10 克，枳壳 10 克，苍术 10 克，干姜 10 克，炒槟榔 10 克，大黄 5 克组成，碾粉，加冰糖 100 克水泛为丸，每次 3～10 克，日 2～3 服，男女老幼均可应用，孕妇、哺乳期禁忌。

石立奇降经汤治疗闭经

同道石立奇擅治妇产科疾病，调理闭经，疗效甚佳，遐迩闻名。曾对老朽言，要于活血、行气、散瘀、通利冲脉药中，加大黄 2～5 克，能提高疗效。因此老朽在保坤饮内增入本品，改称降经汤：当归 9 克，川芎 9 克，人参 9 克，肉桂 9 克，三棱 9 克，莪术 9 克，丹参 9 克，益母草 9 克，大黄 3 克。水煎，分 3 次服，每日 1 剂，连用 10～30 天为一疗程，月经即可来潮。

古耕耘创安冲汤凉血治崩漏

同道古耕耘，智慧超人，家贫务农，后转业医，因识见广泛，经验极多。认为学习汤头，不株守死方，了解主药；以《伤寒论》《金匮要略》为师，精选活用，方小重配伍；研究时方突出清热解毒，掌握广谱抗菌药。对老朽言，中医发展缓慢，根在思想保守，不能利用现代科学武装自己，要彻底解放，尚须很长时日。曾说四物汤加黄芩、黄连、阿胶、艾叶治疗妇女子宫出血之崩漏证，并不理想，他总结了一首良方名安冲汤，有生地黄 15 克，白芍 10 克，当归 10 克，川芎 9 克，山楂 6 克，益母草 9 克，小蓟 30 克，鸡冠花 15 克，三七参 6 克（冲）。水煎，分 2 次服，每日 1 剂，7～15 天即可痊愈，然后根据病情再考虑内分泌的问题，给予相应治疗。

夏蒲验方治感冒

慈善老人夏蒲，喜搜集古今简易方，均要验证其疗效。对老朽讲，普通感冒以头痛、鼻塞流清涕为主，无发热现象，可给予藿香 15 克，荆芥 9 克，麻黄 6 克，苍耳子 9 克，辛夷 9 克，白芷 9 克，桑白皮 15 克。水煎，分 2 次服，一般连吃 3 剂即愈，不论有汗无汗，都能应用。老朽临床开本方时又加桔梗 9 克，前胡 9 克，兼治咳嗽，功力颇佳，命名小外感汤，记入拙著《杏苑传语》中。门人郭志刚君将药量减半，治疗小儿感冒，也很见效。

上下相辅丸治疗失眠

医家边扬尘，精研《素问》《灵枢》《八十一难经》，力主养生第一、疗病居次，强调病由内生、邪侵第二。曾说心肾不交乃水不升火不降，为《周易》坎离不济之象，应育阴潜阳、升水降火，且防止龙雷之火即阴火上越，有双重作用。治入睡困难、眠中易醒的交泰丸，无此功效。他制有一方名上下相辅丸，由山栀子100克，黄连100克，阿胶100克，夜交藤100克，茯神100克组成，研末，水泛为丸，每次5~10克，日3服，连用1~3周，疗效显著，已传给道教中人，改称三清宝丹。

治疗类风湿关节炎验方

医友沈书香，精研刀圭，功底深厚，以善治内科杂证著称。对老朽讲，调理类风湿关节炎非常棘手，通过勤读书、多临床、总结成效、吸收新知，筛选一首验方，用生地黄60克，老鹳草60克，雷公藤10克。水煎，分3次服，每日1剂，30天为一疗程，效果较好。老朽照章投之，确见其功，并于汤内加制乳香9克，炒没药9克，行气活血提高药力，命名五神搜邪汤。

钱守寒治疗慢性咽炎验方

咽炎乃口腔内咽部感染、充血、发炎，自觉似痰块阻塞、刺痒、咳嗽、嘶哑、疼痛，发出咔咔声。日久不愈，常转为慢性，比较痛苦。钱守寒医家曾贡献传世验方，将蝉蜕50克，诃子80克，丁香30克，牛蒡子30克，木香30克，败酱根50克，金灯笼50克，野荞麦50克，桔梗30克，碾末，取苦瓜打烂调和成丸，每次5~10克，日3服，连用15天，收效明显，长期投予，无不良反应。

消气丸专治妇女肝火亢盛

游方郎中苏迎晨，长期在农村活动，积有大量经验，所到之处群起延请，呼为医神。治妇女肝火旺盛，横逆冲胃，胸闷、腹满、背胀，气郁不伸，创制良方消气丸：代赭石50克，大黄20克，柴胡100克，香附50克，槟榔50克，木香50克，砂仁50克，神曲50克，焦山楂50克，厚朴50克，枳壳50克，甘松50克，山栀子50克，苍术30克，川芎20克，碾末，大腹皮100克

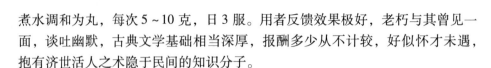

煮水调和为丸，每次 5～10 克，日 3 服。用者反馈效果极好，老朽与其曾见一面，谈吐幽默，古典文学基础相当深厚，报酬多少从不计较，好似怀才未遇，抱有济世活人之术隐于民间的知识分子。

扫帚丸治疗颈肩腰腿痛

殷献芗前辈，喜寻源钩沉，精医理研究，为杏林先驱。曾告诉老朽，凡肩、腰、腿疼痛、久治不愈之顽固症，可投缅甸边民流传的扫帚丸，有三七参200 克，丹参 100 克，木瓜 200 克，川牛膝 200 克，红花 100 克，炒杜仲 100克，千年健 500 克，制乳香 100 克，炒没药 100 克，大黄 10 克，碾末，水泛为丸，每次 5～10 克，日 3 服，功力较佳。临床试验，也适用于肩胛周围炎、腰肌纤维炎、腰椎间盘突出、坐骨神经痛、股骨头坏死、关节炎症，疗效甚好。

佛门六两汤治疗糖尿病

家父常讲述禅者圣来和尚经验，对高血糖或兼小便排糖之糖尿病，只开六味药，计玄参 30 克，山药 30 克，苍术 30 克，黄精 30 克，黄芪 30 克，桑叶30 克，称六两汤。水煎，分 3 次服，每日 1 剂，不停应用。亦可碾末水泛成丸，每次 10 克，日 3 服，30 天为一疗程，功力良好。老朽已改作丸剂，给予不少患者，普遍见效。

六味汤应用经验

医友赵瑞云，家世悬壶，学术渊源，好旅游、醉心杨柳岸晓风残月，执业不久，蹉跎了却人生。曾对老朽说，若妇女因精神刺激，肝郁气滞，胸闷、胁痛、背胀、厌食、嗳气、心烦、失眠，应用开泄、疏散法，恢复气机条达，可投其家传六味汤：山楂叶 20 克，枇杷叶 20 克，藿香叶 15 克，青橘叶 20 克，薄荷叶 15 克，合欢叶 20 克。每日 1 剂，水煎，分 3 次服，数天即见功效。老朽临床仿颦又加佩兰叶 20 克，增入芳香化浊，令疗效提高一步，改称七叶汤。

老寒腿治疗验方

老朽 1955 年去阜城出诊时，马姓患者赠与一首家藏小活络丹加味方，由制川乌 150 克，炒没药 150 克，川牛膝 150 克，木瓜 150 克，制草乌 150 克，白芷150克，制乳香150克，续断150克，川芎150克，老鹳草150克，千年健150克，汉防己150克组成，碾末，水泛为丸，每次6~9克，日3服，专医风、寒、湿所致筋骨酸软、麻木、疼痛，适于各种关节炎、颈椎病、腰肌劳损、强直性脊柱炎、腰椎间盘突出、中风瘫痪、民间习称的老寒腿证，温经活络，助阳强身，止痛、消炎，能抗骨质疏松，促进软骨细胞增生。老朽临床不断应用此药，连服30~90天，效果可观。

周围血管病用三开汤

血栓闭塞性脉管炎，属于周围血管病，是一种缺血性顽症，主要发生于下肢，症状表现除酸胀、麻木、怕冷、发凉外，休息时疼痛，抱膝苦坐，夜间尤甚，走路呈间歇性跛行，痛苦不堪。医友李步青调治此病积有经验，组有一首效方，以养、活、通血络为重点，名三开汤：当归30克，丹参30克，川芎15克，全蝎10克，制乳香9克，炒没药9克，忍冬藤90克。水煎，分3次服，每日1剂，连用1~4个月。戒烟，保暖、常用温水洗涤，减少站立，不穿紧口鞋和袜子。饮食要低盐、低动物脂肪，控制体重，吃八分饱。多食杂粮、植物蛋白、青菜，喝绿豆汤，将面粉压缩到最下食限。应注意锻炼身体，做早操、气功、按摩、太极拳，促进气血循环，提高免疫力、修复力，能改善身体状况。

治疗幻听经验方

业师耕读山人七十祝寿时，一同道介绍临床经验，谓幻听不一定皆见于精神分裂症，属听觉杂音，因心理作用感觉似人说话，寻事挑衅，其实仍是神经性耳鸣不同的表现。诊疗难度较大，需要长期用药，短时不易解决。曾出示一方，有龙胆草15克，大黄6克，牡蛎50克，石决明50克，珍珠母50克，生地黄30克，天麻15克，山茱萸30克，龟板30克，藏红花6克（冲）。水煎，分3次服，每日1剂，连用10~20天，症状减轻，将投量压缩一半，继续服用，到痊愈为止，效果可观。老朽已施治多例，的确如是。

验方治疗跌打损伤

武教头殷大豪先生，闻鸡起舞，社交广泛，以疏财仗义著称。对老朽讲，跌打损伤红肿、青紫、疼痛，甚至不能活动，只要无骨折现象，可投十粒金丹：上血竭100克，延胡索100克，白芷100克，三七参300克，川芎100

克，制乳香150克，炒没药150克，大黄10克，碾末，水泛成丸，每次10克（十粒），日3~4服，连用九天。1975年在济南遇一40岁男子，下楼摔倒，双腿难以站立，感觉筋骨剧痛，动则大声呼叫，医院检查，属软组织损伤，即给予此药，将量增加半倍，收效良好，二周后已上班工作，恢复正常。

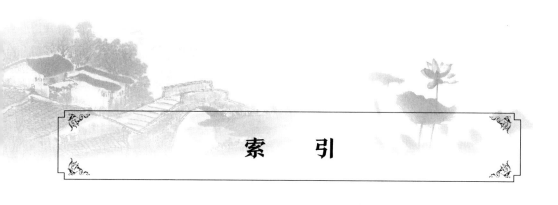

索　引

病名索引（以拼音为序）

注：为方便读者检阅，保留部分中医病证（症）名，特此说明。

方名索引（以拼音为序）

人名索引（以拼音为序）